Hartmut Radebold, Hildegard Radebold
Zufrieden älterwerden

verstehen lernen

Hartmut Radebold, Hildegard Radebold

# Zufrieden älterwerden

## Entwicklungsaufgaben für das Alter

Psychosozial-Verlag

Bibliografische Information der Deutschen Nationalbibliothek
Die Deutsche Nationalbibliothek verzeichnet diese Publikation
in der Deutschen Nationalbibliografie; detaillierte bibliografische Daten
sind im Internet über http://dnb.d-nb.de abrufbar.

Überarbeitete und erweiterte Neuauflage von »Älterwerden will gelernt sein«,
2. Auflage 2009 (Klett-Cotta, Stuttgart)

Walltorstr. 10, D-35390 Gießen
Fon: 0641-969978-18; Fax: 0641-969978-19
E-Mail: info@psychosozial-verlag.de
www.psychosozial-verlag.de

Umschlagabbildung: Ferdinand Hodler: »Der Buchenwald«, 1885
Umschlaggestaltung & Satz: Hanspeter Ludwig, Wetzlar
www.imaginary-world.de
ISBN 978-3-8379-2461-9

# Inhalt

1. Warum dieses Buch? 9

2. Was es heißt, älter zu werden 17
2.1 Allgemeine Ansichten über das Altwerden 17
2.2 Wie gehen die Betroffenen selbst mit ihrem Älterwerden um? 19

3. Woher kommen unsere Vorstellungen über das Älterwerden? 29
3.1 Die mehrdeutigen Begriffe »alt« und »älter« 29
3.2 Wissen wir um unser »geistiges Gepäck«? 30
3.3 Wie Märchen, Geschichten und Gedichte unser Verständnis vom Altsein formten 31
3.4 Kulturgeschichtliche Modelle für das Altern 39
3.5 Was vermittelten uns unsere »eigenen Älteren«? 41
3.6 Aktuelle Altersmeldungen 51

4. Das Altern: Chancen für weitere Entwicklungen 57
4.1 Lebenslange Entwicklung? Ansichten über das Älterwerden gestern und heute 58
4.2 Entwicklungsaufgaben in allen Lebensphasen 60
4.3 Wenn notwendige Entwicklungsaufgaben nicht erkannt oder verleugnet werden 61

5. Bestimmen Sie Ihre eigenen Ziele für das Altern 67

6. Notwendige Kenntnisse für ein zufriedenstellendes Altern 73
6.1 Altern heute: Was wissen wir darüber? 73
6.2 Altern Frauen anders als Männer? 75

6.3 Können sich Ältere noch verändern? 78
6.4 Die zeitgeschichtlichen Erfahrungen der Älteren 81

**7. Wie bin ich auf mein Altern vorbereitet? 91**
7.1 Bestandsaufnahme:
Analyse meiner gegenwärtigen Situation 92
7.2 Wie kann ich meine medizinische Versorgung
sicherstellen? 97

**8. Entwicklungsaufgaben im Alter 101**
8.1 Aufgabe: Bisherige Berufstätigkeit beenden!
Und dann? 102
8.2 Aufgabe: Sich gut um den eigenen Körper kümmern 112
8.3 Aufgabe: Das »Kind in uns« suchen und annehmen 126
8.4 Aufgabe: Sich Veränderungen und
unbekannten Gefühlen stellen 132
8.5 Aufgabe: Befriedigungsmöglichkeiten suchen 151
8.6 Aufgabe: Beziehungen erhalten und gestalten 165
8.7 Aufgabe: Partnerschaft entwickeln 197
8.8 Aufgabe: Selbstständigkeit bewahren 203
8.9 Aufgabe: Sich immer wieder auf das
Älterwerden einstellen 208

**9. Perspektiven für eine befriedigende Zukunft 219**

**10. Wir über uns 223**

**Literatur 227**

**Danksagung 233**

*In Erinnerung an Margarete Radebold (1898–1993). Sie wuchs in einer Kleinstadt an der Oder auf. Ab 1920 führte sie in Berlin zunächst allein und später zusammen mit ihrem Mann, dem Arzt Dr. Walter Radebold, ein selbstbestimmtes, interessantes Leben. Nach Ausbombung, Evakuierung und Flucht zurück nach Berlin schuf sie (Kriegswitwe und Lehrerin) für sich und ihre beiden Söhne ab 1945 eine zweite Existenz. Nach ihrer Pensionierung 1960 fand sie einen neuen Lebensinhalt in der Meditation des Zen-Buddhismus. Auch nach ihrem schweren Schlaganfall 1981 lebte sie eigenständig weiter – unterstützt durch ihre Familie und ein mobiles Pflegeteam.*

*Sie war für ihre Familie und all jene, die sie kennenlernen konnten, ein beeindruckendes Beispiel eigenständigen Lebens.*

# 1. Warum dieses Buch?

Seit etwa 25 Jahren erleben die westlichen Industrienationen sowie Japan dramatische Veränderungen der Bevölkerungsstruktur, die aber erst allmählich der Gesellschaft bewusst werden. Der Befund lautet: Die durchschnittliche Lebenserwartung gerade Geborener und die Restlebenszeit heute 60-Jähriger steigt stetig an. Sie betrug 2010 für 60-jährige Männer 20,7 Jahre und für 60-jährige Frauen 24,6 Jahre. Für 2020 wird für Männer eine Restlebenszeit von 22,4 Jahren und für Frauen von 26,2 Jahren vorausgesagt. Der Anteil über 60-Jähriger wird immer größer und das Zahlenverhältnis der Jüngeren zu den Älteren verschiebt sich dementsprechend ebenfalls deutlich zugunsten der Älteren.

Infolge dieser dramatischen Veränderungen bildet inzwischen das *höhere* Erwachsenenalter (60. bis 80. Lebensjahr) einen üblichen Bestandteil heutiger Biografien. In zunehmendem Maße gilt das auch für das *hohe* Erwachsenenalter (ab dem 80. Lebensjahr). Der Zeitraum des Älterwerdens umfasst somit gegenwärtig mindestens ein Drittel der Lebenszeit eines Erwachsenen.

Dieses Älterwerden geschieht heute zudem in einer *alternden Gesellschaft*, das heißt inmitten einer Gesellschaft, die gemeinsam immer älter wird: Zurzeit gehören ein Drittel aller Erwachsenen bereits zur Gruppe der über 60-Jährigen. Unsere Gesellschaft wird sich dessen erst allmählich und mit deutlicher Zwiespältigkeit bewusst; man denke nur an den Begriff *Überalterung*.

Die heutige Generation der 60- bis 80-Jährigen steht als *erste in unserer*

*Menschheits- und Kulturgeschichte* aufgrund ihrer sich verlängernden Lebenserwartung vor der Aufgabe, die lange Alternszeit zu durchleben und für sich zu gestalten.

Wenn eine (Lebens-)Situation unbekannt ist, möglicherweise sogar beunruhigt oder ängstigt, stützt man sich gern auf Kenntnisse, Erfahrungen und Vorbilder.

*Erfahrungen* mit dem Alter machen wir durch diejenigen in unserer Familie und Umwelt, die wir als älter werdende oder alte Menschen erleben. Es handelt sich dabei um höchst persönliche und dazu kaum noch bewusste Erfahrungen. Eltern und Großeltern werden gerne als *Vorbilder* genommen: Teils übernimmt man ihre Ansichten und Verhaltensweisen; teils grenzt man sich von ihnen dadurch ab, dass man sie gezielt nicht übernimmt. Unsere Eltern und erst recht schon vorher unsere Großeltern erreichten dieses derzeitige Durchschnittsalter in der Regel nicht; so stand ihnen diese heutige Restlebenszeit überhaupt nicht zur Verfügung. Sie alterten unter völlig anderen gesundheitlichen, sozialen, materiellen, sowie zeitgeschichtlichen Bedingungen. Können der Verlauf des Lebens dieser Eltern und Großeltern und insbesondere ihre Lebensgestaltung während des Alterns daher ein geeignetes Modell für unser heutiges Altern darstellen?

Noch vor 50 Jahren erfolgte Älterwerden nach weitgehend gesellschaftlich festgelegten und insgesamt doch starren Regeln und Normen; »man wusste«, wie man sich als älterer Mann oder ältere Frau zu benehmen und zu verhalten hatte. Einerseits boten sie Sicherheit und andererseits engten sie bestehende Lebensmöglichkeiten ein. Heute entfallen diese Regeln und Normen weitgehend.

Eine zentrale Annahme der Psychoanalyse lautet, dass sehr viele seelische Prozesse unbewusst sind, das heißt, dass sie allmählich unbewusst werden, beziehungsweise nie unser Bewusstsein erreichen. Die aktuelle Hirnforschung geht sogar davon aus, dass die allermeisten seelischen Abläufe unbewusst sind. Für das Thema Altern und Alter bedeutet dies, sich dieser Kenntnisse, Erfahrungen und Vorbilder so weit wie möglich bewusst zu werden.

*Kenntnis(se)* vom Alter erhielten und erhalten wir während unseres gesamten Lebens in vielfältiger Form. Zunächst erfolgte diese Vermittlung über Märchen, Geschichten und unsere Umwelt; später durch Schule und während Aus- und Weiterbildung; an unseren Arbeitsstätten sowie durch Werbung und Massenmedien. Diese vielfältigen Botschaften sind allerdings kaum noch bewusst, oft sogar inzwischen unbewusst. Sie prägen dennoch unsere persönliche Sicht des Alters entscheidend mit und sollen in diesem Buch entsprechend behandelt werden.

Vor Kurzem wurden das Alter und sein Verlauf als weitgehend biologisch bedingt verstanden. Heute wissen wir, dass Altern als *mehrdimensionaler Prozess* anzusehen ist, genauer gesagt, es handelt sich um einen *bio-psycho-sozialen Prozess.* Untersucht man zum Beispiel typische Krankheiten Älterer unter dieser Sichtweise bezüglich Entstehung, Verlauf und Behandlungsmöglichkeiten, so wird deutlich, dass das Altern sogar ein Paradebeispiel für diesen Prozess darstellt. Erst in den letzten Jahren wird uns bewusst, in welchem Ausmaß Erfahrungen aus Kriegszeiten mit dauerhafter Not, Hunger/Unterernährung, Verarmung lebenslang bestimmte Verhaltensweisen zum Beispiel im Umgang mit Krankheiten bewirken. So benötigen wir zum Verständnis dieses Prozesses des Alterns zusätzlich die *zeitgeschichtliche* Perspektive.

Wie unser Älterwerden verläuft, hängt daher in großem Maße von uns selbst ab, das heißt davon, wie wir auf die Herausforderungen dieses Prozesses antworten. Die Feststellung »Wir sterben nicht am Alter, sondern an einer Krankheit« ist allgemein bekannt. Doch angesichts der ständig zunehmenden Lebenserwartung lautet die entscheidende Frage nun: Wie vermeide ich bedrohliche, schwer wiegende Krankheiten überhaupt bzw. wie zögere ich ihre Auswirkungen möglichst lange hinaus?

Wenn wir Krankheiten in Kindheit, Jugendzeit und im Erwachsenenalter bis zum circa 50. Lebensjahr erleben, so erfahren wir sie in der Regel unmittelbar mit heftigen Schmerzen, Fieber und direkten Auswirkungen (z.B. bei einer Erkältung/Lungenentzündung, einem Sport- oder Arbeitsunfall). Diese unmittelbare Wahrnehmung trifft leider auf die meisten nach dem 50. bzw. 60. Lebensjahr auftretenden Erkrankungen nicht zu. Seit Langem ist bekannt, dass Erkrankungen mit zunehmendem Alter langsam und schmerzfrei verlaufen, sowie ohne auffallende Symptome. In der Regel spät oder zu spät erkannt, bestehen nur noch deutlich eingeschränkte Behandlungsmöglichkeiten. Diese Feststellung bezieht sich auf die Fettstoffwechselstörungen, den hohen Blutdruck, die Zuckerkrankheit, den Grünen Star u.a.m. Die Möglichkeit einer frühzeitigen Behandlung verlangt daher eine regelmäßige Nutzung der in großem Umfang durch die Krankenkassen angebotenen Früherkennungsuntersuchungen (siehe Kapitel 8.2). Bestimmt lässt sich über den Nutzen einzelner Untersuchungsmethoden (z.B. PSA) streiten – ohne Zweifel liegt ihre allgemeine Nutzung in der eigenen Verantwortung für sich und die Partnerschaft.

Dagegen wird der allgemeinen Öffentlichkeit erst langsam die derzeitige Sicht der Entwicklung, des Verlaufes und der Behandlungschancen der hirnorganischen (also demenziellen) Erkrankungen bewusst. Die für eine Demenz vom Alzheimer-Typ verantwortlichen Veränderungen zeigen sich bereits (nachgewiesen an Gehirnuntersuchungen verunglückter Jugendlicher) ab der Jugendzeit und nehmen lebenslang weiter zu. Auch die Gefäßveränderungen einer Demenz vom vaskulären Typ beginnen früh. Diesbezügliche geringfügige Ausfälle bzw. Symptome werden meist nicht erkannt, übersehen oder als unwichtig eingestuft. Erst nach einer in der Regel jahrzehntelang dauernden hirnorganischen Veränderungsphase zeigen sich auffallende bzw. schwerwiegende hirnorganische Ausfälle. Dann beginnt eine Krankheitsphase von durchschnittlich sechs bis acht Jahren bis zum Lebensende.

Wenigstens für die nächsten 15 Jahre werden keine wirkungsvollen Medikamente gegen Demenzerkrankungen zur Verfügung stehen. Auch die Impfversuche wurden abgebrochen. Aufgrund von repräsentativen Längsschnittuntersuchungen ist nun allerdings erforscht, dass es Möglichkeiten aufgrund eigenen Handelns gibt, das Auftreten einer Demenz zu vermeiden oder zumindest um vier bis fünf Jahre hinauszuzögern. Wir sterben dann an einer anderen Krankheit, aber eben nicht an einer Demenz!

Zu diesen Maßnahmen gehören:

- frühe Erkennung und systematische Behandlung von Fettstoffwechselstörungen, Bluthochdruck und Zuckerkrankheit;
- gesunde Ernährung, Vermeiden von Nikotin und Alkohol;
- Gewichtsreduzierung;
- Behandlung von Depressionen;

- körperliche Bewegung als Ausdauertraining (mindestens drei Mal 30 Minuten wöchentlich, besser 30 Minuten täglich);
- befriedigende Gestaltung der Partnerschaft, befriedigende Freundschaften;
- neue geistig-musische Aktivitäten und Herausforderungen (d.h. Schaffung neuer »Verschaltungsautobahnen« zwischen den Nervenzellen im Gehirn);
- mindestens sieben Stunden Nachtruhe zur Befreiung von den Abfallstoffen, die sich am Tage im Gehirn angesammelt haben bei Vermeidung von Schlaf- und Beruhigungsmitteln.

Altern findet gegenwärtig unter – noch vor 35 Jahren kaum vorstellbaren – förderlichen materiellen, sozialen, gesundheitlichen und gesellschaftlichen Bedingungen statt. Die Bandbreite der diesen bio-psycho-sozialen Alternsprozess positiv wie auch negativ beeinflussenden Faktoren weist gleichzeitig auf vielfältige Veränderungsmöglichkeiten hin. Bestimmt erscheinen diese Faktoren aus der Sicht eines sich im siebten Lebensjahrzehnt befindenden Menschen als längst festgelegt, Jahrzehnte bis lebenslang wirksam und kaum noch veränderbar. Trifft diese Sicht wirklich zu?

Nach unserer Ansicht und aufgrund unserer Erfahrungen besteht auch nach dem 60. Lebensjahr die Chance, das eigene Altern allein und gemeinsam befriedigend zu gestalten und zu leben. Es geht nicht darum, dass aus dem *Ruhe*stand ein *Unruhe*stand wird, sondern dass man selbst einen befriedigenden *Anders*stand gestaltet. Die Jahre zwischen dem 60. und 75. Lebensjahr stellen dafür das notwendige *Zeitfenster* zur Verfügung. Die eigenen Gestaltungsmöglichkeiten können sich danach durch stärker ausgeprägte Altersveränderungen, sich häufende Verluste und zunehmende Krankheiten schnell verringern. Die eigene Selbstständigkeit wird durch einen ansteigenden Versorgungs- und Hilfsbedarf sowie Pflegebedürftigkeit eingeschränkt.

Welche Schritte sind erforderlich, damit ältere Menschen ihre denkbaren und vorstellbaren Möglichkeiten innerhalb dieses Zeitfensters wirklich nutzen können?

Der Prozess des Alterns beinhaltet als wichtigen Teilbereich den selbstverständlich auch nach dem 60. Lebensjahr weiter ablaufenden *psychischen Entwicklungsprozess*. Notwendige Veränderungen, mögliche Entfaltungschancen und ebenso wahrscheinliche Krisen lassen sich mithilfe des Konzeptes der *Entwicklungsaufgaben* (siehe Kapitel 4.2 und 4.3) beschreiben. Aber können sich über 60-Jährige überhaupt noch verändern und sind sie in der Lage, derlei Entwicklungsaufgaben anzugehen und für sich befriedigend zu lösen? Lange Zeit wurde dies bestritten. Ältere wurden im Gegenteil als unbelehrbar, festgelegt, also wenig veränderbar wahrgenommen. Mithilfe von Psychotherapie (oder anderer Formen von Beratung) können selbstverständlich auch Ältere ihre Ansichten und Verhaltensweisen verändern und auch frühere und aktuelle Konflikte lösen. Voraussetzung ist allerdings, dass Ältere es selbst wollen!

Folgende Schritte erscheinen uns hierfür erforderlich:

1) sich bewusst (einzeln und als Paar) für diese Aufgabenstellung Zeit zu nehmen;
2) sich die eigenen Kenntnisse über das Altern, die persönlichen Erfahrungen mit Älteren und die möglichen geeigneten bzw. ungeeigneten Vorbilder durch diese Älteren wirklich klarzumachen;
3) sich über die eigene aktuelle Situation, für sich selbst und in der Partnerschaft, bezüglich der Beziehungen, der Lebenssituation und der gegebenen Umwelt klar zu werden;
4) die vorgegebenen Entwicklungsaufgaben anzugehen und zu klären;
5) auf die sich ständig ergebenden Anforderungen und notwendige Veränderungen immer wieder zu reagieren und entsprechende Passungen an die jeweilige Situation selbst vorzunehmen. Sonst zwingen einen die Umstände zur Anpassung.

Nimmt man den Zeitpunkt des vorgezogenen oder regelhaften Ausscheidens aus dem Arbeitsprozesses zwischen dem 58. und 65. Lebensjahr als entscheidenden Einschnitt und als Beginn des Alterns, so ist es sinnvoll, sich schon Jahre vorher damit zu befassen.

Damit sich der Leser/die Leserin über die eigene Situation besser klar werden kann, haben wir unsere Anregungen als Fragen formuliert.

Denn man liest leicht über bestimmte Aspekte hinweg, wenn man sich durch diese irritiert, beunruhigt oder sogar beängstigt erlebt. Einige Informationen werden im Text wiederholt, um stimmige Gesichtspunkte zu betonen.

Selbstverständlich hat jeder das Recht, die *Aufgaben* des Älterwerdens unberücksichtigt zu lassen oder sie zumindest viele Jahre hinauszuschieben. Niemand von uns weiß jedoch, wie es uns in fünf oder zehn Jahren selbst und in der Partnerschaft geht, wie weit sich die eigene Umwelt verändert hat und ob die derzeitigen Lebensmöglichkeiten fortdauern. Aktuelle Möglichkeiten der Veränderung bestehen dann unter Umständen nicht mehr.

Die Bandbreite heutigen Alterns umfasst vielfältige und auffallend unterschiedliche Entwicklungen, Lebensverläufe und Lebenssituationen. In Konsequenz lässt sich dafür keine *idealtypische* Form entwerfen. Gestützt auf die Leitidee der Entwicklungsaufgaben möchten wir diejenigen Aspekte beschreiben, die nach unserer Ansicht beim Eintritt in das Altern und während des Alterns persönlich (allein und in der Partnerschaft) angegangen und verändert werden können. Dazu zählen Voraussetzungen und Rahmenbedingungen, aber auch Probleme und Konflikte.

Wir Autoren befinden uns bereits im höheren Erwachsenenalter und erleben aktuell unser Altern (Näheres zu den Autoren lesen Sie in Kapitel 10). Wir können und möchten das Älterwerden nicht verklären. Wir erleben dabei sowohl Schwierigkeiten und Krankheiten als auch neue Lebensmöglichkeiten und Freiräume. Auch uns fällt es immer wieder schwer, die hier beschriebenen Schritte anzugehen und umzusetzen. Doch eins wollen wir betonen: Insgesamt sehen wir eine große Chance darin, das eigene Leben nach dem 60. Geburtstag für die nächsten 10 bis 15 Jahre (möglichst auch noch für anschließende weitere) zunehmend freier von bisherigen Zwängen und Verpflichtungen selbstbestimmt gestalten zu können und befriedigend zu durchleben. Es ist eine bisher einmalige Chance! *Älter wird man von allein – zufrieden Altern muss dagegen gelernt sein!*

# 2. Was es heißt, älter zu werden

## 2.1 Allgemeine Ansichten über das Altwerden

Wir alle haben bestimmte Vorstellungen davon, welche Eigenschaften »typisch« für ältere Menschen sind. Selten sind wir uns dessen bewusst.

Frage: Welche seelischen Eigenschaften Älterer sehe ich als typisch an?
Frage: Welche davon betreffen besonders ältere Frauen?
Frage: Welche davon betreffen besonders ältere Männer?

Frauen und Männer mittleren Alters, die sich privat und beruflich für Altersfragen interessieren, haben in einem Gruppengespräch (angeboten durch Hartmut R.) zunächst einzeln folgende von ihnen als kennzeichnend angesehene *seelische Eigenschaften über 60-Jähriger* benannt:

*1. Gruppe:*
starrsinnig – borniert – erfahren – umständlich – gelassen – rechthaberisch – gütig – weise – verunsichert – nachsichtig – ständiges Reden über Krieg und Krankheit – verlangsamt – vergesslich – abgeklärt – eigensinnig – aggressiv – misstrauisch – einsam – unflexibel – krank – bezüglich Zukunft ängstlich – hilflos – konfliktvermeidend – sich abhängig fühlend – nachdenklich – schnell aufgebend – ungebunden – deprimiert – autonom – interessiert.

In der anschließenden Gruppendiskussion werden schließlich mehrheitlich die Eigenschaften *erfahren, umständlich, verunsichert, verlangsamt, vergesslich und einsam* für alterstypisch angesehen.

*2. Gruppe:*
stur – ungeduldig – rechthaberisch – traurig – geduldig – gelassen – weise – leidenserfahren – ängstlich – verständnisvoll – wehmütig – kränkbar – aggressiv – ich-bezogen – einsam – freigiebig – nachdenklich – gebrechlich – genießen wollend – verlangsamt – resignierend – noch vieles erleben wollend – unternehmungslustig – reisefreudig – nachtragend – empfindlich – fordernd – anspruchsvoll – warmherzig – verwöhnend – sich zurücknehmend – akzeptierend – innerliche Freiräume erlebend – sich entwertet fühlend – in der Vergangenheit lebend – boshaft – tolerant – vergesslich – eingeschränkt aufnahmefähig – starrsinnig – belastbar – unverwüstlich – ständig gegen Vorurteile ankämpfend – unsicher – fremdbestimmt – bestimmend – kinderlieb – kinderfeindlich.

In der anschließenden Gruppendiskussion hält die Mehrheit schließlich *Ängstlichkeit, Kränkbarkeit, Einsamkeit, Gebrechlichkeit, Verlangsamung, Empfindlichkeit, Leben in der Vergangenheit, Vergesslichkeit sowie eine eingeschränkte Aufnahmefähigkeit und Verunsicherung* für alterstypisch.

*3. Gruppe:*
Abgeklärtheit – Erfahrung – Depressivität – Gelassenheit – Bilanzierung des bisherigen Lebens – Enttäuschungen – Angst – Angst vor dem Tod – Denken in Mehrgenerationen-Beziehungen – Angst vor Veränderungen – Trauer – Wut – Bereitschaft, neue Dinge anzufangen – Angst vor Autonomieverlust – Ausüben einer Vorbildfunktion für das Älterwerden – Neid auf Jüngere – Schwierigkeit im bzw. Fähigkeit zum Umgang mit den vielfältigen Erkrankungen im Alter – Wunsch nach klaren Verhältnissen – Spannung zwischen gelebtem und nichtgelebtem Leben – Erwartungen an ein Leben danach – Distanz zur bisherigen eigenen Leistung – Spiritualität – Zwiespältigkeit gegenüber Ruhe oder Unruhe – Harmoniebedürftigkeit – seelische Müdigkeit – Bedürfnis

nach Nähe – Einsamkeit – Wunsch nach Ruhe – offenes oder verstecktes Interesse an der jüngeren Generation – Gekränktsein – Abbau.

In der anschließenden Gruppendiskussion halten Frauen und Männer mehrheitlich *Abgeklärtheit und Bilanzierung* für alterstypisch. Die *Männer* sehen insbesondere *Angst vor Veränderungen, Angst vor Autonomieverlust und Angst vor dem Tod* und die *Frauen* vor allem *Denken in Mehrgenerationenbezügen und Trauer (über nicht gelebtes Leben)* als alterstypisch an.

Bei einer Repräsentativbefragung von 2.000 Personen ab 14 Jahren im Frühjahr 2003 in Deutschland (Opaschowski, 2004) sagten von je 100 Befragten: »Alt ist man ...«, wenn man starr und unflexibel wird (25%), wenn man zum Pflegefall wird (18%), wenn man sich nutzlos fühlt (15%), wenn man hauptsächlich in der Vergangenheit lebt (12%), wenn man vergesslich wird (7%). Entsprechend definieren sich die 65- bis 79-Jährigen teilweise als »Ältere Generation« (30%) und teilweise als »Senioren« (30%); entsprechend bei den über 80-Jährigen als »Ältere Generation« (28%) und als »Senioren« (36%).

Viele ungute Eigenschaften werden als typisch für ältere Menschen angesehen – sowohl seitens der an Altersfragen beruflich Interessierten als auch von der übrigen Bevölkerung. Offenbar handelt es sich hierbei um ein *höchst persönliches Altersbild.*

Es ist verständlich, dass sich keiner alt fühlen beziehungsweise als alt angesehen werden möchte. Zu vermuten ist, dass dieses persönliche Altersbild unsere Ansichten, Einstellungen und wahrscheinlich auch Handlungsweisen viel stärker beeinflusst, als uns bewusst ist. Woher stammt es?

## 2.2 Wie gehen die Betroffenen selbst mit ihrem Älterwerden um?

Der Prozess des eigenen Alterns wird in der Regel als beunruhigend, beängstigend bis erschreckend erlebt – bestimmt gefördert durch die eher ungünstige Wahrnehmung des Alterns in der Öffentlichkeit. Keinesfalls wollen wir in unserer jugendlichkeitsausgerichteten Gesellschaft zu den älteren, geschweige denn zu den alten Menschen gehören. Selbst die 80-Jährigen vermeiden es – wie bei der zitierten Befragung deutlich geworden ist –, sich als zugehörig zu diesen Altersgruppen zu betrachten. Die »Älteren« sind immer die Anderen, das heißt: die noch Älteren. So sprechen über 65-Jährige ganz selbstverständlich von 75-Jährigen als zu »betreuenden alten Leuten«. 70-Jährige spielen mit »steinalten 80-Jährigen« Skat. Bekannt sind auch die vielfältigen Versuche, mithilfe neuer Begriffe die offensichtlich in den Worten »älter« oder »alt« liegende Ausgrenzung zu vermeiden. So spricht man zum Beispiel von der zweiten Hälfte der Erwachsenenzeit oder vom dritten Lebensalter. Ebenso wird festgestellt, man gehöre zu den alten Jungen und damit noch keineswegs zu den jungen Alten bzw. zu den Jung-Senioren, geschweige denn zu den Menschen im Ruhestand oder rüstigen Rentnern. Aus der Perspektive Jüngerer gehören alle diese Jahrgänge allerdings bereits zu den – salopp gesagt – »Prä-Gruftis«. 2008 errang bei einer Befragung Jugendlicher der Begriff »Gammelfleisch-Party« den Spitzenplatz – gemeint war eine Party über 30-Jähriger. An der persönlichen und allgemeinen Wahrnehmung ändert sich auch nichts, wenn man anstatt vom »Alten-Club« jetzt vom »Senioren-Club« spricht.

Es ist erstaunlich, wie unter dem Einfluss der in Werbung, Massenmedien und Industrie tätigen Jüngeren Zuschreibungen und Bedeutungen verändert werden. So entdeckt man für eine weitere einkommensstarke Zielgruppe eine neue Lebens- (und damit Alters-)Phase. So spricht man von der »Generation 50+«, der »Generation Silver-Sex«, den »Silver-Surfern«, den »Best-Agern«, den »Master Consumers«, den »Junggebliebenen« oder »sich im besten Alter Befindlichen«. Schon ab 50+, spätestens ab 55+, beginnt jetzt das Alter. Danach beginnt die Phase der Golden Oldies. Da sie in absehbarer Zeit aus dem Berufsleben ausscheiden, sollen sie bereits jetzt – gewissermaßen im »Vorruhestand« – die »Früchte ihrer Arbeit« genießen, das heißt: bevor sie dafür offenbar zu alt geworden sind. Die für Werbezwecke benutzten Fotos zeigen dementsprechend »fitte« Ältere – meist als Paare. Somit wird von der

Werbe- und Konsumindustrie eine neue Lebensphase geschaffen – die von der Richtung her nicht den Abschluss des bisherigen Lebens, sondern den Beginn eines neuen Lebensabschnittes unter dem Blickwinkel des Älterwerdens darstellt. Man hofft ganz eindeutig, dass sich möglichst viele Menschen zwischen 50 und 65 Jahren in dieser Lebensbeschreibung wiederfinden und entsprechend (konsumbereit) reagieren.

Zurzeit werden die Begriffe *reif* oder *Reife* wiederentdeckt. Jahrhundertelang bedeuteten diese Begriffe zunächst: abgeklärt, erwachsen, gelassen, gemessen, innerlich gefestigt, ruhig, vernünftig oder weise. So kannte die frühere Entwicklungspsychologie nach dem »Erwachsenenalter« das Stadium der »Reife«. Heute wird mit den Begriffen *reife Haut* (ab 40!) und *reife Dame* (um und ab 50!) geworben. Offensichtlich hat der Begriff eine zweite Bedeutung entwickelt, nämlich: ausgereift, entfaltet, erntereif, voll entwickelt. Kaum zu vermuten ist, dass Frauen die erste Bedeutung als zutreffend für ihre Haut und für ihre aktuelle Lebenssituation ansehen. Doch was kommt – setzt man die angebotene Begriffszuschreibung fort – nach *jung* und *reif*? Wie lässt sich eine voll entwickelte, voll ausgereifte und damit pflückreife (möglicherweise schon abgehangene oder abgelagerte) Frucht 10, 20 oder 30 Jahre danach (also für 60-, 70- oder 80-Jährige) beschreiben? Ist dann nach Ansicht der meist jüngeren Werbefachleute das Stadium der *Vertrocknung*, des *Verfaultseins* oder einer längst eingetretenen *Nicht-Existenz* erreicht? Günstigstenfalls besteht offenbar ab dem 50. Lebensjahr ein andauerndes Stadium der »Reife«.

Frage: Aufgrund welcher Merkmale sehe ich jemand als *älter* oder sogar als *alt* an?

Frage: Ab wann würde ich mich zur »Älteren Generation« bzw. zu den »Senioren« rechnen oder rechne ich mich bereits dazu?

Frage: Bei welchen Gelegenheiten habe ich mich bisher selbst als *älter* oder *alt* gefühlt?

Frage: Warum fällt es mir als jetzt über 60-Jährige(r) so schwer, mich als *Ältere(r)* anzusehen?

Interessant sind dabei die eigenen Vorgehensweisen, die jeder entwickelt hat, um mit dem eigenen Älterwerden »umzugehen«. Bekanntlich bedeutet das Tätigkeitswort *umgehen* einerseits um eine Situation oder ein Problem herumzugehen oder andererseits sich gerade damit zu befassen. Folgende eigene Denk- und Vorgehensweisen sind häufig anzutreffen:

- ➢ *Älterwerden kommt bei mir nicht vor – ich mache so weiter wie bisher!* Oft bleiben die Männer weiterhin freiberuflich tätig, werden es erstmals oder nehmen nach Ende ihrer Berufstätigkeit zahlreiche ehrenamtliche Aufgaben wahr. Die Frauen führen ihren Haushalt weiter, pflegen Eltern oder Schwiegereltern und versorgen unter Umständen statt der Kinder jetzt die Enkelkinder. Beide verstehen sich oft weiterhin als »Eltern«, das heißt, sie behalten die elterliche Rolle bei und versuchen weiterhin auf das Leben ihrer längst erwachsenen Kinder Einfluss zu nehmen.
- ➢ *Kommt Zeit, kommt Rat!* Die Notwendigkeit, sich mit dem eigenen Älterwerden zu befassen, wird zwar gesehen. Die greifbare Umsetzung wird aber in die Zukunft verschoben. Man denkt, dass es ausreicht, sich erst mit 70, 75 oder 80 Jahren darum zu kümmern. Insgeheim hofft man außerdem auf die Fortschritte und die Heilversprechungen der Medizin.
- ➢ *Anti-Aging hilft, Älterwerden zu vermeiden! Meine Auseinandersetzung mit dem Älterwerden wird noch lange erfolgreich sein – notfalls mithilfe des Schönheitschirurgen oder von Botox!* Viele Frauen – aber auch zunehmend Männer – führen einen erbitterten Kampf gegen alle Anzeichen ihres Älterwerdens mithilfe von Kosmetika/Färbemitteln, Schönheitsoperationen und anderem mehr – sicherlich gefördert durch das Jugendlichkeitsideal unserer Gesellschaft. Bestimmt ist es dringend notwendig, sich während des Älterwerdens um Gesundheit und Fitness zu bemühen, sich zu pflegen, schön zu machen und schick anzuziehen. Hier ist aber das Ziel den Makel des Alterns mit allen Mitteln zu bekämpfen – man hofft, diesen Prozess aufhalten, zumindest verlangsamen zu können. Das Heilversprechen des Anti-Aging soll helfen, Älterwerden überhaupt zu vermeiden. Mithilfe regelmäßiger Einnahme von bestimmten

Substanzen wie Vitamin-, Mineralstoffmischungen, Vorstufen von Hormonen, Diäten und Fitnessprogrammen soll man das (insbesondere körperliche) Altern so weit hinausschieben können, dass es während der erreichbaren Lebenszeit kaum Bedeutung erhält. Jedoch kann keiner bisher sagen, was eine derartig lange, ja mitunter jahrzehntelange Einnahme dieser (dazu noch teuren) Wirkstoffe für Folgen hat! Jene, die besagte Produkte heute anpreisen, sind in 15, 25 oder 30 Jahren wahrscheinlich längst gestorben. So können sie weder für den nicht eingetretenen Erfolg noch für die möglicherweise ausgeprägten Nebenwirkungen haftbar gemacht werden. Viel wichtiger wäre ein Well-Aging, das heißt, sich gut und fürsorglich um sich selbst und seinen Körper zu kümmern.

➢ *Ich tu doch schon etwas für mich!* Gesundheitszeitschriften, Programmzeitungen und Illustrierte sind voll von Anzeigen, die auf die schwierigen, problematischen Aspekte des Älterwerdens hinweisen. Sie empfehlen gegen die jeweiligen Begleiterscheinungen (wie z.B. Müdigkeit, Erschöpfung, nachlassende sexuelle Leistungsfähigkeit und Gedächtnisleistungen) die langfristige Einnahme eines einzelnen Wirkstoffes oder besser noch von Wirkstoffmischungen. Selbstverständlich muss dann dieser Wirkstoff über einen langen Zeitraum hinweg eingenommen werden, was jedem einleuchtet. Die Wirksamkeit dieser Mittel ist meist umstritten und es fehlen Untersuchungen, die Aufschlüsse über die Langzeitwirkungen geben können. Ihre Einnahme vermittelt jedoch den Betroffenen innerlich das gute Gefühl, etwas für sich zu tun. Beliebt sind zurzeit aus fernen Ländern stammende Wirkstoffe, auf deren regelmäßige Einnahme die dortige Langlebigkeit der Bevölkerung zurückzuführen sei. Aber oft kennen die heute dort lebenden »Älteren« ihr wirkliches Alter nicht, da damals keine Registrierung der genauen Geburtsdaten erfolgte. Die auf den Fotos gezeigten älteren Menschen wirken wahrscheinlich aufgrund der klimatischen Einflüsse älter, als sie in Wirklichkeit sind. Immer wieder hofft man, den Wirkstoff entdeckt zu haben, der ein langes befriedigtes Altern ohne körperliche und geistige Gebrechen verheißt. Schaut man sich dazu über den Zeitraum von 30 Jahren die jeweils empfohlenen Wirkstoffe an, dann stellt man fest, dass immer wieder andere Wirkstoffe oder Aktivitäten empfohlen werden.

- *Ich jogge und gehe ins Fitnessstudio, ich lebe gesund und trinke mäßig Alkohol – was soll ich denn noch tun?* Diese Maßnahmen sind in jedem Lebensabschnitt sinnvoll. Bestimmte und für das Älterwerden besonders zutreffende Erkrankungen wie Fettstoffwechselstörungen, Zuckerkrankheit, hoher Blutdruck, Übergewicht können leider trotzdem auftreten – ein Herzinfarkt kann auch beim Joggen passieren. Nur Früherkennungs- und Kontrolluntersuchungen erlauben es, Gefahren frühzeitig zu entdecken und sie dann zu behandeln!
- *Warum soll ich auf meine Bedürfnisse verzichten? Dann lebe ich halt einige Jahre kürzer!* Bewiesen lebt man als Frau und Mann mit einer Zuckerkrankheit, mit Bluthochdruck oder mit starkem Alkohol- und Tabakkonsum um mehrere Jahre kürzer. Diese Risikofaktoren bewirken insbesondere eine Arteriosklerose. Aufgrund der Fortschritte in der Medizin werden ihre früher häufig zum plötzlichen Tod führenden Folgen wie Herzinfarkt und Schlaganfall immer öfter überlebt. Garantiert ist allerdings eine lange Leidens- und Krankheitsgeschichte mit umfangreichen und anhaltenden Behandlungserfordernissen.
- *Wenn ich berentet bin, dann … beginnt endlich das wahre Leben!* Das ganze bisherige Leben stand unter dem Leitspruch »Wenn …, dann …«: Wenn ich groß bin, dann …! Wenn ich meine Ausbildung oder mein Studium abgeschlossen habe, dann …! Wenn ich diese berufliche Stellung erreicht habe oder wenn mein Geschäft aufgebaut ist, dann …! Wenn die Kinder ihre Ausbildung abgeschlossen haben, dann …! Wenn das Haus abbezahlt ist, dann …! Und schließlich: *Wenn ich aus dem Beruf ausscheide, dann …!* Mit dieser ständigen Verschiebung kann sich jeder vertrösten. Aber wer gewährleistet, dass in der Alterssituation noch unverändert körperlich-geistige Kräfte, Interesse und Geld zur Verfügung stehen, die es ermöglichen, das Leben endlich zu genießen, endlich zu reisen oder endlich allen gewünschten anderen Vorhaben nachzugehen?

Eine der bittersten Enttäuschungen in langjährig bestehenden Ehen besteht darin, dass der in der Regel mehrere Jahre ältere Mann manchmal aufgrund seiner nachlassenden Kräfte, seiner Selbstaufgabe oder seiner Erkrankungen dazu nicht mehr in der Lage ist. Umgekehrt können für die Frau Pflegeverpflichtungen bestehen oder sie wurde inzwischen selbst schwer oder beständig krank. Oft tritt auch der Tod des Partners oder der Partnerin so früh (also zu früh!) ein, dass die lang aufgeschobenen Pläne nicht mehr verwirklicht werden können.

- *Meine »späte Freiheit« ermöglicht mir ein zweites völlig neues Leben!* Diese Fantasie vermittelt zunächst, dass alle Zwänge, Pflichten sowie arbeitsbedingten Festlegungen des Tages- und Wochenverlaufes entfallen können. Der dann entstehende Freiraum kann für ein neues anderes Leben zum Beispiel mit einer neuen jüngeren Partnerin oder einem neuen jüngeren Partner, in einem Haus im Grünen oder in südlichen Ländern sowie mithilfe eines komfortablen Wohnwagens, Motorbootes oder Segelschiffes und – unausgesprochen – mit neuer Leidenschaft und erfüllterer Sexualität genutzt werden. Doch kann man das bisher geführte Leben wirklich so einfach hinter sich lassen?
- *Endlich kann ich mich treiben lassen, ich muss nie wieder irgendetwas müssen!* Auch nach dieser Vorstellung entfallen zunächst alle lebenslang bestehenden Zwänge, Pflichten und Aufgaben, das heißt, man braucht sich um Aufräumen, Einkaufen, Kochen, Haushaltsführung, Tageszeiten nicht mehr zu kümmern; man lässt sich bedienen, endlos verwöhnen und kann sich einfach treiben lassen. Wenn Außenstehende allerdings die Folgen beobachten, so stellen sie fest, dass diesen Menschen insbesondere Anregungen, körperliche Bewegung und zunehmend auch Beziehungen fehlen – Grund zu ausgeprägter Besorgnis!
- *Älter werden und dazu noch in befriedigender Weise? – Das ist für den Zeitraum zwischen Berentung und Aufnahme ins Pflegeheim für mich nicht vorstellbar!* Menschen mit dieser Anschauung konnten bisher keine brauchbaren, geschweige denn befriedigenden Vorstellungen vom eigenen Älterwerden entwickeln. Ursache dafür

können tief greifende beunruhigende bis abschreckende familiäre Erfahrungen mit Älteren sein, die fast ausschließlich als beständig krank, hilfs- und pflegebedürftig sowie abhängig erlebt wurden.

- *Endlich habe ich als Mann (und Vater) Zeit für meine Familie!* Diese Vorstellung (von Loriot großartig und gleichzeitig erschreckend verkörpert in dem Film *Papa ante portas*) stützt sich auf die Annahme, dass man(n) als Ehemann und Familienvater in den letzten 10 bis 15 Jahren zu Hause umfassend vermisst wurde und die endgültige Rückkehr sehnsüchtig erwartet wird. In Wirklichkeit haben sich die Ehefrau, die erwachsenen Kinder und die Umgebung längst an dessen Abwesenheit gewöhnt. Das »(Familien-)Nest« ist leer, da alle ihren eigenen Interessen nachgehen und die erwachsenen Kinder das Haus längst verlassen haben. Die von ihm angebotene Mithilfe im Haushalt stört eher.
- *Lebenslang war meine Familie mein Zuhause und die wird auch für mich sorgen!* Es sind vor allem Frauen, die es lebenslang als ihre Pflicht angesehen haben, ganz für die Familie da zu sein. Nun hoffen sie auf eine Gegenleistung. Meist verwitwet oder geschieden, erwarten sie unter Umständen, zu den eigenen Kindern ziehen zu können (in das selbe Haus, in die Nachbarschaft oder in das Heim in der Nähe), an den Sonntagen und bei Feierlichkeiten am dortigen Familienleben teilhaben zu können, die Enkelkinder zu hüten. Aber ist das ein realistischer Wunsch?
- *Wenn ich alt bin, lebe ich in einer Wohngemeinschaft!* Viele 50- bis 60-Jährige, insbesondere Frauen, machten ihre ersten befriedigenden Erfahrungen mit Gleichaltrigen eher in einer Wohngemeinschaft während des Studiums als mit den eigenen Geschwistern in der Familie. Bei vielen alleinstehenden Frauen besteht der Wunsch nach einer erneuten Paarbeziehung – selbst wenn diese oft unbefriedigend verläuft – oder danach, nach dem Flüggewerden der Kinder, nach dem Tod des Mannes oder nach einer langen Berufstätigkeit mit anderen Gleichaltrigen in einer Wohngemeinschaft zusammenzuleben. Man hofft, gemeinsam zu altern und von den anderen Mitgliedern im Bedarfsfall gepflegt zu werden. Auch die Fantasie »Wenn alle tot sind, ziehe ich

wieder mit meinen Geschwistern zusammen« ist unrealistisch. Wenn es in der Vergangenheit immer wieder zu Konflikten untereinander gekommen ist – wie können dann Geschwister im Alter spannungsfrei zusammenleben?

- *Mit guten Freunden zusammenzuleben – ein Ideal?* Langfristig befreundete Ehepaare entwickeln oft Pläne, in einem gemeinsamen Wohnprojekt während des Alterns zusammenzuleben, um zunächst gemeinsame Interessen und Aktivitäten zu verwirklichen, regelmäßigen Austausch zu haben und sich im Bedarfsfall zu unterstützen. Zu einer Umsetzung dieses Vorhabens kommt es jedoch nur in wenigen Fällen. Die Gründe dafür sind vielfältig: Einerseits antwortet der Wohnungsmarkt noch nicht befriedigend genug auf derartige Nachfragen, andererseits gibt es häufig Unstimmigkeiten, was das Einhalten von Nähe und Rückzugsmöglichkeit betrifft. Ebenso kann das Versprechen, sich gegenseitig zu pflegen und zu unterstützen, in den Gruppen gleichen Alters oft nicht eingehalten werden. Daher ziehen viele Ältere bisher das »betreute Wohnen« vor.
- *Warum sollte ich regelmäßig zum Arzt gehen? – Ich bin doch kein »Weichei« oder ein »eingebildeter« Kranker!* Das Selbstbild und das eigene Idealbild vieler über 60-Jähriger – insbesondere das der Männer – vertragen sich nicht mit der Aufforderung, regelmäßig Früherkennungsuntersuchungen und/oder Behandlungen beim Arzt durchführen zu lassen. Die Befürchtung, von Freunden und Bekannten als empfindlich oder sich Krankheiten einbildend abgestempelt zu werden, hält von Früherkennungsuntersuchungen ab. Dazu kommen die persönlichen Einstellungen zur Gesundheit: Man ist gesund, wenn man nicht krank ist, und krank ist man erst dann, wenn die Krankheit das Alltagsleben erheblich behindert. Als Kind oder Jugendlicher überlebte man im und nach dem Zweiten Weltkrieg nur, wenn man keine Rücksicht auf seine Erkrankungen nahm. Doch im Alter ist das anders: Viele (Alters-)Krankheiten verlaufen schleichend und lange Zeit ohne Schmerzen und Beschwerden. Kommt es dann endlich zur Diagnose, kann es für eine wirksame Behandlung bereits zu spät sein.

Frage: In welchen der dargestellten persönlichen Vorstellungen und Verhaltensweisen finde ich mich wieder?

Frage: Worauf gründen diese meine persönlichen Verhaltensweisen?

Frage: Haben wir als Paar weitgehend übereinstimmende oder deutlich unterschiedliche persönliche Vorstellungen und Verhaltensweisen?

# 3. Woher kommen unsere Vorstellungen über das Älterwerden?

## 3.1 Die mehrdeutigen Begriffe »alt« und »älter«

Was der Begriff »alt« und seine erste Steigerungsstufe »älter« für uns bedeuten, ergibt sich erst aus dem jeweiligen Bezugsrahmen. Einerseits verstehen wir unter »alt« etwas, das im Gegensatz zu »neu« verfallen, unnütz, nicht mehr brauchbar oder kaputt ist, zum Beispiel ein altes Haus, eine alte Scheune, alte Möbel, alte Autos oder Haushaltsgeräte. Selbst wenn es noch funktioniert, wirkt es *alt* in einem abwertenden Sinn. Andererseits schätzen wir liebevoll restaurierte Bauern- bzw. Fachwerkhäuser und Segelboote, suchen Antiquitäten, begeistern uns für Oldtimer (Autos, Motorräder, Dampfmaschinen, Lokomotiven, Schiffe) und bemühen uns sehr um bestimmte familiäre Erbstücke. Aber all diese für kostbar erachteten *alten* Dinge sind selten vorhanden, oft einmalig! Sie hängen häufig mit persönlichen Erinnerungen zusammen und werden erst dadurch kostbar. Ob wir wirklich auf Dauer in den instand gesetzten Fachwerkhäusern (kleine Räume mit niedrigen Decken und kleinen Fenstern, ungenügende sanitäre Installationen und schlechte Heizungsmöglichkeiten) wohnen wollen oder ob wir uns wirklich *nur* mit *alten* Möbeln, Kücheneinrichtungen und Gegenständen umgeben oder mit einem Oldtimer im Winter regelmäßig zur Arbeit fahren wollen, ist zu bezweifeln. Eine mögliche Schlussfolgerung liegt nahe: Wenig Älteres ist kostbar, viel Älteres ist zumindest uninteressant (wenn nicht sogar überflüssig?)!

Weiterhin kennen wir den Begriff *älter* im Vergleich zu *jünger*. Hier bezeichnet er zunächst eine vom eigenen Lebensalter unabhängige Beziehung. *Ältere* sind insbesondere die älteren »großen« Geschwister. Durch die Geburtsreihenfolge ist in der Familie auf Dauer festgelegt, wer die *Jüngeren* und wer die *Älteren* sind – gleichgültig, ob man 10, 20, 30, 40, 50, 60, 70 oder sogar 80 Jahre alt wird. Und schließlich bestimmen wir mithilfe der Begriffe *jünger* und *älter* viele unserer Beziehungen während des gesamten Lebensverlaufes genauer.

Auffallend ist weiterhin eine Kapriole, das heißt ein Luftsprung der deutschen Sprache. Entgegen dem Verständnis unserer Sprache ist ein *alter* Mensch zweifellos älter, betagter als ein *älterer* Mensch (im Deutschen wird so gesteigert: alt, älter, am ältesten!). Wir ertragen es offenbar leichter, *älter* zu sein, jedoch nicht *alt,* geschweige denn *am ältesten* von allen zu sein – außer in der Position des Chefs oder des Familienoberhauptes.

## 3.2 Wissen wir um unser »geistiges Gepäck«?

Werden erwachsene Menschen mittleren Alters nach ihrem Wissen über das Alter befragt, antworten sie oft zunächst, dass sie darüber wenig wüssten und sich auch bisher wenig mit Altersfragen befasst hätten, es sei denn, dass sie durch das Altwerden der eigenen Eltern damit konfrontiert wurden. In bestimmten Lebenssituationen fühlten sie sich allerdings manchmal schon »wirklich alt«. Diskutiert man dann länger mit ihnen über diese Thematik, so zeigt sich allmählich eine Fülle zunächst so nicht bewussten Wissens, welches weniger auf Tatsachen, sondern mehr auf Überlieferungen, Einstellungen, Erfahrungen, Annahmen und auch Erwartungen und Befürchtungen gründet.

Obwohl dieses Wissen nicht sofort und auch nicht dauernd abrufbar ist, wirkt es sich maßgeblich auf unser Leben aus und beeinflusst uns wie ein innerer Kompass. Daher lohnt es sich, dieses »Wissen« zu überprüfen. Welches »geistige Gepäck« wir mit uns herumtragen, hängt oft nicht nur von den Erfahrungen ab, die wir mit älteren Menschen in unserer Umgebung gemacht haben, sondern auch von literarischen Darstellungen, etwa in Märchen

## 3.3 Wie Märchen, Geschichten und Gedichte unser Verständnis vom Altsein formten

Welchen Eindruck von alten Frauen und Männern haben uns unsere Lieblingsmärchen vermittelt? Mit welchen Eigenschaften wurden sie in den Märchen ausgestattet? Erinnern wir uns:

*»Es war einmal ein altes Schloss, mitten in einem großen dicken Wald, darinnen wohnte eine alte Frau ganz allein, das war eine Erzzauberin. Am Tage machte sie sich zur Katze oder zur Nachteule, des abends wurde sie wieder ordentlich wie eine Menschengestalt. Sie konnte das Wild und die Vögel herbeilocken und dann schlachtete sie sie, kochte und briet es. Wenn jemand auf hundert Schritte dem Schloss nahe kam, so musste er still stehen und konnte sich nicht von der Stelle bewegen, bis sie ihn lossprach; wenn aber eine keusche Jungfrau in diesen Kreis kam, so verwandelte sie dieselbe in einen Vogel und sperrte sie dann in einen Korb ein und trug den Korb in eine Kammer des Schlosses. Sie hatte wohl siebentausend solcher Körbe mit so raren Vögeln im Schloss« (aus: Grimms Kinder- und Hausmärchen* Jorinde und Joringel*).*

Welch erschreckende und furchterregende *alte* Frau wird hier beschrieben? Als Zauberin kann sie nicht nur sich selbst verwandeln, sondern auch junge Mädchen, die sie lebenslang einsperrt – schon 7.000 sind es an der Zahl. Nie darf man also – insbesondere wenn man als junges Mädchen verliebt ist – einer *alten* Frau trauen!

*»Hänsel, dem das Dach sehr gut schmeckte, riss sich ein großes Stück davon herunter, und Gretel stieß eine ganze runde Fensterscheibe raus, setzte sich nieder und tat sich wohl damit. Da ging auf einmal die Türe auf, und eine steinalte Frau, die sich auf eine Krücke stützte, kam herausgeschlichen. Hänsel und Gretel erschraken so gewaltig, dass sie fallen ließen, was sie in den Händen hielten. Die Alte aber wackelte mit dem Kopf und sprach: ›Ei, ihr lieben Kinder, wer hat euch hierher gebracht? Kommt nur rein, bleibt bei mir, es geschieht euch kein Leid.‹ Sie fasste beide an der Hand und führte sie in ihr Häuschen. Da ward gutes Essen aufgetragen, Milch*

*und Pfannekuchen mit Zucker, Äpfel, Nüsse. Hernach wurden zwei schöne Bettlein weiß gedeckt und Hänsel und Gretel legten sich hinein, meinten, sie wären im Himmel. Die Alte hatte sich nur so freundlich angestellt, sie war aber eine böse Hexe, die den Kindern auflauerte, und hatte das Brothäuschen bloß gebaut, um sie herbeizulocken. Wenn eines in ihre Gewalt kam, so machte sie es tot, kochte es und aß es und das war ihr ein Festtag. Die Hexen haben rote Augen und können nicht weit sehen, aber sie haben eine feine Witterung, wie die Tiere, und merken's, wenn Menschen herankommen. Als Hänsel und Gretel in ihre Nähe kamen, da dachte sie boshaft und sprach höhnisch: die hab ich, die sollen mir nicht wieder entwischen« (aus: Grimms Kinder- und Hausmärchen* Hänsel und Gretel*).*

Auch hier ist die Botschaft eindeutig: Traue als Kind nie einer freundlichen *alten* Frau, selbst wenn sie schon sehr gebrechlich wirkt. Über Nacht verwandelt sie sich in eine Hexe, die die eingefangenen Kinder tötet, kocht und aufisst. Die zweite wichtige Botschaft lautet: Wenn die eigenen Eltern ihre Kinder verlassen und aussetzen; wenn die noch Älteren – wie hier die Hexe – etwas Schreckliches planen, dann können sich nur die Gleichaltrigen (hier die Geschwister!) helfen.

*»Eine Witwe hatte zwei Töchter, davon war die eine schön und fleißig und die andere hässlich und faul. Sie hatte aber die hässliche und faule, weil sie ihre rechte Tochter war, viel lieber und die andere musste alle Arbeit tun und Aschenputtel im Hause sein. Das arme Mädchen musste sich täglich auf die große Straße bei einem Brunnen setzen und musste so viel spinnen, dass ihm das Blut aus den Fingern sprang [...]. Es [das verstoßene Mädchen] kam endlich zu einem kleinen Haus, daraus guckte eine alte Frau, weil sie aber so große Zähne hatte, ward dem Mädchen angst, und es wollte fortlaufen. Die alte Frau aber rief ihm nach: ›Was fürchtest Du Dich liebes Kind? Bleib bei mir, wenn Du alle Arbeiten im Haus ordentlich tun willst, soll es Dir gut gehen. Du musst nur acht geben, dass Du mein Bett gut machst und es fleißig aufschüttelst, dass die Federn fliegen, dann schneit es in der Welt, ich bin die Frau Holle.‹ Weil die Alte ihm so gut zusprach, so fasste sich das Mädchen ein Herz, willigte ein und begab sich in ihren Dienst. Es besorgte auch alles nach ihrer Zufriedenheit und*

*schüttelte ihr das Bett immer gewaltig, auf dass die Federn wie Schneeflocken umherflogen; dafür hatte es auch ein gutes Leben bei ihr, kein böses Wort und alle Tage Gesottenes und Gebratenes (aus: Grimms Kinder- und Hausmärchen* Frau Holle*).*

Stiefmutter und Stieftochter – ein ewiges Thema und uns gut aus *Aschenputtel* vertraut. Wie gut, dass es manchmal doch noch andere Frauen gibt, selbst wenn sie zunächst *alt* und *abschreckend* wirken. Wenn man ihre Erwartungen und Wünsche voll erfüllt, geht es einem gut und man wird schließlich fürstlich belohnt. Gott sei Dank können sie auch gerecht strafen!

Auch in dem folgenden Märchen, das früher oft in Schullesebüchern abgedruckt wurde, bewirkt der Enkelsohn eine Änderung in der Einstellung seiner Eltern und verschafft seinem Großvater trotz aller Gebrechen wieder einen Platz bei Tische:

*»Es war einmal ein steinalter Mann, dem waren die Augen trüb geworden, die Ohren taub und die Knie zitterten ihm. Wenn er beim Tische saß und den Löffel kaum halten konnte, schüttete er Suppe auf das Tischtuch, und es floss ihm auch wieder etwas aus dem Mund. Sein Sohn und dessen Frau ekelten sich davor und deswegen musste sich der alte Großvater endlich hinter den Ofen in die Ecke setzen, und sie gaben ihm sein Essen in ein irdenes Schüsselchen und dazu noch nicht einmal satt; da sah er betrübt nach dem Tisch und die Augen wurden ihm nass. Einmal konnten seine zittrigen Hände das Schüsselchen nicht festhalten, es fiel zur Erde und zerbrach. Die junge Frau schalt, er sagte aber nichts und seufzte nur. Da kaufte sie ihm ein hölzernes Schüsselchen für ein Paar Heller, daraus musste er nun essen. Wie sie da so sitzen, so trägt der kleine Enkel von vier Jahren auf der Erde kleine Brettlein zusammen. ›Was machst du da?‹, fragte der Vater. ›Ich mache ein Tröglein‹, antwortete das Kind, ›daraus sollen Vater und Mutter essen, wenn ich groß bin.‹ Da sahen sich Mann und Frau eine Weile an, fingen endlich an zu weinen, holten alsfort den alten Großvater an den Tisch und ließen ihn von nun an immer mitessen, sagten auch nichts, wenn er ein wenig verschüttete« (aus: Grimms Kinder- und Hausmärchen* Der alte Großvater und der Enkel*).*

Selten werden in Märchen alte Menschen als schwach, gebrechlich und hinfällig beschrieben. Unverändert stehen ihnen auch dann Achtung, Ehrerbietung und gute Versorgung zu. Vernachlässigt die mittlere Generation ihre Pflicht, so haben die Enkel sich um die älteste Generation zu kümmern – freundlich und fürsorglich!

Erinnern wir uns des Weiteren an die zwölf »guten« und die eine »böse« Fee in *Dornröschen*, an die Großmutter in *Rotkäppchen*, an den »alten Dudelsackpfeifer« in *Schwanda, der Dudelsackpfeifer*, der nach seinem Tode als Gespenst junge Mädchen sterben lässt, an das »kleine alte Männlein« im gleichnamigen Märchen, das belohnt oder bestraft oder …? Rufen wir uns die Protagonisten aus *Die Bremer Stadtmusikanten* ins Gedächtnis, die als alt gewordene und von ihren Besitzern verstoßene Tiere gemeinsam die Räuber verjagten und sich ein neues Zuhause schufen (und damit eine moderne Wohngemeinschaft [WG] bildeten!). Zu diesen Märchen gesellten sich später die Erzählungen über den ewig lebenden Zauberer Merlin aus der Artussage. Die in ihnen vermittelten Bilder sind ohne Frage zwiespältig: Ältere können bedrohlich, grausam, angsteinflößend und mächtig oder liebevoll und hilfreich oder altersverändert sein. Ist die alte Frau eine böse, vergiftende Kräuterhexe oder eine wissende, helfende Kräuterfrau?

Erinnern wir uns ferner an die Lieblingsbücher unserer Kindheit:

*»Aber die Barbel hätte schon lange gern gewusst, wie es sich mit dem Alm-Öhi verhalte, dass er so menschenfeindlich aussehe und da oben ganz alleine wohne und die Leute immer so mit halben Worten von ihm redeten, als fürchteten sie sich, gegen ihn zu sein, und wollten doch nicht für ihn sein. Auch wusste die Barbel gar nicht, warum der Alte von allen Leuten im Dörfli der ›Alm-Öhi‹ genannt wurde, er konnte doch nicht der wirkliche Oheim von sämtlichen Bewohnern sein; da aber alle ihn so nannten, tat sie es auch und nannte den Alten nie anders als Öhi, was die Aussprache der Gegend für Oheim ist […]. An die Hütte festgemacht, der Talseite zu, hatte sich der Öhi eine Bank gezimmert. Hier saß er, eine Pfeife im Mund, beide Hände auf seine Knie gelegt, und schaute ruhig zu, wie die Kinder, die Geißen und die Base Dete herankletterten, denn die Letztere war nach und nach von den Anderen überholt worden. Heidi war zuerst oben; es*

*ging geradeaus auf den Alten zu, streckte ihm die Hand entgegen und sagte: ›Guten Abend, Großvater!‹ ›So, so, wie ist das gemeint?‹, fragte der Alte barsch, gab dem Kind kurz die Hand und schaute es mit einem langen durchdringenden Blick an und schaute unter seinen buschigen Augenbrauen hervor. Heidi gab den langen Blick ausdauernd zurück, ohne nur einmal mit den Augen zu zwinkern, denn der Großvater mit dem langen Bart und den dichten, grauen Augenbrauen, die in der Mitte zusammengewachsen waren, aussahen wie eine Art Gesträuch, war so verwunderlich anzusehen, dass Heidi ihn recht betrachten musste« (aus: Johanna Spyri* Heidi*).*

Welche Lebenschance hat ein kleines Mädchen, das mit einem Jahr beide Eltern verliert und von zwei »Ersatzmüttern« schließlich zum Alm-Öhi bzw. »Großvater« weitergereicht wird. Kann sie den zunächst nur vom Hörensagen bekannten alten Mann zuversichtlich ansprechen und von ihm aufgenommen werden? Sie kann es und erhält damit eine neue (Über-)Lebenschance! Schließlich bewirkt sie sogar, dass er sich freundlicher und aufgeschlossener zeigen darf.

*»Auf dem Fußboden neben dem Stuhl lag ein Hund, eine riesige gelbe Dogge, fast so groß wie ein Löwe. Dieses mächtige Tier erhob sich langsam und majestätisch und ging schweren Schrittes auf den kleinen Jungen zu. ›Dougal‹, ertönte nun eine Stimme aus dem Lehnstuhl ›hierher!‹ Aber der kleine Lord kannte Furcht ebenso wenig wie Lieblosigkeit – sein Leben lang war er ein mutiges Menschenkind gewesen. Er legte die Hand auf das Halsband des großen Hundes, als wäre das die natürlichste Sache der Welt und dann gingen sie einträchtig miteinander auf den Grafen zu. Da sah der Graf auf. Cedric blickte einen großen alten Mann mit wirrem weißen Haar und buschigen Augenbrauen und einer Nase, die wie ein Adlerschnabel zwischen den tief liegenden, funkelnden Augen herausragte. Der Graf erblickte eine anmutige Kindergestalt in einem schwarzen Samtanzug mit Spitzenkragen. Blonde Locken umrahmten das hübsche kleine Gesicht, aus dem ein Paar großer brauner Augen entgegenblickte. Glich das Schloss dem Palast eines Märchenkönigs, so schien wahrhaftig der kleine Lord hier ein Märchenprinz zu sein. Freilich hatte er nicht die leiseste Ahnung davon und*

*wäre er auch ein bisschen zu stämmig gewesen für einen Märchenprinzen. Aber dem leicht erregbaren Mann strömte plötzlich vor Freude alles Blut zum Herzen, als er sah, was für ein kraftvoller, schöner Junge sein Enkel war und wie furchtlos er zu ihm aufblickte, die Hand auf dem Nacken des großen Hundes« (aus: Frances Hodgson Burnett* Der kleine Lord*).*

Auch der kleine Lord, ein vaterloser Junge, steht hier vor der Aufgabe, einen bis dahin unbekannten, strengen, in einer völlig anderen Welt lebenden Großvater zu erreichen – einen, der dazu noch die Mutter des Jungen ablehnt. Er ergreift die Chance. Langsam verändert sich der Großvater zu einem freundlichen, anerkennenden und auch liebenswerten alten Mann. Wie viele als Halbwaisen nach den beiden Weltkriegen aufgewachsene Männer haben wohl bei diesem Buch (und erst recht bei dem Film) heimlich vor Sehnsucht geweint?!

*»Da ich gebeten wurde, alle Einzelheiten über die Schatzinsel vom Anfang bis zum Ende niederzuschreiben […], ergreife ich im Jahre des Heils 17… die Feder und gehe zurück auf die Zeit, als mein Vater den Gasthof ›Admiral Benbow‹ bewirtschaftete und der gebräunte alte Seemann mit dem Säbelhieb im Gesicht zum ersten Mal sein Quartier unter unserem Dach aufschlug. Ich erinnere mich seiner, als sei es gestern gewesen, wie er, seine Seemannskiste auf einem Handkarren hinter sich, schwerfällig an die Tür des Gasthauses kam. Er war ein hochgewachsener, starker, schwergewichtiger, tiefgebräunter Mann, sein teeriger Matrosenzopf fiel ihm auf die Schultern seines schmutzig blauen Rockes, seine Hände, schwielig und zerschunden, hatten schwarze, abgebrochene Nägel, und der Säbelhieb auf der einen Wange war von einem schmutzigen, fahlen Weiß« (aus: Robert Louis Stevenson* Die Schatzinsel*).*

Alte Männer verkörpern auch alte Geschichten von Abenteuern und Schätzen – oft gepaart mit Schiffbruch, Hinterlist und Mord. Wer weiß, in welche Welt sie einen mitnehmen, wenn sie die Tür öffnen?

In unseren damaligen Lieblingsbüchern wimmelte es von Helden: Wir begeisterten uns als Jungen für Winnetou und Old Shatterhand (»old« heißt hier lebenserfahren, aber nicht nach Jahren alt!), für Perry Rhodan, Rolf Torring, Bill Jenkins, Pete und Tom Prox. Diese Helden vermittelten ein bestimmtes Bild des Alterns: Entweder starben sie früh, wie Winnetou und andere Western-Helden, oder sie lebten zeitlos jung weiter: Sie alterten nie! So verfügen wir auch über keine Bilder, wie »Helden« altern bzw. wie sie mit dem Alter zurechtkommen. Können wir uns zum Beispiel Winnetou gebeugt, mit Brille und Krückstock vorstellen? Die Mädchen fanden zum Beispiel in der Schwester Winnetous, Nscho-tschi, ihre Heldin – auch sie wird nicht alt! Wenn in den Büchern, wie zum Beispiel bei Karl May, überhaupt Ältere auftreten, so zeigen sie schon von vornherein (und offenbar bereits lebenslang) sehr skurrile Züge, wie der Westmann Sam Hawkins mit seiner Flinte Liddy und den bekannten Worten »Wenn ich mich nicht irre, hi, hi!«, oder der Geheimpolizist »Tante« Droll (immer zweifelte man an seiner Identität als Mann), oder der Jäger Old Wabble mit seinem wirklich wabbligen Aussehen (bei diesem »bad-good-boy« wusste man nie, auf wessen Seite er stand). Anerkannt als Älterer war nur Klekih-petra, der 70-jährige Lehrer von Winnetou und seiner Schwester und Ratgeber der Apachen. Prinz Eisenherz entwickelt sich zwar vom Jungen zum Mann, dann allerdings bleibt er alterslos.

Auch die nachfolgende Generation hat ihre eigenen Kindheitshelden – unverändert bleiben sie zeitlos jung und altern nie!

Genauso haben entsprechende literarische Texte unsere Vorstellung vom möglichen Leben im Alter geprägt, etwa Bertolt Brechts *Die unwürdige Greisin* (lange Zeit Bestandteil der Schullesebücher). Die Geschichte handelt von einer 72-jährigen Frau, die um 1900 lebte: »Genau betrachtet lebte sie hintereinander zwei Leben. Das eine, erste, als Tochter, Frau und als Mutter und das zweite einfach als Frau B., eine alleinstehende Person ohne Verpflichtung mit bescheidenen, aber ausreichenden Mitteln [...]. Sie hatte die langen Jahre der Knechtschaft und die kurzen Jahre der Freiheit ausgekostet und das Brot des Lebens aufgezehrt bis auf den letzten Brosamen.«

Diese Geschichte fällt vielen Frauen im mittleren Erwachsenenalter ein, wenn sie nach einem Vorbild für ihr eigenes Älterwerden gefragt werden. Interessanterweise werden dabei die langen Jahrzehnte ihrer »Knechtschaft« verdrängt, nur die zweijährige Freiheit wird erinnert. Kann sie wirklich ein Vorbild sein?

Auch im *Alten Testament* werden in großem Umfang mächtige alte –

oft jahrhundertealte – Männer, weniger allerdings alte Frauen, beschrieben. Auf vielen bildlichen Darstellungen von Szenen der Bibel (von Gemälden der alten Meister bis hin zu den heutigen Comics) wird der *liebe Gott* regelmäßig als ein alter Mann mit einem zerfurchten gütigen Gesicht und langem Bart sowie weißem Haar dargestellt.

Als Abschluss dieser kleinen Übersicht soll das Modell der (Lebens-) *Leiter* bzw. das Modell der (Lebens-)*Treppe* dienen. Es handelt sich hierbei um eine der bekanntesten Vorstellungen vom menschlichen Lebensablauf, die vielen Menschen durch Hermann Hesses Gedicht *Stufen* (1942) vertraut ist:

> Wie jede Blüte welkt und jede Jugend
> Dem Alter weicht, blüht jede Lebensstufe,
> Blüht jede Weisheit auch und jede Tugend
> Zu ihrer Zeit und darf nicht ewig dauern.
>
> Es muss das Herz bei jedem Lebensrufe
> bereit zum Abschied sein und Neubeginne,
> Um sich in Tapferkeit und ohne Trauern
> In andere, neue Bindungen zu geben.
> Und jedem Anfang wohnt ein Zauber inne,
> Der uns beschützt und der uns hilft, zu leben.
> Wir sollen heiter Raum um Raum durchschreiten,
> An keinem wie an einer Heimat hängen,
> Der Weltgeist will nicht fesseln uns und engen,
> Er will uns Stuf' um Stufe heben, weiten.
>
> Kaum sind wir heimisch einem Lebenskreise
> Und traulich eingewohnt, so droht Erschlaffen;
> Nur wer bereit zu Aufbruch ist und Reise,
> Mag lähmender Gewöhnung sich entraffen.
>
> Es wird vielleicht auch noch die Todesstunde
> Uns neuen Räumen jung entgegensenden

Des Lebens Ruf an uns wird niemals enden …
Wohl an dem Herz, nimm Abschied, und gesunde!

Frage: An welche alten Frauen und alten Männer aus meinen Lieblingsmärchen oder aus meinen Lieblingsbüchern erinnere ich mich?
Frage: Welche ihrer Eigenschaften haben mich (sowohl anerkennend als auch nachteilig) besonders beeindruckt?
Frage: Welche von ihnen sehe ich als Vorbilder an?

## 3.4 Kulturgeschichtliche Modelle für das Altern

Auch kulturgeschichtliche Vorstellungen prägen stark unser Bild vom Altern. Als wirksam erweisen sich besonders die Vorstellungen hinsichtlich gesellschaftlich erwünschten Verhaltens während des Alterns, unsere Lebenslaufmodelle und die Aussagen darüber, welche Bedeutung biologischen, seelisch-geistigen und auch sozialen Einflüssen für den Alternsprozess zukommt.

Nach allen menschheitsgeschichtlichen Überlieferungen hatten die jeweils wenigen überhaupt überlebenden Älteren (älter im Vergleich zur Mehrzahl ihrer Gemeinschaft) die Aufgabe, beim Aufziehen der Nachkommen mitzuhelfen, genügend Nahrung einzusammeln und das über viele Generationen hinweg vorhandene Erfahrungswissen weiterzugeben. In Not- und insbesondere in Hungerszeiten hatte früher der Anspruch dieser Älteren auf ausreichende Ernährung und Schutz zugunsten der Jüngeren zurückzutreten.

Alle Religionen betonen eine weitere Aufgabe im Alter, nämlich den Rückzug von bisherigen familiären und sozialen Aufgaben und gesellschaftlichen Verpflichtungen (aus dem »Getriebe der Welt«!) zum Zwecke der Selbstbesinnung. Der letzte Sinn des Lebens wurde darin gesehen, sich auf das Lebensende und damit auf das eigene Sterben und den Tod vorzubereiten. Entsprechend haben auch heute noch viele

Jüngere die Erwartung, dass die Älteren sich »aus dem Leben zurückziehen und Platz machen« sollten. Was würde es bedeuten, wenn auch gegenwärtig immer noch gefordert würde, dass die Älteren (also die über 60-Jährigen) sich für ein Drittel ihres Erwachsenenlebens zurückziehen und sich mit ihrem Lebensende befassen sollten? Heute dagegen wird verlangt, dass sie tätig vielfältige Hilfe für andere leisten.

In der Vergangenheit wurde von diesen (nur noch vereinzelt lebenden) Älteren aufgrund ihrer Lebenserfahrung und ihres abgeklärten Rückzuges (»jenseits von gut und böse«) als Kardinaltugend Weisheit erhofft. Worin aber unterscheidet sie sich von pragmatischer Klugheit und von reinem theoretischen Wissen? Gewünscht wird eine ideale menschliche Grundhaltung, die auf allgemeiner Lebenserfahrung und auf umfassendem Wissen um Ursprung, Sinn und Ziel des Lebens wie auch um die »letzten Dinge« gegründet ist. Nur wenige Ältere erreichten diesen Zustand wirklich!

Über den Umlauf des Lebens konkurrierten seit den Zeiten der antiken Philosophie zwei Auffassungen miteinander: Die erste sah den Höhepunkt bzw. den Gipfel des Lebens in der *Lebensmitte.* Diese Modellvorstellung orientierte sich am Verlauf des Tages vom morgendlichen Sonnenaufgang (= Jugendzeit) über den Höchststand der Sonne am Mittag (= Leben auf dem Gipfel) bis zum Sonnenuntergang am Abend (= Altern) mit der anschließenden Nacht (= Lebensende mit Sterben und Tod). Parallel dazu wurde der Lebensverlauf auch mit dem Jahresverlauf verglichen, nämlich mit der bekannten Abfolge von »stürmischer Frühlingszeit«, »sommerlicher Reifezeit« gefolgt vom »Herbst des Lebens« bis zum alles zum »Absterben bringenden Winter«. Entsprechend wurde ab dem Mittelalter in vielen Bildern der menschliche Lebensverlauf von der Geburt bis zum Lebensende als Abfolge von (weitgehend körperlichen) Veränderungen mit dem Höhepunkt eben in der Mitte des Lebens dargestellt. Manchmal beinhaltete dieses erste Modell regelhaft auch die Annahme, dass Erwachsene im Alter schließlich wieder den Status eines Babys erreichen müssten. Man erinnere sich noch an die häufig anzutreffende Vorstellung, dass alte Menschen »an ihrem Lebensende verkindlichen« (= zweite Kindheit)

Die zweite Modellvorstellung verlagert den Höhepunkt des Lebens an *dessen Ende:* Nach Erreichen der *Reife* scheidet der Mensch aus seinem Leben. Auch dieses Modell orientiert sich an biologischen Vorgaben: Eine Frucht entwickelt sich aus dem Samen über die verschiedenen Entwicklungsstadien bis hin zur genießbaren Reife (z. B. ein Apfel oder eine Birne); nach kurzer Zeit fällt die Frucht ab und vergeht. Entsprechend lautet der persönliche (Kurz-)Schluss: Gesund und noch bei vollen Kräften falle ich plötzlich tot um. Ähnliches vermittelt das Bild des Wachstums eines Baumes: Aufgrund seiner zunehmenden Dicke (Jahresringe) und seines Längenwachstums hat er eine stattliche Höhe erreicht und wird dann (schon innerlich angefault) vom Herbststurm entwurzelt. Dieses »Aufwärts«-Modell der Entwicklung lässt sich als Linie, aber auch als Leiter oder Treppe verdeutlichen: Den Treppenstufen entsprechen dann Entwicklungsstufen. Dieses zum Beispiel im alten Rom sehr geschätzte und sogar gesetzlich verankerte Modell sah vor, dass ältere Männer – unabhängig von ihren abnehmenden körperlichen und geistigen Kräften – aufgrund ihrer geistig-seelischen Reife sowie ihrer Weisheit bis zum Lebensende uneingeschränkt die familiäre, politische und finanzielle Macht ausüben konnten. Viele unserer Märchen verkörpern diese zweite Modellvorstellung, wenn sie von der *weisen* Frau oder der *weisen* Fee, von dem *mächtigen, gefährlichen* Zauberer oder von der *mächtigen schlimmen* Hexe sprechen – immer als alte Menschen dargestellt.

Diese zweite Modellvorstellung wurde menschheits- und kulturgeschichtlich dadurch gefördert, dass die in Wirklichkeit zahlenmäßig sehr wenigen Älteren jahrtausendelang über das zum Überleben und zur Weiterentwicklung ihrer Gruppe notwendige Wissen verfügten und es weitergeben konnten. Aufgrund ihres Alters konnten sie auf lange Lebenserfahrungen zurückgreifen.

## 3.5 Was vermittelten uns unsere »eigenen Älteren«?

Wir machen unsere ersten Erfahrungen mit »Älteren« in der Regel mit den eigenen Großeltern, Urgroßeltern oder anderen Verwandten.

Sind wir uns aber dessen bewusst, in welchem Umfang sie uns prägten? Selbst wenn wir ihr Alter im Verlauf unseres Lebens auffallend unterschiedlich empfanden, bleiben sie doch immer die Älteren:

> »Als ich 5 Jahre alt war, war meine Mutter 25,
> und ich fand sie *sehr alt*.
> Als ich 25 Jahre alt war und sie 45,
> fand ich sie *alt*.
> Als ich 45 Jahre war, war sie 65,
> und ich fand sie *sehr jugendlich*.
> Als ich 48 Jahre alt war, starb meine Mutter,
> und ich fand, sie sei sehr *jung gestorben.*«
> (Max von der Grün)

Unsere ersten Erfahrungen mit *Ältersein* und *Jüngersein* machen wir in der eigenen Familie. Wer unter den Geschwistern, im Kindergarten oder in der Grundschule zu den »Kleinen« (also *Jüngeren*) und wer zu den »Großen« (also *Älteren*) zählt, weiß man schon früh. Erst deutlich später kann man einschätzen, wann zum Beispiel ein Erwachsener wirklich jünger oder älter als die eigenen Eltern ist oder wann er zu den wirklich älteren Erwachsenen gehört. War man sich dann darüber im Klaren, erhielten die *jahresmäßig wirklich* Älteren – unterstützt durch Bemerkungen unserer Eltern – das Etikett *schon sehr alt* oder das Etikett *uralt* bzw. *steinalt*. Ab der Pubertät diente das Etikett *alt* lange dazu, sich von den – teilweise nur wenige Jahre – Älteren abzugrenzen: »Trau keinem über 30!« Nach unserer Ansicht als Jüngere waren sie wirklich spießig, verklemmt und dachten einseitig – mit einem Wort: *veraltet*. Außerdem waren sie unserer Meinung nach für eine Beziehung eindeutig *zu alt!* Entsprechend gelten lebenslang (unverändert auch unter den 80-Jährigen) die noch Älteren als die *wirklich Alten!*

Schon die Geschwister als *Ältere* durften eindeutig mehr: Sie durften länger aufbleiben und draußen spielen; sie erhielten mehr Taschengeld; sie durften eher in die Schule gehen! Noch beeindruckender erschien die Stellung der eigenen Eltern (die eigentlichen *Älteren* in der Familie): Sie konnten loben und bestrafen; sie verfügten über ungeahnte, immer wieder überraschende körperliche und geistige Fähigkeiten; sie schienen unbegrenzt Geld zu haben und damit die Möglichkeit, sich alle Wünsche und Bedürfnisse zu erfüllen. Insgesamt strebte man daher an, *älter zu werden* und schließlich endgültig *älter zu sein*.

Fast alle Erwachsenen aus der Umgebung (Kindergärtnerin, Lehrer/Lehrerin, Hausarzt, Apotheker) wurden als schon deutlich *alt* angesehen – bestimmt unterstützt durch ihr Amt und den Respekt, den ihnen unsere Eltern zollten.

### Welche Erfahrungen machten die Älteren mit ihrer Großelterngeneration?

Welche Erfahrungen haben die heute 60- bis 70-Jährigen in ihrer Kindheit und Jugendzeit mit Älteren sammeln können? Man vergegenwärtige sich Folgendes: Die heute 60- bis 70-Jährigen wurden zwischen 1955 und 1945 geboren. Ihre Eltern waren bei der Geburt im Durchschnitt 25 bis 30 Jahre alt. Dementsprechend wurden diese zwischen 1915 und 1930 geboren, das heißt in der Zeit während des Ersten Weltkriegs und in den Jahren der Weimarer Republik. Deren Eltern wiederum (also die Großeltern der heute 60- bis 70-Jährigen) erlebten diese zeitgeschichtliche Phase (rechnet man für eine Generation 25 Jahre) als Jugendliche oder junge Erwachsene. Ihre damalige Lebenserwartung war aufgrund der häufig sehr schweren und kräftezehrenden körperlichen Arbeit, aufgrund von medikamentös noch nicht behandelbaren Infektionskrankheiten bzw. Seuchen und ungenügender Ernährung deutlich geringer als heute. Der Erste Weltkrieg führte auf deutscher Seite zu 2,4 Millionen Kriegstoten; dazu kamen 2,5 Millionen psychisch und körperlich versehrte zurückgekehrte Soldaten. Die Ausbombungen im Zweiten Weltkrieg, Flucht und Vertreibung sowie mangelhafte medizinische Versorgung in der Nachkriegszeit betrafen die Frauen und Kinder, aber ebenso die damals Älteren. Die heute 60- bis 70-Jährigen (und noch älteren) hatten daher nur eine geringe Chance, die eigenen Großeltern überhaupt kennenzulernen. Diese waren entweder schon längst verstorben oder verstarben während ihrer frühen Kindheit. Wenn überhaupt, erlebte man eine verwitwete Großmutter, deren Freundinnenkreis sich wiederum aus verwitweten und ledigen Frauen zusammensetzte.

Ausbombung, Flucht und Vertreibung wie auch Verarmung zwangen die überlebenden (Rest-)Familien häufig dazu, eng zusammenzurücken und die noch lebenden Älteren bei sich aufzunehmen, zu versorgen und zu pflegen.

Welche Erfahrungen haben wir mit *diesen* Älteren gemacht und welche Bilder vom Alter wurden uns dadurch vermittelt? Die Bandbreite reicht von liebevollen, verwöhnenden, sich für ihre Enkel interessierenden Großvätern und Großmüttern (»wie aus dem Bilderbuch«) über aufgrund ihres Schicksals und ihrer Krankheiten verbitterte, ständig mit der Umwelt und dem Schicksal hadernde bis zu sich zurückziehenden oder schließlich hilfs- und pflegebedürftigen Großeltern. Mit ihren Ansprüchen und Forderungen beherrschten sie die Familie und die pflegenden Töchter oder Schwiegertöchter (unsere Mütter!) und überforderten sie oft. Zu den möglichen Erinnerungen gehören ständige Auseinandersetzungen zwischen den eigenen Eltern und Großeltern, beispielsweise über Erbangelegenheiten. Zu den noch schlimmeren können auch jene an einen trunksüchtigen, gewalttätigen oder sexuell übergriffigen Großvater gehören. Die Großmütter (und ihre Freundinnen) vermittelten uns oft ein Bild von selbstständig lebenden, zupackenden, an den Jüngeren und an der Umwelt interessierten Frauen, die ihr Älterwerden offenbar gut allein bewältigten. Nach dem Tod ihrer Männer veränderten sich manche auffallend: Sie »blühten direkt auf« – wie unsere Eltern heimlich anmerkten. Die unausgesprochene Botschaft war eindeutig: Im Alter leben nur noch die Frauen allein seelisch befriedigt. Die Situation der Männer im Alter – wenn es sie überhaupt gab – erwies sich als schwierig, unbefriedigend und wenig vorbildhaft.

Schließlich erlebte man durch seine Großeltern zum ersten Mal Sterben und Tod, also den Verlust eines Menschen, möglicherweise noch dazu dessen vorangegangene Krankheiten und die Umstände des Sterbens, aber in der Regel die Beerdigung, die Trauerfeier und das anschließende Familientreffen. Diese ersten Erfahrungen prägten unser Bild von Sterben und Tod entscheidend mit.

Unsere Freunde und Schulkameraden verfügen über ähnliche Erfahrungen. Die Großeltern wurden eher als streng, schwierig und öfter als sich wenig für ihre Enkelkinder interessierend beschrieben, als solche, die überwiegend nur von Schulleistungen, Zeugnissen und anderen »offiziellen« Erfolgen hören wollten. Seltener erzählten sie begeistert von Besuchen bei ihnen – außer wenn man ohne lästige Geschwister und aufpassende Eltern von ihnen verwöhnt wurde!

Frage: Welche Großeltern habe ich überhaupt bewusst für längere Zeit kennengelernt?
Frage: Welche erfreulichen, schwierigen, erschreckenden Erinnerungen habe ich an sie?
Frage: An welche weiteren Älteren dieser Generation erinnere ich mich?
Frage: Worin sind sie mir Vorbild?

Eine weitere einfache Feststellung: Selten ist uns bewusst und im Einzelnen auch kaum noch vorstellbar, dass die möglicherweise erlebten Großeltern der heute 60- bis 70-Jährigen ihre Kindheit, Jugendzeit oder ihr jüngeres Erwachsenenalter um und nach der Jahrhundertwende um 1900 erlebten. Ihre damalige Lebenssituation, ihre zeitgeschichtlichen Erfahrungen, ihre moralische, religiöse und sexuelle Erziehung lassen sich nur noch erahnen, doch genau diese Faktoren haben die Erziehung und die Altersbilder der Eltern der heute 60- bis 70-Jährigen entscheidend mitgeprägt. Was davon mag in einzelnen Familien über die Generationen hinweg weitergegeben worden sein?

### Was vermittelte die Elterngeneration über ihr Altern?

Die Erfahrungen mit den *Angehörigen der Großelterngeneration* in Kindheit und Jugendzeit wurden dann allmählich durch Erfahrungen mit den *älter werdenden Eltern, Schwiegereltern (auch mit Verwandten, Chefs)* überlagert bzw. von ihnen abgelöst – ein unerschöpfliches Gesprächsthema in der »Sandwichgeneration« (das heißt in der mittleren Generation zwischen Eltern und Kindern). Zunächst nahmen wir als Jüngere an der weiteren Entwicklung der Angehörigen der Elterngeneration teil und beobachteten:

- wie sie zunächst Freundinnen und Freunde und später Schwiegertöchter und Schwiegersöhne akzeptierten, in der Familie aufnahmen und eine jeweils eigene Beziehung zu ihnen aufbauten;
- wie sie ihre Entwicklungsphasen vom mittleren bis zum hohen Alter durchliefen und bewältigten, wie sie sich den unterschiedlichsten Anforderungen stellten;
- wie sie sich die jeweils erforderlichen Lebensstrukturen schafften und sich ihnen (im Bedarfsfalle) anpassten;
- wie sie lebenslang die Beziehungen zu Personen der eigenen Generation (zur Ehefrau/Partnerin oder zum Ehemann/Partner, zu Geschwistern und Freunden) und zu denen anderer Generationen (zu eigenen Eltern und Schwiegereltern und ebenso zu Kindern wie auch Enkelkindern) gestalteten und veränderten;
- wie sie bedrohliche Veränderungen (Arbeitsplatzwechsel oder -verlust, Ausscheiden aus dem Arbeitsprozess) und ihre Krankheiten ertrugen;
- wie sie ihren Interessen und Fähigkeiten nachgingen, wie sich diese während des Lebensablaufes änderten; wie sie parallel möglicherweise ehrenamtliche oder soziale Aufgaben übernahmen.

Der Erste Weltkrieg und die sozialen, wirtschaftlichen und politischen Veränderungen danach prägten entscheidend das Leben der Großelterngeneration. Noch weitreichender waren die Folgen des Zweiten Weltkrieges für die Elterngeneration.

Im Zweiten Weltkrieg kamen von mehr als 18 Millionen Soldaten circa 5,3 Millionen ums Leben (eine »Todesquote« von ca. 28%); von den Angehörigen der Geburtsjahrgänge 1910 bis 1925 starb jeder Dritte als Soldat (34%). Kriegsgefangene Männer kehrten oft erst spät aus der Gefangenschaft zurück, dazu häufig körperlich und seelisch deutlich und dauerhaft verändert. Rund 14 Millionen Menschen verloren zwischen 1944 und 1947 ihre Heimat; circa eine Million Zivilisten kamen durch den Bombenkrieg, auf der Flucht und während der Vertreibung ums Leben;

das waren überwiegend Frauen und Kinder. Bis heute ist das Schicksal von über einer Million Menschen ungeklärt, sie gelten als »vermisst«. Die gefallenen oder vermissten Männer hinterließen mehr als 1,7 Millionen *Kriegs*witwen; dazu stieg die Zahl der Scheidungen zwischen 1945 und 1950 auf das Doppelte an. Über 150 deutsche Städte wurden im »Feuersturm« zerstört. Existenzsicherung, Not, Armut, Hunger, Wohnungs- und Heimatverlust und die schon erwähnte Notwendigkeit, die überlebenden Großeltern (teilweise aus beiden Familien) zu versorgen, überforderten die Angehörigen dieser Generation über viele Jahre. Insbesondere bei den auf sich allein gestellten Kriegswitwen fielen die eigenen Bedürfnisse »unter den Tisch«; sie wurden vernachlässigt.

Die Gesamtzahl der Vergewaltigungen im Zweiten Weltkrieg wird auf circa 1,9 Millionen geschätzt (1,3 Millionen in ehemaligen deutschen Ostgebieten, während Flucht und Vertreibung, 100.000 bei der Eroberung von Berlin und 500.000 in der späteren sowjetischen Besatzungszone). Diese schrecklichen Erfahrungen prägten das Selbstbild vieler Frauen entscheidend und sind bis heute ein familiäres Tabuthema! Was davon vermittelten sie wohl ihren Töchtern?

Für andere damalige Erwachsene wurden Leben und weitere Entwicklung nicht so umfassend durch den Zweiten Weltkrieg und die direkte Nachkriegszeit geprägt. So reicht die Bandbreite des Betroffenheitsgrades von kaum bis wenig betroffenen (keine menschlichen, materiellen und sozialen Verluste, kein Hunger und ein weitgehend ungestörtes Weiterleben) über vorübergehend beeinträchtigte Menschen (Ausbombung/Evakuierung, Rückflucht, Kriegsteilnahme und längere Abwesenheit des Mannes) bis hin zu Menschen mit zahlreichen schrecklichen Erfahrungen und lang anhaltenden, teilweise sich jahrzehntelang auswirkenden Folgen.

Unsere Eltern bzw. Schwiegereltern erreichten das höhere Erwachsenenalter (ab 60 Jahren), während wir uns selbst noch im jüngeren Erwachsenenalter befanden. Sie übernahmen fortan die Rolle der Älteren in der Familie. So konnten wir beobachten,

- wie sie den langen Prozess ihres Alterns und ihr Altsein gestalteten und dabei die bestehenden Möglichkeiten erforschten und ausschöpften,

- wie sie auf ihre zunehmenden körperlichen, seelisch-geistigen und sozialen Veränderungen reagierten, wie sie sich anpassten, und schließlich
- wie sie starben.

Selbst wenn wir mit uns, unserem Beruf, unseren Partnerschaften und unserer Familie beschäftigt waren und dadurch intensiv in Anspruch genommen wurden, erlebten wir das Älterwerden der Angehörigen der Elterngeneration natürlich mit. Selbstverständlich »wissen« wir um unsere betreffenden Eindrücke, aber ist uns wirklich »bewusst«, wie prägend sie waren und sind?

Um wirklich zu verstehen, inwieweit und in welcher Form unsere »eigenen Älteren« unsere Vorstellungen über das Älterwerden geprägt haben, müssen wir uns fragen:

- Unter welchen familiären, sozialen, gesellschaftlichen und auch politischen Gegebenheiten wuchsen diese Älteren auf? Wie wurden sie religiös, moralisch, sexuell erzogen?
- Welche Umgangsformen gegenüber Älteren (z.B. Achtung und Respekt) wurden ihnen anerzogen – die sie später wiederum auch von uns einforderten? Lernten sie früher überhaupt selbst über 60-Jährige in ihrer Familie kennen?
- Inwieweit wurden von diesen Älteren (finanzielle) Hilfe, Versorgung und Pflege eingefordert und inwieweit sind sie selbst dadurch beeinträchtigt aufgewachsen?
- Welchen zeitgeschichtlichen Einflüssen (Verarmung/sozialer Abstieg, politische Aktivitäten, Ausbombung/Flucht/Vertreibung/Heimatverlust, Gefangenschaft/Internierung oder Gefängnis, nicht behandelbare Krankheiten/Verletzungen/Behinderungen aufgrund von Kriegsereignissen) waren sie ausgesetzt?
- Welche Menschen verloren sie? Und inwieweit wurde dadurch ihr Altern geprägt und erschwert?
- Hatten oder haben sie Erwartungen an uns als ihre Kinder, zum Beispiel wie wir ihnen helfen, sie finanziell unterstützen, versorgen und pflegen sollten?
- Unter welchen körperlichen und seelischen/geistigen Krankheiten

mit nachfolgenden Behinderungen (Hör- und Sehschwächen, eingeschränkte Beweglichkeit, geringere Leistungsfähigkeit, geistiger Abbau) litten sie während des Alterns und wie wurde ihr Altern dadurch bestimmt?

- Wie gingen sie mit ihrem Körper um? Nahmen sie an Früherkennungsuntersuchungen teil? Machten sie die notwendigen Behandlungen?
- Wissen wir, wie sie ihr Altern und Altsein empfanden? Regelten sie ihre Angelegenheiten rechtzeitig (Verfassen eines Testamentes, Bestattungswünsche)? Verdrängten oder verleugneten sie das eigene Älterwerden? Welche Themen bezüglich des Alterns waren überhaupt nicht mit ihnen zu besprechen?
- Welche Verhaltensweisen und Charakterzüge veränderten sich während ihres Alterns (gingen sie beispielsweise mit den Enkelkindern liebevoller oder großzügiger um als nach unserer Erinnerung mit uns)? Welche Veränderungen bewunderten wir? Welche störten, irritierten und stießen uns sogar ab?

Insgesamt handelt es sich jeweils um höchst *persönliche* Bilder des Alterns. Und wir haben sie möglicherweise verallgemeinert, für »selbstverständlich« erklärt und selten hinterfragt. Nicht ständig aus dem Gedächtnis abrufbar, üben sie allerdings entscheidenden Einfluss auf unsere eigenen Überlegungen und Ansichten über das Alter aus.

Diese Bilder vermittelten uns schließlich eine Botschaft darüber, wie *Frauen* oder *Männer* in der Familie alt werden, zum Beispiel:

1. Eine Frau erkrankt kurz vor ihrem 70. Geburtstag an Depressionen. Nach dem Schicksal der Frauen in ihrer Familie befragt, erinnert sie sich: Die wenigen älteren Frauen um das 70. Lebensjahr herum verstarben an Krebs und die 93 Jahre alt gewordene Mutter lebte viele Jahre als »verrückte und skurrile Alte« im Heim – in ständigen Schwierigkeiten mit ihrer Umwelt. Die für sie jetzt bewusst gewordene Botschaft lautete: Die älteren Frauen in der Familie sterben mit 70 oder leben sehr lange – allerdings verrückt.

   Als auch sie mit 70 an Krebs erkrankte, war sie in der Lage, dies nicht entmutigt zur Kenntnis zu nehmen, sondern sich bewusst damit auseinanderzusetzen und alle medizinisch für notwendig gehaltenen Maßnahmen zu veranlassen. Sie lebte mindestens weitere zehn Jahre zufrieden und ihren Interessen nachgehend – ohne an Krebs gestorben oder verrückt geworden zu sein!

2. Eine knapp 50-jährige Ärztin »übersah« lange Zeit bei ihrer 74-jährigen Mutter die deutlichen Anzeichen eines fortschreitenden geistigen Abbaus (bekannt ist die Schwierigkeit, gerade als Fachmann oder Fachfrau geistig-seelische Erkrankungen bei nahen Familienangehörigen festzustellen!). Hier war die entscheidende familiäre Botschaft: Alle Frauen in der Familie bleiben selbstverständlich bis weit über 85 Jahre hinaus seelisch gesund und leben selbstständig. Die Tochter konnte sich überhaupt nicht vorstellen, dass ihre Mutter in irgendeiner Weise krank werden könnte.
3. Ein 62-jähriger Wirtschaftsführer wurde in ein wichtiges öffentliches Amt gewählt. Bei seinem Amtsantritt schloss er eine mögliche Wiederwahl entschieden aus, da in seiner Familie alle Männer (ebenso alle Frauen) vor dem 70. Lebensjahr an Herz- und Kreislauferkrankungen verstorben waren. Entsprechend plante er mit seiner Frau bereits eine behindertengerechte Wohnung in einer Großstadt. Zwölf Jahre später war seine Frau – die ihn nach seiner Ansicht lange überleben würde – an Krebs verstorben und er lebte befriedigt und gesund in zweiter Ehe.
4. Die 55-jährige Ehefrau eines zehn Jahre älteren Mannes beklagte sich bei einem Paargespräch nachdrücklich über das fehlende sexuelle Interesse ihres Mannes. Dieser war völlig erstaunt angesichts dieser im Gespräch benannten Wünsche. Sein Großvater und dessen Brüder waren im Ersten Weltkrieg gefallen und ebenso sein Vater im Zweiten Weltkrieg. So wuchs er bei einer verwitweten Frau auf. Nach seiner Erinnerung war sie nie an einer neuen Beziehung interessiert gewesen. Die ihm jetzt erst bewusst werdende familiäre Botschaft war eindeutig: Ältere Frauen – verkörpert durch seine Mutter – leben in keiner Partnerschaft und haben auch keine sexuellen Bedürfnisse. Dabei wurde ihm zusätzlich klar, dass er bisher in seiner Umwelt noch nie eine befriedigende Partnerschaft zwischen älteren Menschen erlebt hatte. Auch er hatte sich nie

richtig vorstellen können, älter zu werden – alle Männer in der Familie waren ja längst vorher verstorben!

Frage: Wodurch wurden und werden die Älteren Vorbild für mein eigenes Älterwerden? Was will und werde ich völlig anders planen und durchführen als sie?
Frage: Welche »Botschaft« über das Altern als Frau bzw. Mann hat mir meine Familie vermittelt?
Frage: Verfüge ich überhaupt über Erfahrungen mit Paarbeziehungen Älterer? Wie möchte ich meine eigene gestalten und wie auf keinen Fall?
Frage: Gab es oder gibt es außerhalb der Familie und Verwandtschaft Ältere, die für mich Vorbild sind?

## 3.6 Aktuelle Altersmeldungen

Unser Bild vom Alter wird natürlich – ohne dass wir uns dessen so bewusst sind – auch weiterhin geformt und geprägt, und zwar ständig. Insbesondere wirken Fernsehzeitungen, Illustrierte, Werbespots, Fotos, Filme und Romane meinungsbildend. Sind wir uns darüber im Klaren? Die nachfolgenden Hinweise und Aneinanderreihungen versuchen bestimmte, unserer Ansicht nach problematische Erscheinungen deutlich zu machen, ohne statistisch beweisend zu sein.

### Beispiele aus Zeitschriften

Bekannte Fernsehzeitschriften beinhalten oft in ein und derselben Ausgabe zahlreiche Anzeigen zu Altersaspekten, die sich offenbar über die Jahre hinweg kaum ändern. So ließen sich zum Beispiel 2008 in Nr. 13 von *rtv – Das Fernsehmagazin Ihrer Zeitung* neun Anzeigen für Treppenlifte für Ältere, vier für Elektromobile für behinderte Ältere, zwei Anzeigen für Einstiegshilfen in Badewannen für Ältere, zwei Anzeigen für gesunde, schmerzfreie Gelenkfunktionen Älterer, je eine Anzeige für Treppensteighilfen, für Erektionsstörungen, für Behandlung von Konzentrationsstörungen und für Bruchbänder finden – alle eindeutig nach Text und Foto auf ältere Menschen bezogen. Außerdem wurden Telefonkontakte für Sex mit »Verdorbenen Rentnerinnen – nicht wählerisch« und mit »Reifen Frauen« angepriesen. Auch 2014 finden sich in *rtv* Nr. 23 sechs Anzeigen für Treppenlifte, drei für altersbezogene Medikamente, eine für ein Elektromobil und eine für einen Badewannenlifter. Unter der Rubrik Telefonservice wird der Kontakt mit einer »Reifen, total heißen Rentnerin« wie auch mit einer »Reifen Ehefrau – einsam und bereit« angeboten. Welches Bild Älterer wird so vermittelt? Offenbar sind Ältere behindert und krank; sie benötigen vielfältige Arznei- und Hilfsmittel.

### Beispiele aus Fernsehen und Kino

Ob die heutigen Produktionen bestehende Einstellungen zum Altern verändern, erscheint uns fraglich. Sie weisen unseres Erachtens allerdings auf aktuelle Ansichten und Themen hin. Daher möchten wir einige (in Kurzform) anführen:

*Wie bleibt man trotz seines Älterwerdens fit (oder sogar fitter als die Jüngeren)?*

- *Sein letztes Rennen* (2013): Ein ehemaliger berühmter Marathonläufer lebt im Altenheim und startet zu seinem letzten Lauf.
- *Space Cowboys* (2000): Alt gewordene Astronauten sind die einzigen, die als Experten noch helfen können.
- *RED Älter Härter Besser* (2010): Vier berentete CIA-Agenten zeigen, dass sie immer noch wesentlich besser sind als die Jüngeren.
- *About Schmidt* (2000): Nach seiner Berentung muss Schmidt große Veränderungen bewältigen – nicht nur der Tod der Ehefrau ist zu verkraften.
- *Nebraska* (2014): Ein dement werdender alter Mann ist auf dem (Fuß-)Weg durch das weite Land, um sich seinen vermeintlichen Lottogewinn zu holen.

- *Der 100-Jährige, der aus dem Fenster stieg und verschwand* (2014): Ein Roadmovie mit unglaublichen und lebensvollen Abenteuern eines 100-Jährigen.

*Wie verlaufen und enden lang bestehende Beziehungen?*

- *Kirschblüten-Hanami* (2008): Erst nach dem Tod der Ehefrau kann der Witwer eine ganz andere Beziehung aufnehmen.

*Eine besondere Herausforderung für ein Paar stellt eine demenzielle Erkrankung dar:*

- *Wie ein einziger Tag* (2004)/*An ihrer Seite* (2007)/*Liebe* (2012): Diese Filme zeigen, welche unvorstellbaren Herausforderungen auf ein Paar zukommen, wenn einer der beiden Partner dement wird.

*Lassen sich lange zurückliegende Beziehungen wieder beleben?*

- *Innocence – Erste Liebe, Zweite Chance* (2002): Eine schwierige und hier als unmöglich dargestellte Geschichte der Wiederbelebung der ersten Liebe zweier Menschen.

*Gibt es neue Beziehungen und wie können sie verlaufen?*

- *Elsa und Fred* (2006)/*Leergut* (2008)/*Wolke 9* (2008): Alle drei Filme schildern die Bedrohungen neuer, erst im Alter begonnener Beziehungen.

*Wie kann man mit den Einschränkungen und Behinderungen des Älterwerdens befriedigend umgehen?*

- *Young@Heart* (2008): Das gemeinsame Singen im Chor gibt trotz Krankheiten und Bedrohungen Kraft, Freude und Lebensmut.
- *Und wenn wir alle zusammenziehen* (2012)/*Wir sind die Neuen* (2014)/*Best Exotic Marigold Hotel* (2012): In diesen Filmen wird der Wunsch gezeigt, wieder wie früher in einer WG zu leben, sich zu helfen, kein einsames Dasein zu fristen und bei schlechter finanzieller Versorgung sogar in einem exotischen Land besser leben zu können.

## Zur aktuellen Literatur

Die Titel zum Thema »Altern und Alter« sind kaum noch zu überblicken – allein, wenn man den Zeitraum von 2009 (1. Auflage unseres Buches) bis 2014 berücksichtigt –, seien es *Ratgeber oder Sachbücher*. Keinesfalls möchten wir daher eine Zusammenstellung entsprechender aktueller Literatur versuchen. Uns interessieren jedoch bestimmte Aspekte, die uns für die getroffenen Aussagen als wichtig erscheinen, aber unseres Erachtens kaum berücksichtigt werden – unabhängig vom vorübergehenden Erfolg einzelner Titel auf den Bestsellerlisten. Dazu gehören die Fragen:

- Über welchen beruflichen Hintergrund verfügen Verfasser/Verfasserinnen?
- Welche wissenschaftliche Ausrichtung besteht?
- Wie viel eigene Erfahrungen/Forschungen zum Thema Altern/Alter bestehen?
- Worauf stützen sich die Autoren – eigene Untersuchungen, zum Beispiel von älteren Patienten mittels Fragebögen, Interviews oder nur Recherchen von Zeitschriften/Zeitungen?
- Handelt es sich bei den Autoren um »Vielschreiber«, die jetzt auch noch das Thema Alter abhandeln?
- Besteht die »Kompetenz« der Autoren nur aufgrund der Erfahrungen mit dem eigenen Alter? Und dazu als Frau oder Mann?
- Wie alt sind die Autoren? Für uns ist es wichtig zu wissen, ob sie 40, 50, 60, 70 oder 80 Jahre alt sind. Das heißt, ob jemand als 60-Jähriger schreibt, also vor dem Eintritt ins eigene Alter, oder als 80-Jähriger, also nach erfolgreicher Bewältigung seines bisherigen Alterns.

Aufgrund dieser Fragestellungen halten wir es für sinnvoll, auch unseren Prozess des Älterwerdens, unsere derzeitige Alterssituation und unsere persönlichen wie auch meine wissenschaftlichen Erfahrungen mit Älteren (siehe Kapitel 10) einzubeziehen.

Für die *Schöne Literatur* bzw. *Romane* weist das Alter der Autoren zusätzlich auf bestimmte Beziehungskonstellationen hin. So zum Beispiel wenn die »Kinder« im mittleren Erwachsenenalter (also 40 bis 60 Jahre) über ihre Elterngeneration schreiben. Bekannt sind die irritierten Töchter anlässlich neuer Beziehungen ihrer alten Väter (typisch dafür: Marina Lewycka: *Kurze Geschichte des Traktors auf Ukrainisch* [2005], Lily Brett: *Chupze* [2006]); oder die Empörung der Söhne über den Starrsinn ihrer Väter und die sich jetzt als katastrophal herausstellende Beziehung der Eltern (z. B. in: Jonathan Franzen: *Korrekturen* [2002], Philip Roth: *Mein Leben als Sohn. Eine wahre Geschichte* [1992]).

Wenn das eigene Altern für das schriftstellerische Werk bedeutsam wird, dann stellt sich für uns die interessante Frage: Wann wird ein bestimmtes Thema wie dargestellt?

Martin Walser (geb. 1927) befasst sich immer wieder mit dem literarisch unerschöpflichen Thema des Mannes – der Sexualität – und nun des alternden Mannes.

- In *Der Augenblick der Liebe* (2004), verfasst im Alter von 76 Jahren, kann der von einer jüngeren bewundernden Frau angebotene Seitensprung in den USA nicht richtig angenommen, noch genossen werden. Der Mann kehrt zurück zu seiner Ehefrau, um bei ihr die noch mögliche Sexualität zu erleben.
- In *Angstblüte* (2006), verfasst mit 78 Jahren, wird ein Verhältnis mit einer erheblich Jüngeren beschrieben – angeboten zur Finanzierung eines Filmprojektes und endend mit einem Herzinfarkt. Die Ehefrau trennt sich empört.
- In *Ein liebender Mann* (2008) schildert der nunmehr 80-Jährige Walser die unerfüllbare Liebe des 73-jährigen Witwers Johann Wolfgang von Goethe zu der 19-jährigen Ulrike von Levetzow in Marienbad.
- In *Das dreizehnte Kapitel* (2012), verfasst mit 84 Jahren, handelt es sich ausschließlich um eine nur im Briefwechsel ausgelebte Liebe.

Einen anderen Prozess beschreibt Louis Begley:

- In *Schmidt* (1997) gerät der Wirtschaftsanwalt Albert Schmidt aufgrund seiner Frühpensionierung und des Krebstodes seiner Frau in eine Lebenskrise; zusätzlich gerät er mit seiner Tochter in eine Auseinandersetzung um Geld bzw. Vermögen anlässlich ihrer

Heirat. Dann begegnet ihm ein spätes Glück in Gestalt einer jungen Puerto Ricanerin (verfilmt als: *About Schmidt*).

- *Schmidts Bewährung* (2001) zeigt die Brüchigkeit dieser späten Freiheit auf: Die Geliebte verliebt sich in einen anderen, jüngeren Mann und er, Schmidt, muss sich um seine (inzwischen geschiedene) depressive Tochter kümmern.
- *Schmidts Einsicht* (2011) beschreibt seine erneute Begegnung mit einer vor vielen Jahren von ihm bewunderten über 60-jährigen Frau – doch die so unterschiedliche Vergangenheit beider erschwert die angestrebte gemeinsame Zukunft.

Noch eine Anmerkung: Im Gegensatz zu den Helden unserer Kindheit dürfen die erwachsenen »Helden« älter werden, so zum Beispiel in manchen Kriminalromanen: In Henning Mankells Kriminalromanen altert Kommissar Wallander allmählich – dargestellt durch das Älterwerden seines Vaters und seiner Tochter. Schließlich wird er dement. Ebenso altert Andrea Camilleris Commissario Montalbano mit zunehmender Resignation – vermutlich parallel zu den deutlich älteren Verfassern dieser Kriminalromane.

# 4. Das Altern: Chancen für weitere Entwicklungen

Die Lebenserwartung 60-Jähriger beträgt heute durchschnittlich mindestens weitere 20 bis 25 Jahre. Damit beinhaltet dieser bevorstehende Lebensabschnitt bereits mindestens ein Drittel der Lebenszeit eines heutigen Erwachsenen. Die Phase des höheren Erwachsenenalters und zunehmend die Phase des hohen Erwachsenenalters gehört heute zum Bestandteil eines durchschnittlichen Lebenszyklus. Unverändert laufen in dieser Zeit Entwicklungs- und Veränderungsprozesse ab: Man vergleiche nur eigene Fotografien anlässlich des 45., 55., 65. (gegebenenfalls auch schon 75.) Geburtstages, um diesen – nicht immer gern zur Kenntnis genommenen – Veränderungsprozess festzustellen! Der Begriff *Altern* beschreibt somit die *Entwicklungsperspektive.*

Der Begriff des Alters bezieht sich zunächst auf das *chronologische* Alter, also die Zeit zwischen Geburtsdatum und dem aktuellen Datum. Weiterhin werden damit Altersgruppen beschrieben und festgelegt, um eine Vergleichbarkeit von Stichproben zu erhalten.

Im Begriff »Alter« scheint sich außerdem der Wunsch widerzuspiegeln, nunmehr einen sich nicht mehr verändernden, Stabilität und Sicherheit gebenden langanhaltenden Lebensabschnitt erreicht zu haben. Einen, der sich dazu noch eindeutig vom hohen Alter unterscheiden lässt.

## 4.1 Lebenslange Entwicklung? Ansichten über das Älterwerden gestern und heute

Sich mit dem eigenen Älterwerden auseinanderzusetzen, verlangt vorab, sich mit den Entwicklungs- und Veränderungsmöglichkeiten in dieser Lebenszeit zu befassen. Lange Zeit wurde angenommen, dass Entwicklung nach der Jugendzeit (Pubertät/Adoleszenz) nicht mehr stattfindet. Immer bestand die Ansicht, dass Älterwerden entweder Abgeklärtheit und Weisheit oder im Gegenteil fortschreitenden geistigen und körperlichen Abbau bis hin zu einer »zweiten Kindheit« beinhaltet. Diese scheinbare Widersprüchlichkeit gründet auf unseren unterschiedlichen Ansichten über Ablauf und Richtung unseres Lebensverlaufes. Wie oben bereits angeführt, konkurrieren in unserer Kulturgeschichte seit dem Altertum zwei Auffassungen über den Höhepunkt des Lebens miteinander:

Dieser liegt nach der einen Modellvorstellung geistig-seelisch, körperlich und sozial in der Mitte des Lebens. Ungestümt-, Wild- und Unbeherrschtheit der Jugendzeit sind bereits geschwunden; Zögerlichkeit, Ängstlichkeit und Schwäche des Alterns überwiegen noch nicht. Diese – heutzutage offenbar gängigere – Modellvorstellung spiegelt sich wider in den Begriffen »Höhepunkt des Lebens« oder »Lebensgipfel«, der allerdings spätestens ab dem 40. Lebensjahr von den meisten Menschen als bereits zurückliegend angesehen wird. Hier muss man sich fragen, was es für das eigene Selbstverständnis eines im mittleren Lebensalter Stehenden bedeutet, dass das eigene Leben zukünftig nur noch »bergab« geht – beispielsweise bis hin zur Hilfs- und Pflegebedürftigkeit aufgrund eines Altersabbaus?

Nach der zweiten Modellvorstellung erwirbt der Mensch erst aufgrund zunehmender Erfahrung trotz nachlassender körperlicher Kräfte Weisheit. Auch diese Vorstellung ist in unserer Gesellschaft unverändert gut vertreten, zum Beispiel in Form des Aufsichtsrates eines Industrieunternehmens oder einer Bank, als Kardinalskollegium oder als Rat der Elder Statesmen.

Inzwischen ist erforscht, dass nur sehr wenige ältere Menschen Persönlichkeitszüge aufweisen, die man als »weise« bezeichnen könnte – die überwiegende Mehrheit ist es nicht. Wahrscheinlich hat die Vorstellung, mit zunehmenden Alter nachdenklicher und besonnener zu werden und schließlich Weisheit zu erlangen, jahrhundertelang einen inneren Ausgleich und sogar Trost dargestellt: Man konnte »jenseits von gut und böse« auf die ermüdende Auseinandersetzung mit Triebimpulsen und Triebbedürfnissen verzichten. Und aufgrund der erworbenen Weisheit gesellschaftliche Anerkennung zum Ausgleich für die anderen eher belastenden Anteile des Älterwerdens genießen.

Aus entwicklungspsychologischer Sicht lassen sich beide dramatischen Höhepunktmodelle des Lebensverlaufes nicht belegen.

Die heutige Entwicklungspsychologie geht von der Annahme lebenslanger Entwicklung aus. Die uns bekannte Entwicklung von der Zeugung bis hin zum Status eines jungen Erwachsenen stellt zunächst eine ständige *Höher*entwicklung dar. Sie beruht auf genetischen, körperlichen, hormonellen, geistig-seelischen und zunehmend gesellschaftlichen Einflüssen. Diese wirken zusammen und beeinflussen sich wechselseitig. Die weitere Entwicklung verläuft anschließend auf dem erreichten Niveau des Erwachsenen – eben ohne »Höhepunkte«. Sie wird auch weiterhin gesteuert durch zusammenwirkende biologische, seelische und soziale Einflüsse. Diese müssen für die Untersuchung von normaler bzw. ungestörter und gestörter Entwicklung berücksichtigt werden. Folgerichtig schließt die Vorstellung lebenslanger Entwicklung die weiterhin ablaufende Entwicklung während des höheren und hohen Erwachsenenalters mit ein. *Altern* stellt somit einen nach dem 60. Lebensjahr weiter ablaufenden – bei vielen Menschen mindestens 20 bis 25 Jahre umfassenden – *Entwicklungsprozess* dar.

Früher wurde Entwicklung als umfassend verstanden. Man erinnere sich an Bemerkungen in der Familie oder in der Firma: »X. hat sich doch noch gut entwickelt«; gemeint waren die brauchbaren Veränderungen im Verhalten, in den Beziehungen und im Beruf. Heute wird diese Ansicht verworfen. Man beschreibt Entwicklung anhand von Entwicklungs*linien* oder Entwicklungs*feldern*, um einzelnen Bereichen, Zeitpunkten und Verläufen Rechnung zu tragen. Ein Mann von 65 Jahren kann beispielsweise als Single noch als Sohn bei seinen Eltern leben, schon Großvater, »später« Vater oder gerade »neuer« Vater geworden sein. Eine Frau von 65 Jahren kann als Single und als Tochter die Mutter pflegen, als Großmutter Enkelkinder haben oder stellvertretend für ihre Tochter die Enkeltochter aufziehen. Wo befinden sich beide in ihrer Entwicklung?

## 4.2 Entwicklungsaufgaben in allen Lebensphasen

Wie lassen sich die Entwicklungen und Veränderungen, die in den jeweiligen Lebensphasen stattfinden, verstehen? Nutzen wir hierfür das von dem amerikanischen Entwicklungspsychologen E. H. Erikson vor 50 Jahren vorgestellte Konzept der Entwicklungsaufgaben. Es besagt, dass sich lebenslang jeweils in einer bestimmten Lebensphase jedem Menschen typische Lebensaufgaben stellen. Werden sie zufriedenstellend bewältigt, bewirken sie jeweils erneute seelische und soziale Festigkeit. Damit wird die Voraussetzung geschaffen, nachfolgende (Entwicklungs-)Aufgaben befriedigt anzugehen und in der nächsten Entwicklungsphase seelisch und sozial gefestigt zu leben. Bewusst und rechtzeitig angegangen, können diese Entwicklungsaufgaben jeweils bearbeitet, geklärt und befriedigend gelöst werden. Bewusst angehen heißt, sich dieser anstehenden Aufgabenstellung (Inhalt, Umfang, Zeitpunkt) überhaupt bewusst zu werden. Bleiben diese dagegen ungelöst, führt das mit großer Wahrscheinlichkeit anschließend dazu, dass sich Menschen dauerhaft in ihren Beziehungen und im Beruf unzufrieden, eingeengt und bedrückt erleben. Zusätzlich kann man dadurch einer familiären, sozialen oder gesellschaftlichen Missachtung ausgesetzt werden. Später anfallende Entwicklungsaufgaben können infolgedessen entweder gar nicht oder nur unter erheblichen und zunehmenden Schwierigkeiten angegangen und gelöst werden.

In der Kindheit und noch in der Jugendzeit regeln zunächst biologische Einflüsse, wann die sich stellende Entwicklungsaufgabe in Angriff genommen werden kann. So bestimmt zum Beispiel der Grad der Gehirnentwicklung den frühestmöglichen Eintritt in den Vorkindergarten, den Kindergarten und in die Schule. Aus psychoanalytischer Sicht bringen dabei die aufeinander aufbauenden psychosexuellen Entwicklungsphasen (in der Fachsprache: orale, anale und genitale Phase mit zunehmender Beherrschung libidinöser, aggressiver und narzisstischer Triebimpulse) phasenspezifische Konflikte mit sich selbst und mit der familiären Umwelt mit sich. Die dazu gleichlaufende psychosoziale Entwicklung ermöglicht Vertrauen zu erwerben, Selbstständigkeit zu erreichen, tatkräftig zu handeln und Leistungen zu schaffen. Nur auf diesem schwierigen und konfliktreichen Wege gewinnt man allmählich seine eigene Identität – in deutlicher Abgrenzung von der Kindheitsfamilie.

Ab dem jungen Erwachsenenalter wird der bestmögliche Zeitpunkt, um die jeweilige Entwicklungsaufgabe anzugehen, zunehmend stärker durch gesellschaftliche Erwartungen und Normsetzungen bestimmt. Dies galt vorher schon für die Dauer des Schulbesuches; später gilt es für die Berufsausbildung, den Eintritt in den Beruf, die Aufnahme einer längerfristigen Partnerschaft sowie die mögliche Familiengründung.

Der Eintritt in das höhere und hohe Erwachsenenalter wird gesellschaftlich durch das gesetzlich vorgegebene Ausscheiden aus dem Arbeitsprozess mit nachfolgender Berentung/Pensionierung festgelegt. Weitere Bedeutung kommt dem bestehenden Gesundheitszustand bzw. den vorhandenen Krankheiten und ihren Folgen, dem erreichten Bildungsniveau und der materiellen Ausstattung zu. Sie können die Chancen, die anstehenden Entwicklungsaufgaben anzugehen, verbessern oder verschlechtern. Ferner können zeitgeschichtliche Erfahrungen, insbesondere das Erleben des Zweiten Weltkrieges und der direkten Nachkriegszeit, entsprechende Auswirkungen zeigen.

## 4.3 Wenn notwendige Entwicklungsaufgaben nicht erkannt oder verleugnet werden

Viele Probleme, Schwierigkeiten und Konflikte 60- bis 70-Jähriger (natürlich auch noch Älterer) lassen sich gut verstehen, wenn man der Frage nachgeht, welche Entwicklungsaufgaben anstanden und warum sie bisher überhaupt nicht oder nur sehr verspätet angegangen wurden. Man wird in der Regel herausfinden, dass viele Entwicklungsaufgaben verdrängt, verleugnet oder langfristig aufgeschoben wurden und dass ihre Dringlichkeit gar nicht erkannt worden ist. Die Notwendigkeit, andere Entwicklungsaufgaben anzugehen, stellte sich für viele sehr plötzlich, etwa im Falle des Todes eines Partners, und diese stellten sich als besonders schmerzlich heraus.

**Entwicklungsaufgabe Beispiel 1**

Die 63-jährige Akademikerin erlebte sich missmutig, bedrückt, resigniert und zunehmend in ihrer Arbeitsfähigkeit eingeschränkt. Ihr jetzt 27-jähriger Sohn – als einziges Kind aus einer flüchtigen Verbindung stammend – hatte kürzlich nach einer vierteljährlichen Prüfungszeit sein angestrebtes akademisches Examen erfolgreich bestanden; gleichzeitig berichtete er seiner Mutter begeistert von seiner neuen Beziehung. Sie selbst wusste um ihre bevorstehende Pensionierung an der Universität und stützte sich dabei auf die Hoffnung, dort weiterhin und langfristig forschen zu können. Die Erziehung des Sohnes hatte bisher weitgehend den einzigen wichtigen und persönlichen Lebensinhalt dargestellt; Kontakte bestanden nur beruflich an der Universität.

*Als Entwicklungsaufgaben standen an: sich von ihrem jetzt erwachsenen Sohn abzulösen und ihn für eine neue Beziehung mit einer nächsten Frau freizugeben; ebenso musste sie jetzt nach dem absehbaren Ausscheiden aus der universitären Berufstätigkeit nach neuen Lebensinhalten sowie neuen Kontakten suchen und diese bewusst gestalten.*

Durch professionelle Beratung gelang es ihr, diese Aufgaben zu erkennen und anzunehmen. Sie löste sich von ihrem Sohn ab, akzeptierte die Freundin als zukünftige Schwiegertochter. Dazu suchte sie nun (endlich!) neue Kontakte und ging ihren lange liegen gebliebenen Interessen nach.

**Entwicklungsaufgabe Beispiel 2**

Die 73-jährige Hausfrau war mit depressiven Beschwerden und unbestimmten Symptomen erkrankt, für die sich keine körperliche Ursache fand. In ihrer Ehe litt sie unter ihrem mürrischen, sich wenig verständnisvoll zeigenden Mann, der sich weitgehend auf seine Hobbys beschränkte. Ihre einzige, spät geborene Tochter hatte sich vormals in der Pubertät heftig um Abgrenzung bemüht (insbesondere indem sie ihre Gefühle in konfliktträchtige Handlungen umsetzte). Dafür hatte sie seinerzeit kein Verständnis aufbringen können. Als die Tochter mit 17 Jahren dann ein Kind bekam, bot sie sofort an, dieses (Enkel-)Kind bei sich großzuziehen. Sie festigte damit einerseits die Beziehung zu ihrer Tochter und hatte andererseits einen neuen Lebensinhalt und erneut für lange Zeit ein weiteres »Kind« bekommen. Die inzwischen 18-jährige Enkeltochter zeigte fortan wiederum Bestrebungen, sich abzulösen und kündigte ihren Auszug an. Die Tochter stellte sich nun in Erinnerung an ihre eigenen familiären Schwierigkeiten eindeutig auf die Seite der Enkeltochter.

*Als Entwicklungsaufgaben standen an: Vor 19 Jahren hatte die jetzt 73-Jährige als Mutter die Aufgabe der anstehenden Verselbstständigung der Tochter nicht verstanden, sie im Gegenteil durch Übernahme der Erziehung der Enkeltochter hinausgeschoben. Aufgrund der unbefriedigenden Ehesituation zog sich der Mann in seine Interessen zurück und zeigte verständlicherweise kein Interesse an einer Klärung der seit lange schwierigen Ehesituation. Diese hätte längst vor vielen Jahren anlässlich des Auszuges der Tochter erfolgen müssen.*

Nur allmählich begriff sie kummervoll, dass sie ihre Enkeltochter und damit endlich auch ihre Tochter innerlich und äußerlich freigeben musste und konnte, damit beide in der Lage waren, selbstständig zu leben. Der Ehemann verweigerte sich jedoch einer vorgeschlagenen Paarbehandlung. Sie selbst suchte sich dann neue Kontakte und fand ein neues Aufgabenfeld in einem Altenzentrum.

### Entwicklungsaufgabe Beispiel 3

Die 64-jährige noch berufstätige Frau erlebte sich kurz vor ihrer Berentung bedrückt, unwohl und zunehmend depressiv; dazu litt sie unter sich häufenden Kopfschmerzen. Sie fühlte sich in ihrer

Ehe wohl und hatte sich innerlich schon gut auf ihre Berentung vorbereitet. Doch ihr 91-jähriger Vater erlitt vorher einen zweiten Herzinfarkt; seine mehrfachen Risikofaktoren erwiesen sich medizinisch als wenig behandelbar. Als Lieblingstochter hatte sie zu ihm lebenslang eine sie fördernde und beschützende Beziehung. *Als Entwicklungsaufgabe stand an: sich auf den baldigen Verlust des Vaters aufgrund eines wahrscheinlichen dritten Herzinfarktes einzustellen und diese Situation bei dem Vater anzusprechen.* Aufgrund eines einmaligen Beratungsgesprächs konnte sie die Chance wahrnehmen, bisher offen gebliebene Fragen zur Familiengeschichte zu klären und trauernd bewusst Abschied zu nehmen.

Alle in den Beispielen 1 bis 3 gezeigten Fälle wiesen eine Gemeinsamkeit auf: Nachdem alle drei eine sie ausreichende befriedigende persönliche und innerfamiliäre Lösung erreicht hatten, verschwand die geklagte Symptomatik vollständig und sie erlebten sich wieder als seelisch gefestigt bei jetzt geklärten Beziehungen. Ganz offensichtlich war der bestehende Entwicklungsstillstand überwunden.

Aufgeschobene und somit ungelöste Entwicklungsaufgaben – wie hier beschrieben – zeigen sich in jedem Lebensalter, also selbstverständlich auch bei über 60-Jährigen. Sie können sogar ein Problem für die Gesellschaft darstellen. So befürchten zum Beispiel Industrie-, Handels- und Handwerkskammern, dass die Existenz einer großen Anzahl mittelständischer Unternehmen heute dadurch gefährdet ist, dass die derzeitigen Inhaber ihre Betriebe nicht rechtzeitig an ihre längst erwachsenen Kinder übergeben und diese nicht frühzeitig mit zunehmender Verantwortung in die Nachfolge einsetzen. Diese »Kinder« zeigen dann oft kein Interesse mehr, das Unternehmen zu einem solch späten Zeitpunkt zu übernehmen und selbstständig fortzuführen.

**Entwicklungsaufgabe Beispiel 4**

Der 73-jährige Werkstattbesitzer wirkte bedrückt und tief verzweifelt. Er beklagte sich bitter über die »Unfähigkeit seines Sohnes«, die Tischlerei zu übernehmen und damit sein Lebenswerk fortzuführen. Erst allmählich wurde ihm bewusst, dass er seinem Sohn – in der eigenen Werkstatt als Lehrling ausgebildet und weiterbeschäftigt – wenig zugetraut, ihn ständig beaufsichtigt und nie in die Selbstständigkeit entlassen hatte. Folglich hatte er die rechtzeitige Übergabe seiner Werkstatt, zum Beispiel spätestens mit 65 Jahren, vermieden.

*Die Entwicklungsaufgabe, seinem Sohn als jetzt längst Erwachsenem gezielt zu helfen, endlich selbstständig zu werden, erkannte er nicht.* Schon sein eigener Vater, der allerdings mit 64 Jahren verstorben war, war so mit ihm verfahren. Seine Ehefrau hatte ihre lebenslange Aufgabe darin gesehen, dieses einzige Kind zu behüten, zu bekochen und zu versorgen. Entsprechend wohnte der unverheiratete Sohn noch als 44-Jähriger bei seinen Eltern im Hause.

Psychotherapeuten berichten heute zunehmend, dass 35- bis 40-jährige erwachsene »Kinder« verspätet versuchen, sich von ihren Eltern abzugrenzen und innere Selbstständigkeit zu erlangen. Sie setzen dabei teilweise erbittert ihre Gefühle und Konflikte in problematische und beunruhigende Handlungen um. Betroffene ältere Eltern verstehen angesichts der nach ihrer Meinung »bisher so guten und innigen Beziehung« zu den »Kindern« diese Abgrenzungsbedürfnisse überhaupt nicht.

Bekannt sind die Schwierigkeiten vieler Berufstätiger, im Rentenalter rechtzeitig und innerlich gut vorbereitet im Hinblick auf neue Interessen und Aktivitäten aus dem Beruf auszuscheiden – und das quer durch alle sozialen Schichten.

Häufiger als in anderen Lebensphasen können in dem Alter langjährig ungelöste Entwicklungsaufgaben bedauerlicherweise überhaupt nicht mehr angegangen und erst recht nicht befriedigend gelöst werden. Ursachen dafür sind: Die Betroffenen leiden nicht zu stark unter den eigentlich zu verändernden Bedingungen oder haben sie innerlich stillschweigend angenommen; außerdem fürchten sie die notwendigen Veränderungen. Körperliche, psychische und auch soziale Einschränkungen aufgrund des Alterns verringern die Chancen für Veränderungen. Anstehende Entwicklungsaufgaben, beispielsweise die Beendigung der Berufstätigkeit, werden gerne jahre- bis jahrzehntelang mit dem Argument hinausgeschoben, »sich selbstverständlich mit 75 oder 80 Jahren damit befassen zu wollen«. Wer weiß schon sicher, ob dann noch entsprechende Lebensmöglichkeiten und Veränderungschancen vorhanden sind. Damit verringert sich die Anzahl der möglichen Jahre mit befriedigender Lebensqualität – von den Auswirkungen auf die Partnerschaft ganz zu schweigen.

Im jüngeren und mittleren Erwachsenenalter werden häufig Trennungen selbst gesucht und vollzogen; familiäre Todesfälle sind eher selten. Die sich während des Alterns häufenden Verluste nahestehender Menschen werden als vom »Schicksal« auferlegt empfunden. Diese Verluste betreffen Eltern und Schwiegereltern, Partner und Partnerin und auch schon Kinder sowie Geschwister, Verwandte und nahe Freunde oder Freundinnen. Sie verlangen, Abschied zu nehmen und Trauer zuzulassen. Viele Menschen haben kaum Zugang zu ihren Gefühlen; sie schämen sich derselben und können sie nur schwer äußern. Angesichts notwendiger Trauer spalten sie die dazugehörigen Gefühle ab oder erstarren innerlich

Der Prozess des Älterwerdens verlangt weiterhin, sich mit eigenen schwerwiegenden bis lebensbedrohlichen Krankheitszuständen sowie mit Einschränkungen (bezüglich geistiger Leistungen, Beweglichkeit, Hören und Sehen) auseinanderzusetzen. Auch diese Veränderungen können auferlegte Verluste darstellen.

Folgt man dieser Ansicht, so lassen sich seelische Beschwerden und auffallende Verhaltensweisen älterer Menschen häufig als Hinweise auf eine ungelöste bzw. unlösbar erscheinende Entwicklungsaufgabe verstehen. Sie bedeuten gleichzeitig einen augenblicklichen Entwicklungsstillstand. Werden sie geklärt beziehungsweise gelöst, lässt sich dann häufig eine befriedigende Entwicklung beobachten.

# 5. Bestimmen Sie Ihre eigenen Ziele für das Altern

Aus der Sicht unserer Kultur und der wissenschaftlichen Alterstheorien wird Altern als *erfolgreich* bezeichnet, wenn Ältere ein Höchstmaß an Zufriedenheit erlangen können. Dabei hängt die Bestimmung von »Erfolg« wesentlich von der jeweiligen persönlichen Lebenssituation und Zielsetzung ab. – So kann zum Beispiel auch eine schwere Erkrankung oder der Verlust einer wichtigen Bezugsperson »erfolgreich« bewältigt werden. Die dazu vorherrschenden Ansichten sind uns seit Jahrhunderten aus unserer Kulturgeschichte wohl vertraut; sie spiegeln Erfahrungen, gesellschaftliche Erwartungen wie auch gesetzte Normen wider. Nach der bekannten Volksweisheit »Wer rastet, der rostet!« lebt nur derjenige ältere Mensch glücklich und zufrieden, der tätig ist, der etwas leisten kann und von anderen Menschen »gebraucht« wird. Infolgedessen werden diejenigen, die nicht mehr »gebraucht« werden, die keine »Funktion« mehr in der Gesellschaft haben, unglücklich und unzufrieden. Diese ab den 1960er Jahren unter den wissenschaftlichen Begriff der *Aktivitäts-Theorie* gefasste Auffassung widersprach der bis dahin weitgehend vorherrschenden und uns ebenso wohl vertrauten Ansicht: In unserer Kulturgeschichte wurde jahrhundertelang *der innere und äußere Rückzug aus der tätigen Welt mit der Vorbereitung auf Sterben und Tod* als der befriedigungs- und sinnstiftende letzte Abschnitt des Lebens angesehen (z.B. im Christentum und im Buddhismus in Form des geistigen Sich-Versenkens durch Rückzug in ein Kloster). Wissenschaftlich ist diese Ansicht als *Disengagement-Theorie* bekannt. Sie forderte geradezu gewisse Formen

»sozialer Absonderung« durch Beschränkung sozialer Kontakte als Voraussetzung glücklichen und zufriedenen Lebens im Alter ein.

Die wissenschaftlich nachfolgend entwickelte *Kontinuitäts-Theorie* sieht die Erhaltung innerer und äußerer Lebensstrukturen als sichersten Weg dafür an, den Übergang vom mittleren ins späte Erwachsenenalter zu meistern, das heißt: Wenn man weiter seine bisherigen Vorgehensweisen zur Lebensbewältigung und dazu in vertrautem Rahmen benutzt, lebt man zufrieden. Heute wird die *Theorie der Selektiven Optimierung mit Kompensation* als Voraussetzung erfolgreichen Alterns angesehen. Das Prinzip der Selektion (Auswahl) verlangt, für sich selbst solche Betätigungen auszusuchen, die für ein gutes Übereinstimmen von vorhandenen Umweltanforderungen, persönlichen Motiven, Fertigkeiten und der körperlichen Leistungsfähigkeit hilfreich sind. Die Auswahl der Umgebung und der eigenen Tätigkeiten ermöglicht es, das eigene Funktionieren zu vervollkommnen. Stößt man dabei an eigene Grenzen, muss Ersatz gesucht werden. Als Beispiel wird in diesem Zusammenhang gerne das Altern eines Chirurgen angeführt: Dieser kaufte sich mit 60 Jahren zunächst eine große Farm, später wurde daraus ein großer Garten. Diesen Garten verkleinerte er aufgrund seiner zunehmend eingeschränkten Möglichkeiten immer weiter und gestaltete ihn immer pflegeleichter. Im hohen Alter erfreute er sich schließlich – nach einem Schlaganfall nur noch im Lehnstuhl sitzend – an einem Pflanzenfenster in seinem Wohnzimmer. Heute wird die Nutzung der *Kompetenz* Älterer, also ihrer Fähigkeiten und Erfahrungen, als wichtig für ihr erfolgreiches Altern angesehen. Inwieweit wird sie aber wirklich genutzt? Nur allmählich wird sie heute bei Arbeitnehmern zwischen 50 und 60 für wichtig gehalten, kaum jedoch bei 60- bis 70-Jährigen.

Sicherlich machen diese vier bekannten Alters-Theorien auf wichtige Gesichtspunkte befriedigenden Alterns aufmerksam. Sie erweisen sich jedoch als problematisch, wenn sie als allein zutreffend verkündet und dazu noch als allein maßgeblich in die Praxis übertragen werden. Was heißt es, wenn beispielsweise in der Altersmedizin, der Alterspsychiatrie, der Altenarbeit oder Altenpflege nur das ständige Aktivieren Älterer als verbindlicher Standard angesehen wird? Dabei würden dann Selbstbesinnung, Entspannung wie auch der Wechsel von Ruhe und Tätigkeit entfallen. Weiterhin berücksichtigen diese Theorien nur teilweise die jeweilige persönliche Bedeutung zufriedenen Alterns. Ebenso müssen wir uns kritisch fragen, wie es zum Beispiel bei der Theorie der Selektiven Optimierung möglich ist, einen Ausgleich zu finden, wenn die ausgewählte und damit einzig bedeutsame Tätigkeit nicht mehr ausgeübt werden kann. Stehen dann andere, insbesondere erst während des Alterns neu erworbene Tätigkeiten oder Fertigkeiten zur Verfügung? Zu guter Letzt beziehen sich diese Theorien ausschließlich auf den Zeitraum nach dem 60. Lebensjahr, ohne die bisherige Entwicklung eines Menschen zu berücksichtigen.

Es erscheint uns wichtig und notwendig, *eigene Ziele für heutiges befriedigendes Altern* zu bestimmen. Wir möchten folgende vorschlagen:

- so lange wie möglich selbstständig zu leben,
- die eigene Situation und die Beziehungen möglichst befriedigend zu gestalten sowie
- im Bedarfsfall Hilfe zu suchen und anzunehmen.

Das erste der drei aufgeführten Teilziele beinhaltet gleichzeitig, der Gesellschaft so wenig wie möglich zur Last zu fallen und so lange wie möglich ohne Hilfe, Unterstützung, Versorgung und Pflege zu leben.

> Frage: Welche Ziele habe ich mir für das Altern gestellt?
> Frage: Wie will ich diese Ziele erreichen?
> Frage: Stimmen die Ziele in unserer Partnerschaft überein?

Für die zukünftig zu erwartende *bunte* Altersgesellschaft verfügen wir bisher über keine Erfahrungen, geschweige denn Vorbilder. Wir als heutige Ältere müssen dafür die vielfältigen Möglichkeiten erproben – teils erfolgreich, teils auch misslingend. Die nachfolgende Generation schaut zurzeit neugierig zu, wie wir diese lange Phase des Alterns bewältigen und damit einzeln und als Paar zurechtkommen. Wir erhalten dadurch eine *Vorbildfunktion*. Entscheidend ist, dass wir darüber in der Familie, im Freundeskreis und auch in der Öffentlichkeit berichten: bitte aber nicht nur, wie »erfolgreich« wir mit dem Alter zurechtgekommen, sondern ebenso und vor allem, warum wir nicht zurechtgekommen sind und was uns »misslungen« ist. Es geht nicht um eine überschwängliche, sondern um eine wirklichkeitsnahe Sicht des Älterwerdens!

Eine wichtige Entwicklungsaufgabe schon für das mittlere, aber erst recht für das höhere Erwachsenenalter lautet: sich nach Familiengründung und Erziehung der Kinder bei erfolgreicher Berufstätigkeit *sozial und gesellschaftlich* einzusetzen. Viele über 55-Jährige engagieren sich bekanntlich in großem Umfang ehrenamtlich bzw. bürgerschaftlich und freiwillig für unsere Gesellschaft. Sie unterstützen weiterhin in der Familie die Jüngeren in vielfältiger Weise, so insbesondere durch Geld, praktische Mithilfe in Haus, Wohnung oder Garten, bei der Kindererziehung oder in Notsituationen.

Jetzt steht eine weitere Zielsetzung an: Als nunmehr Ältere müssen wir uns als Teil der Gesellschaft – wie auch alle anderen – fragen, wie wir uns anlässlich der sich immer stärker abzeichnenden Energiekrisen und insbesondere der Klimaveränderungen verhalten.

Unsere *Aufgabe* sollte es sein, anhand der längst bekannten Vorschläge *sinnvoll und überlegt* zu handeln: Energiesparen durch bessere Wärmedämmung in Haus und Wohnung, neue Heizungsanlagen, sparsame Haushaltsgeräte. Umsteigen auf ein verbrauchsfreundliches Auto, Nutzung von Bahn und Schiff anstatt Flugzeug und Auto zum Verreisen und zum Beispiel auch vorübergehende Einschränkung von Reiseaktivitäten zugunsten der Energiesparmaßnahmen! Ein verstärkter Kauf von Produkten (etwa Lebensmitteln) aus dem lokalen und regionalen Bereich zur Vermeidung langer Transportwege und eine längere Nutzung qualitativ hochwertig eingekaufter Alltagsgegenstände und Kleidung helfen ebenso.

Selbstkritisch müssen wir uns im Rückblick fragen, ob wir nicht aufgrund unserer schlimmen damaligen Erfahrungen unsere Kinder materiell zu sehr verwöhnten und ihnen all das, woran es uns mangelte, im Überfluss zur Verfügung stellten. Das von uns so gelebte Vorbild der Verschwendung unserer natürlichen Ressourcen war und ist für die jetzt anstehende gesellschaftliche Aufgabe ungeeignet bis schlecht. Indem wir uns jetzt als Ältere gezielt anders verhalten und dies auch deutlich unserer Familie, unserer Umwelt und unserer Gesellschaft vermitteln, könnten wir auch hierbei Vorbildfunktion übernehmen.

In der heutigen Zeit erscheint es uns notwendig, die beschriebene Zielsetzung für das Altern zu erweitern: so lange wie möglich selbstständig zu leben, die eigene Situation und die Beziehungen möglichst befriedigt zu gestalten, *notwendige gesellschaftliche Verantwortung* zu übernehmen sowie im Bedarfsfall Hilfe zu suchen und anzunehmen.

# 6. Notwendige Kenntnisse für ein zufriedenstellendes Altern

## 6.1 Altern heute: Was wissen wir darüber?

Die verlängerte durchschnittliche Lebenserwartung stellt nur ein charakteristisches Merkmal heutigen Alterns dar. Unser derzeitiger Kenntnisstand verdeutlicht, dass sich die Situation gegenüber der vor 25 bis 35 Jahren stark verändert hat. Die heute 60- bis 75-Jährigen erleben diese Lebensphase – im Vergleich zu den vorhergehenden Alterskohorten – mehrheitlich mit einer nunmehr *deutlich besseren Ausstattung*. Sie sind gesünder, verfügen über ein höheres Einkommen und insbesondere die Frauen auch über ein höheres Bildungsniveau. Für die Frauen wird allerdings zukünftig aufgrund unterbrochener Ausbildungs- und Berufskarrieren sowie schlechterer Bezahlung von einer zunehmenden Altersarmut ausgegangen.

Vergleicht man den Verlauf des Lebenszyklus über die letzten Jahrhunderte hinweg, so zeigen sich aktuell zwei neue Besonderheiten als übliche Bestandteile: die sogenannte *nachelterliche Gefährtenschaft* und die *Verwitwung*. Nachelterliche Gefährtenschaft (auch als postfamiliale Phase bekannt) bedeutet, dass die Eheleute nach dem Weggang der Kinder vor der Aufgabe stehen, ihre Zweierbeziehung während des Älterwerdens neu auszurichten und zu gestalten. Die ansteigende unterschiedliche Lebenserwartung (für Frauen von 24 bis 25 und für Männer von 19 bis 20 Jahren) und der weiterhin bestehende eheliche Altersunterschied (die Frauen sind durchschnittlich fünf bis sechs Jahre jünger) führen dazu, dass Frauen zunehmend häufiger eine mindestens fünf- bis zehnjährige Witwenschaft als gängigen Bestandteil ihres Lebensverlaufes erfahren.

Zum Altern gehören heute zunehmend Verluste von Beziehungen zu noch älteren, gleichaltrigen und jüngeren Menschen sowie von körperlichen und seelisch-geistigen Fähigkeiten. Dazu verliert man soziale Funktionen, beispielsweise ehrenamtliche Tätigkeiten.

Altern verlangt so als Entwicklungsaufgabe, immer wieder zu trauern mit der Chance, sich abzulösen und von Neuem befreiter zu leben.

Für heutiges Altern ist die auffallend große Schwankungsbreite zwischen älteren Menschen bezüglich Entwicklungsverläufen, Lebensformen, Gesundheitsverhalten und dem Krankheitszustand auffällig. Sie bedingt voraussichtlich eine zunehmend buntere Altersgesellschaft. Die Älteren – leben sie einzeln, als Paar, als Familie oder auch als Gruppe – werden für ihr Altern unterschiedliche Wege erproben müssen und können. Erfolge können sich dabei längerfristig, aber auch nur kurz andauernd einstellen. Vor Misserfolgen ist jedoch niemand gefeit. Leider gibt es auch für das Altern keine Garantie, dass bewährte Lebensformen lange bestehen – Verluste und Krankheiten verändern die bestehenden Lebensmöglichkeiten schnell.

Für Kinder und Jugendliche lässt sich unverändert vorhersagen, in welchem Lebensjahr sie welche Entwicklungsphasen (körperlich, seelisch geistig, sozial) weitgehend übereinstimmend durchlaufen und welchen Konflikten und Problemen sie dabei begegnen. In völligem Gegensatz dazu zeichnet sich die Zeit nach dem 60. Lebensjahr durch die beschriebenen sehr großen Unterschiede zwischen den Älteren bezüglich ihrer Situation, bestehender Beziehungen wie auch anstehender Entwicklungsaufgaben aus. Somit kann aufgrund des Lebensjahres keineswegs mehr auf eine bestimmte »durchschnittliche« oder »normale« Lebenssituation geschlossen oder diese vorausgesetzt werden. Die notwendige Aufgabe besteht darin, im Bedarfsfall (Beratung, Behandlung, Versorgung, Pflege) die jeweils persönliche Lebenssituation zu erkunden.

Für die Älteren können entfallene Pflichten auch Raum für weitere Veränderungen und neue Entwicklungen bieten. Pflichten wahrzunehmen heißt oft gleichzeitig, an Bewährtem festzuhalten und ein Gefühl von Sicherheit, Geborgenheit und eigener Zuständigkeit vermittelt zu bekommen. Ältere stehen daher vor der Aufgabe abzuklären, ob ihre neuen Lebensmöglichkeiten eher mit Zukunftsängsten verbunden sind oder neu gewonnenen Freiraum bedeuten. Voraussetzung dafür ist eine (bestenfalls schon lebenslang bestehende) Neugierde auf Neues. Eigene unbewusste ablehnende Vorstellungen und Ängste vor dem Altern und ungünstige, durch die Ursprungsfamilie vermittelte Normen und Erwartungen können bestehende Möglichkeiten verringern oder unmöglich machen. Seit Längerem präsentiert die moderne Hirnforschung sensationelle Befunde. Bisher galt die Ansicht, das menschliche Gehirn könne nach Abschluss der Reifungs- und Lernprozesse in der Kindheit keine neuen Zellen bilden. Aktuelle Untersuchungen belegen jedoch, dass sich während des gesamten Lebensverlaufes sowohl zwischen schon vorhandenen Hirnzellen neue Verschaltungen und damit neue Bahnungen als auch ganz neue Hirnzellen bilden können. Bisher wurde erforscht, dass diese Bildung im Falle neuer Lernprozesse, intensiven körperlichen Trainings und gezielter Meditation zum Abbau von pathologischem Stress erfolgt. Weiterhin ist bekannt, dass musikalische Aktivitäten (Singen, Spielen eines Instrumentes) in weitaus größerem Ausmaß Hirnregionen aktivieren und stimulieren als beispielsweise ausschließlich intellektuelles Lernen. Für die Praxis bedeuten diese Forschungsergebnisse, dass die für das Altern häufig gemachte Empfehlung, vorhandene (insbesondere intellektuelle) Fähigkeiten (z. B. Ausüben vertrauter Hobbys, weiteres Auswendiglernen oder Kreuzworträtsel lösen) noch stärker zu trainieren, wenig Nutzen bringt. Dementsprechend muss heute das Ziel sein, neuen Interessen und Fähigkeiten (möglichst kreativer, musischer, musikalischer und meditativer Art) nachzugehen, sie sich anzueignen und sie ständig zu trainieren. Es ist faszinierend, welche Möglichkeiten sich nun auch und vor allem für das alternde Gehirn und damit für unser weiteres Leben ergeben!

## 6.2 Altern Frauen anders als Männer?

Die Befunde erscheinen widersprüchlich: Das »schwache« Geschlecht ist eindeutig auch während des Alters häufiger psychosomatisch beeinträchtigt und erkrankt öfter psychisch – zum Beispiel ist die Depressionsrate der Frauen doppelt so hoch wie jene der Männer.

Dagegen ist die Restlebenszeit für das »starke« Geschlecht bei über 60-Jährigen um drei bis vier Jahre kürzer. In dieser Altersgruppe werden von den Frauen rund 65% ihren 80. Geburtstag erleben, von den Männern nur 44%; derzeit kommen in Deutschland auf einen 100-jährigen Mann zehn 100-jährige Frauen. Was die Raten für körperliche Erkrankungen (wenn auch in unterschiedlicher Rangfolge der Diagnosen) angeht, so ähneln sich beide Geschlechter im Alter, und etwas Ähnliches lässt sich ebenso in Bezug auf die Raten für hirnorganische Erkrankungen (Demenzen) sagen. Die genetische und biologische Ausstattung scheint für beide Geschlechter im Hinblick auf das Altern gleich zu sein.

Entscheidende Einschnitte erfolgen allerdings bereits vorher. Zwar ist die Sterblichkeitsrate in der Altersgruppe der 30- bis 65-Jährigen insgesamt relativ niedrig. Allerdings ist das Sterblichkeitsrisiko der Männer doppelt so hoch wie das der Frauen. Der Unterschied zwischen den Geschlechtern ist bei Herzinfarkt, Leberzirrhose, Unfällen und Suiziden sowie bei einzelnen Krebserkrankungen besonders auffällig und macht deutlich, dass das gesundheitsriskante Verhalten vieler Männer seinen Niederschlag in der Sterblichkeitsstatistik findet. Parallel zu Prävention und eigener Gesundheitsförderung erhalten spätestens im Alter die lebenslang prägenden psychosozialen und psychischen Einflüsse für diese Fragestellung entscheidende Bedeutung. Wie reagieren Frauen und Männer auf Veränderungen, Ereignisse und Krankheiten? Wie anpassungsfähig sind sie? Wie bereit sind sie überhaupt und besonders während des Alterns, neue Beziehungen einzugehen und zu gestalten? Der jeweilige Bildungsstand und die finanzielle Situation im Rentenalter erweisen sich ebenfalls als wichtig.

Frauen erleben von Jugend an aufgrund ihres Menstruationszyklus regelmäßig monatliche körperliche Veränderungen über Jahrzehnte hinweg bis zum Klimakterium. Ihr Körper signalisiert ihnen regelmäßig Veränderungen und Begrenzungen.

Männer stützen sich dagegen auf ihre jahrzehntelang als anscheinend stabil erlebte körperliche Situation. Zwischen den Geschlechtern bestehen deutlich unterschiedliche Körperwahrnehmungen, genauso wie der Umgang mit dem eigenen Körper ein anderer ist.

Partnerschaft, familiäre Versorgung, Haushalt und berufliche Tätigkeit zwangen insbesondere die heute über 60-jährigen Frauen zu weiteren vielfältigen Anpassungs- und Veränderungsleistungen. Diese bewirkten häufig Krisen, so insbesondere in der »Sandwichposition«, das heißt im mittleren Lebensalter. Die Kinder müssen noch unterstützt werden, Eltern bzw. Schwiegereltern werden pflegebedürftig; die Frauen selbst und auch ihre Partner können schon erkranken. Der eigene Körper wird von Frauen als weniger leistungsfähig erlebt; sie fühlen sich selbst unsicherer und besorgter. Bei Untersuchungen stufen sie sich als weniger glücklich und selbstbewusst ein; sie fühlen sich subjektiv kränker und sie sind seltener mit ihrem Leben zufrieden – dazu sind sie häufiger einsam. Dürfen sie jetzt sogenannte »männliche« Anteile, zum Beispiel Aktivität, Selbstständigkeit und Suche nach eigenen Befriedigungen, zulassen?

Die Männer sind in der Regel im Alter erstmals Veränderungen ausgesetzt. Sie erleben die Beendigung ihrer Berufstätigkeit aufgrund von »Burn-out«, Kündigung oder Berentung oft als katastrophal, ebenso eventuelle, nun unübersehbare Krankheiten, insbesondere Herzinfarkte, Schlaganfälle, Gelenkerkrankungen. Sie reagieren hilflos. Sie können sich weder anpassen, noch ihr Verhalten ändern. Dürfen sie jetzt sogenannte »weibliche« Anteile zulassen, besser für sich sorgen, Rücksicht auf den eigenen Körper nehmen und sich insgesamt passiver verhalten?

Die deutlich höheren Raten psychosomatischer Störungen und seelisch depressiver Erkrankungen von Frauen weisen darauf hin, dass sie seelisch weitaus früher auf Belastungen, Krisen und Konflikte reagieren. Männer neigen dazu, diese aufgrund ihrer Selbst- und Idealbilder, unterstützt durch ihre zeitgeschichtlichen Erfahrungen und Prägungen, zu verleugnen, zu verharmlosen oder sogar zu verdrängen. Typisch dafür ist beispielsweise, dass Männer nach erfolgtem Herzinfarkt auffallend selten über vorangegangene Anzeichen berichten. Ihren vorangegangenen Beschwerden maßen sie keine Bedeutung zu; notwendige Untersuchungen wurden oft erst auf Drängen der Partnerin vorgenommen. Männer gingen zeitlebens so mit sich, ihren Beschwerden und leichteren Krankheitszuständen um.

In der Öffentlichkeit ist außerdem ein gegensätzlicher Bewertungsmaßstab vorherrschend: Frauen werden im Altern als unattraktiv und asexuell angesehen; ältere Männer gelten dagegen als attraktiv und auch sexuell aktiv. Wenn man sich als Frau mit seinen eigenen körperlichen Veränderungen schon während der Wechseljahre mühsam und beunruhigt auseinandersetzen muss, verunsichert diese Botschaft eindeutig noch stärker.

Vielfältige Aufgaben verlangen von Frauen, ihre Fähigkeit zur Kontaktepflege lebenslang zu erhalten. Sie müssen immer wieder neue Beziehungsnetze schaffen. Die Männer können sich jahrzehntelang weitgehend auf ihre beruflichen Kontaktnetze stützen, die mit beendeter Berufstätigkeit entfallen. Frauen behalten ihre vielfältigen Kontaktnetze und erhalten sich damit die Chance, weiterhin neue Beziehungen einzugehen.

Ein höherer Bildungsstandard, eine bessere finanzielle Situation und eine befriedigende Partnerschaft sind eine gute Grundlage für das Altern von Frauen. Akademikerinnen schätzen beispielsweise ihren Gesundheitszustand als deutlich besser ein – ganz im Gegensatz zu Frauen ohne Bildungsabschluss. Höheres Einkommen erlaubt bessere Wohnverhältnisse, bessere Versorgung, und es gestattet größere Freizeitmöglichkeiten. Die Altersarmut der Frauen, die in den letzten Jahren deutlich zurückgegangen war, wird aufgrund des heute immer wieder unterbrochenen Berufslebens in Zukunft erneut zunehmen.

Männer profitieren offenbar von einer Partnerschaft stärker als Frauen. Insgesamt beurteilen Frauen jeglichen Alters ihre Partnerschaft als weniger zuversichtlich. Lang alleinlebende Frauen zeigen eine höhere Zufriedenheit mit ihrer Lebensform als gleichaltrige alleinlebende Männer.

Beide Geschlechter erleben während ihres Alterns Belastungen, Verluste und Krankheitszustände (teilweise mit ausgeprägten Behinderungen). Sie müssen sich der jeweiligen Lebenssituation anpassen und verändern. Ihre unterschiedlichen Entwicklungen und Bewältigungsstrategien begründen einen zentralen Befund für das Altern: *Frauen werden krank und Männer sterben.*

## 6.3 Können sich Ältere noch verändern?

Unsere Kulturgeschichte vermittelte uns jahrhundertelang ein bestimmtes Bild: Ältere Menschen zeigen sich in ihren Ansichten und

Verhaltensweisen als unbelehrbar, starr und kaum noch veränderungsfähig. Abgeklärtheit und Weisheit – wenn es das überhaupt gab – mussten über viele Jahre hinweg erworben werden; keinesfalls stehen sie plötzlich und selbstverständlich im Alter zur Verfügung. Infolgedessen wurden Ältere bis vor Kurzem als bei Beratungen uneinsichtig und als psychotherapeutisch nicht behandelbar angesehen. Unsere eigenen familiären Erfahrungen schienen diese allgemein vorherrschende Ansicht zu bestätigen: Denn unsere Älteren zeigten sich in der Regel kaum veränderungsbereit und hörten keineswegs auf unsere Ratschläge. Empfehlungen für eine Beratung, medizinische Behandlung oder erst recht Psychotherapie kränkten sie tief und wurden empört zurückgewiesen.

Veränderungen Älterer ließen und lassen sich meist im Anschluss an Krankheitszustände und auferlegte Verluste beobachten. Schwere Erkrankungen wie ein Herzinfarkt, Schlaganfall, Lungen- oder Blasenkrebs bewirken oft, dass sogar intensive Raucher das Rauchen sofort beenden. Vom Herzinfarkt Betroffene beginnen, ernsthaft körperlich zu trainieren und Zuckerkranke können plötzlich ihre gesamte Ernährung umstellen usw. Immer wieder lässt sich beobachten, dass ältere Frauen nach dem Tod ihrer Männer und einer notwendigen Trauerzeit sich ganz anders entwickeln als ihre Kinder und ihre Umgebung erwarteten; sie zeigen sich selbstständiger; sie entwickeln vielfältige bis dahin bei ihnen unbekannte Interessen und Fähigkeiten; sie können sich verwöhnen und nehmen auf die familiären Belange deutlich weniger Rücksicht.

Weiterhin lässt sich in der Familie beobachten, dass ältere Eltern oder ältere Schwiegereltern durchaus auf Ratschläge und Empfehlungen Jüngerer reagieren – aber auf besondere Weise. Oft besteht zunächst der Eindruck, dass sie gar nicht zugehört haben oder auch nicht zuhören wollen. Dennoch war das Gesagte – wenn es sachlich, freundlich und damit nicht vorwurfsvoll formuliert ist – in Wirklichkeit unüberhörbar. Ältere benötigen allerdings innerlich längere Zeit um darüber nachzudenken, sich zu besinnen, unterschiedliche Möglichkeiten zu überlegen und eigene Vorstellungen zu entwickeln. Schließlich möchten sie noch immer selbst mitbestimmen. Und danach zeigt sich dann auch ein entsprechendes Ergebnis, bei dem sowohl die Empfehlung berücksichtigt als auch eine eigene für sie zutreffende Lösung gewählt wurde.

Inzwischen ist auch erforscht und vielfältig belegt, dass über 60-Jährige selbstverständlich von einer Paar- und Familienberatung, einer Sexualberatung und insbesondere von einer Psychotherapie sofort und langfristig profitieren können.

Bereits 58% der 60- bis 69-Jährigen können sich vorstellen, bei seelischen Problemen eine Psychotherapie zu machen (Senioren-Ratgeber, 2/2006). Diese Möglichkeiten werden allerdings bis heute weitaus stärker von Frauen als von Männern (80% : 20%) genutzt.

Veränderungen zeigen sich dann bei Verhaltensweisen und in den Beziehungen (gegenüber den noch lebenden Elternteilen, zu Partner/Partnerin und Geschwistern wie auch zu Kindern) sowie bei aktuellen oder weit zurückliegenden Konflikten (die man mit sich selbst oder mit der Umwelt austrägt) oder bei den Folgen von lang zurückliegenden oder derzeitigen Traumatisierungen. »Alte« störende Verhaltensweisen können durchaus verlernt und »neue« gelernt werden. Bestehende Symptome und Beschwerden bessern sich oder schwinden vollständig. Diese Erfolge halten auch langfristig an.

Bekanntlich setzen Beratung und Psychotherapie voraus, dass man sie wirklich selbst möchte – aufgezwungen bleiben sie weitgehend erfolglos. Weitere Voraussetzungen sind: Einsichtsfähigkeit, Nachdenklichkeit über die eigene Situation, Bereitschaft zu einer längeren Mitarbeit sowie Mut, Veränderungen zu erproben. Manchmal wird dafür sogar ein Aufenthalt in einer zuständigen Fachklinik oder Tagesklinik notwendig. Das Lebensalter spielt dabei eine geringere Rolle.

In der Regel übernehmen die Krankenkassen bei entsprechender Antragstellung die Kosten. Verständlich ist, dass die Möglichkeiten und Aussichten für ein zukünftiges Leben bei 80-Jährigen eingeschränkter sind als bei 60-Jährigen.

Leider erlebt man heute in Deutschland – weniger in der Schweiz und stärker in Österreich – noch immer gewisse Schwierigkeiten, eine Beratung oder eine Psychotherapie zu bekommen. Beratungsstellen sowie Psychotherapeutische Praxen lassen sich eher in größeren Städten finden. Behandelnde und überweisende Hausärzte wissen bisher oft nicht über Beratungs- und Behandlungsmöglichkeiten Bescheid. Mitarbeitern in Paar-, Familien- und Sexualberatungsstellen wie auch PsychotherapeutInnen mangelt es an Wissen und Befähigung für die Behandlung über 60-Jähriger. Sie lernten darüber kaum etwas in ihrer allgemeinen Aus- und Weiterbildung. Als Jüngere konnten sie sich oft nur schwer von ihrer Kindheitsfamilie ablösen. Daher sind sie jetzt zunächst wenig bereit, sich erneut auf Ältere einzulassen. Sie befürchten, von den Älteren als dafür nicht fähig angesehen zu werden – und liegen mit ihrer Einschätzung oft richtig. Hinzu kommt, dass ältere KlientInnen und PatientInnen die schwierigen, konfliktträchtigen und bedrückenden Seiten des Älterwerdens verdeutlichen. Möchte man das als Jüngerer schon derart unmittelbar und ständig erleben?

Und für Beratungs- oder Psychotherapiesuchende ist leider immer noch die folgende Frage an den zukünftigen Behandler wichtig: »Sind Sie überhaupt bereit, einen über 60-jährigen Menschen zu beraten beziehungsweise psychotherapeutisch zu behandeln?«

## 6.4 Die zeitgeschichtlichen Erfahrungen der Älteren

Das Dritte Reich, der Zweite Weltkrieg und die direkte Nachkriegszeit prägten Kindheit und Jugendzeit eines großen Teiles der heute über 65-Jährigen – so wie davor bereits die Generationen ihrer Eltern und Großeltern. Die nach dem Kriegsende im Mai 1945 gezeugten Kinder hatten als erste die Chance, in einer zumindest äußerlich vollständigen Familie aufzuwachsen. Die nach 1948 geborenen Jahrgänge verbrachten ihre Kindheit dann möglicherweise schon als »Konsumkinder« in der späteren Nachkriegszeit und damit auch als erste im geteilten Deutschland. Diese Nachkriegskinder bildeten dann in der alten Bundesrepublik und in Westberlin die Generation der sogenannten 68er! Erst die heute 60-Jährigen – geboren 1955 – sind die ersten lange nach dem Kriegsende im Mai 1945 Geborenen. Sie wuchsen allerdings in West- und Ostdeutschland sehr unterschiedlich zeitgeschichtlich geprägt auf.

Viele Ereignisse traten verstärkt erst nach dem Ende des Krieges ein: Kriegsgefangenschaft, Flucht und Vertreibung. Große Anteile der

Bevölkerung litten jahre- bis jahrzehntelang an den Kriegsfolgen. Selbst wenn es allmählich materiell vielen besser ging (einigen sogar von Anfang an), galten doch die vorherrschenden moralischen, religiösen und auch sexuellen Erziehungsnormen unverändert weiter. Diejenigen, die vor und während des Dritten Reiches Eltern, Lehrer, Erzieher, Fürsorgerinnen, Hebammen, Ärzte oder Geistliche waren, lehrten, behandelten, pflegten und vermittelten Religion auch nach dem Krieg. Ihre Vorstellungen und Normsetzungen wurden verinnerlicht und somit übernommen. Kaum reflektiert wurde bisher, inwieweit die 68er- (mehrheitlich nach dem Krieg geboren) und die Folgegeneration (und die sich mit deren Zielen identifizierenden Jahrgänge) in Anbetracht der damals erreichten sexuellen, moralischen und sozialen Freiräume ebenfalls ihre Vorstellungen über das Altern und das Altsein veränderten.

Die damaligen Kinder und Jugendlichen waren jedoch in unterschiedlichem Maße durch ihre zeitgeschichtlichen Erfahrungen betroffen. Nach heutigen Maßstäben müssen rund 30% als damals dauerhaft schwer beeinträchtigt bis traumatisiert, weitere 30% als längerfristig beeinträchtigt angesehen werden. Nur 40% wuchsen ohne derartige Beeinträchtigungen und Traumatisierungen auf. Letztere Gruppe erinnert sich – oft mit Freude – an eine eher abenteuerliche, wenig von den Erwachsenen kontrollierte Kindheit mit vielen Freiräumen, an das Sammeln von Bombensplittern und Spielen in den Ruinen oder an amerikanische Soldaten, die vom Panzer herunter Kaugummi oder Schokolade verteilten. Wahrscheinlich gehören gerade die »fitten, reisenden, sich verwöhnenden und genießenden Senioren« zu dieser Gruppe.

Andere schweigen dagegen über ihre bedrückenden, verstörenden und beängstigenden Erfahrungen. Wie schon in Bezug auf die Eltern dieser »Kriegskinder« ausgeführt, zählen dazu häufige Bombenangriffe, Tieffliegerangriffe, Ausbombungen und das Miterleben des »Feuersturms« mit der Zerstörung vieler Innenstädte. Sie erinnern sich an Evakuierungen (als unter Zehnjährige zusammen mit der Mutter und jüngeren Geschwistern) oder (als über Zehnjährige) an die Kinderlandverschickungen in Internate, Heime, Klöster, Lager zusammen mit LehrerInnen und ErzieherInnen – viele Jahre getrennt von der Familie – in die vom Krieg zunächst nicht betroffenen Regionen in Deutschland und in den Nachbarländern. Sie erlebten die Flucht mit, entweder mit dem Ziel, wieder zurück nach Hause zu gelangen, oder mit dem Ziel, sich insbesondere vor den anrückenden russischen, aber auch vor den amerikanischen, englischen oder französischen Truppen zu retten. Als Vertriebene mussten sie eine neue Heimat suchen, die sie teilweise erst nach mehrjährigem Lageraufenthalt fanden. Als »Fremde« (bezüglich Sprache, Religion, Lebensgewohnheiten) waren sie häufig unwillkommen, da die »Einheimischen« alles mit ihnen teilen mussten.

Ungefähr ein Viertel dieser Kinder und Jugendlichen wuchs als Halbwaise ohne Vater auf und circa 100.000 bis 200.000 als Vollwaisen aufgrund des zusätzlichen Verlustes der Mutter (für ganz Europa wird von 13 bis 20 Millionen Halbwaisen ausgegangen!). Viele erlebten den Tod von Geschwistern, Großeltern und weiteren Verwandten.

Diese Aufzählung von Ereignissen und die angeführten statistischen Daten verdeutlichen das Ausmaß dieser zeitgeschichtlichen Einflüsse. Die schrecklichen Erfahrungen wurden oft wiederholt und über einen längeren Zeitraum erlitten. Im Gegensatz dazu sind heutzutage Traumatisierungen in der Regel einmalig; sie verlaufen kurzfristig und geschehen in einer bis dahin wenig gestörten oder beschädigten Lebenssituation. Deshalb bestehen im Gegensatz zu damals heute weitaus bessere Chancen, die Folgen bald zu bewältigen – ganz abgesehen von heute vorhandener psychologisch-therapeutischer Hilfestellung.

Entscheidend ist, welche *gefühlsmäßigen* Erfahrungen die Kinder und Jugendlichen damals machten, so erlebten sie:

- das Gefühl, völlig ausgeliefert zu sein in einer selbst nicht beeinflussbaren überwältigenden, erschreckenden, beängstigenden und katastrophalen Situation, die dazu häufig unerwartet hereinbrach;
- eine Situation, die keinen Schutz bot, ebenso keine Hilfe, keine Sicherheit oder Geborgenheit. Anwesende Mütter und – wenn überhaupt vorhanden – Väter konnten nicht helfen. Diese waren ebenso dem Schrecken und der Katastrophe ausgeliefert und nahmen dabei häufig selbst noch Schaden (Verletzungen, Vergewaltigungen, Tod). Oft musste diese katastrophale Situation ganz allein und dazu noch mit der Aufgabe, sich um jüngere Geschwister zu kümmern, durchlebt und bewältigt werden;

- die Erwachsenen waren mit dem Überleben und mit ihren eigenen entsetzlichen Erlebnissen beschäftigt. Sie sprachen weder untereinander über diese Erfahrungen noch konnten sie mit ihren Kindern darüber reden. Diese blieben mit ihrer Angst, dem Schrecken, der Panik und Verzweiflung allein – mitbestimmt durch die vorhandenen Selbst- und Idealbilder. Als »deutscher« Junge oder »deutsches« Mädchen klagt und weint man nicht: »Was uns nicht umbringt, macht uns hart!«
- die Mütter kapselten sich bei eigener notwendiger Trauer oft ab, erstarrten innerlich und ließen ihre Kinder mit ihrem Kummer allein. Gegen Kriegsende gab es auch immer weniger Möglichkeiten, eine Trauerfeier durchzuführen. Vermisste Soldaten wurden außerdem für viele Jahre (teilweise bis heute) nicht für tot erklärt. Kinder und Jugendliche erhielten so oftmals keine Möglichkeit, bewusst über ihre Verluste (an Vätern, an Müttern, an Geschwistern, an Großeltern, an Freunden und Freundinnen) zu trauern.

Wie kamen die damaligen Kinder und Jugendlichen mit diesen Erfahrungen überhaupt zurecht? Ein mehrjähriger innerseelischer Bearbeitungsprozess verhalf vielen zunächst dazu, sich gefühlsmäßig zu festigen und sich dann befriedigend weiterzuentwickeln. Dies geschah mithilfe folgender (unbewusst wirkender) seelischer Abwehrmechanismen:

- *Völlige Verdrängung* der beschädigenden oder traumatisierenden Erfahrungen bei Kindern bis hin zum fünften/sechsten Lebensjahr (sie wissen nichts mehr von den von der Familie berichteten Ereignissen!).
- *Verleugnung und Verharmlosung:* »Es ist doch in Wirklichkeit nichts Schlimmes passiert und es hat mir auf keinen Fall geschadet!«
- *Verkehrung ins Gegenteil,* das heißt, es wurden die abenteuerlichen Geschichten, aber nicht die angsteinflößenden und schrecklichen erzählt.
- *Verallgemeinerung:* »Derartige Erfahrungen wie beispielsweise Bombenangriffe oder Vaterlosigkeit haben doch alle erlebt.« Die

so vermittelte Normalität war in Wirklichkeit eine anomale oder krankhafte Normalität!

- *Trennung von Inhalt und Gefühl:* Als Folge berichteten Betroffene Jahre später nur noch auf Nachfrage und dazu sachlich über erlebte Ereignisse (d. h., die Fakten wurden ohne Gefühle wiedergegeben).
- *Identifizierung* mit den politischen Ansichten ihrer Familie, das heißt, ihre Maßstäbe und Ideale aus dem Dritten Reich werden unbewusst verinnerlicht.

Aufgrund der nationalsozialistischen Erziehung, der bestehenden familiären Leit- und Idealbilder und der gemachten Erfahrungen entwickelten die »Kriegskinder« bestimmte Verhaltensweisen. Diese wurden und werden als selbstverständlich zur eigenen Person dazugehörig angesehen und damit nicht mehr hinterfragt. Folgende Einstellungen sind bekannt:

- Sie sind wenig anspruchsvoll und sparsam; sie müssen »alles aufessen, was auf dem Teller liegt«, und können auch »nichts wegwerfen«. Sie heben viele Alltagsgegenstände auf: »Wer weiß, wozu man das noch brauchen kann.«
- Sie können gut planen, organisieren und arbeiten sehr genau.
- Sie wirken freundlich, aber ernst. Innerlich sind sie eher abwartend, vorsichtig bis skeptisch und misstrauisch: »Wer weiß, was wieder auf uns zukommt.«
- Ihre Gefühle zeigen sie eher zurückhaltend. Außerdem sind sie überzeugt, dass man »allein zurechtkommen muss«. – »Reden hilft dabei nicht.«
- Sie überlebten die Kriegswirren, weil sie gelernt hatten, »keine Rücksicht auf ihren Körper« zu nehmen, das heißt, Bedürfnisse wie Hunger, Unterernährung, Kälte, Verletzungen, Krankheiten und mangelnde Hygiene wurden ignoriert. »Wegen solcher Kleinigkeiten braucht man keinen Arzt!«
- Aufgrund der übertragenen familiären Pflichten und mütterlichen Erwartungen entwickelten sie sich auffallend früh zu »ernsten, kleinen Erwachsenen«.
- Insgesamt »funktionierten« sie fast mechanisch.

Es verwundert nicht, dass sich bei der einzigen wesentlichen Untersuchung betroffener Kinder und Jugendlicher Mitte der 1950er Jahre keine Folgeschäden mehr finden ließen – bezogen auf Gewicht, Längenwachstum, schulische Leistungen und Verhaltensweisen. Daher ging man lange Zeit von der Annahme aus, dass Kinder und Jugendliche selbst derartige Extremerfahrungen gut überstehen und sich befriedigend weiterentwickeln. Man hoffte, dass sie eine ausreichende und lebenslang anhaltende seelische Widerstandskraft (das, was man heute in der Psychologie als *Resilienz* bezeichnet) erworben hätten.

Zu diesem erstaunlichen und erschreckenden Befund trugen aus heutiger Sicht offenbar folgende Ursachen bei: Die sich allmählich verbessernden Lebensbedingungen ermöglichten eine weitere, verhältnismäßig ungestörte körperliche Entwicklung. Diese abgelaufene Weiterentwicklung – häufig gefördert durch schwierige Familienverhältnisse – führte dazu, dass die Betroffenen früh selbstständig wurden, Verantwortung übernahmen und sich bald von der Familie ablösten. Die betroffenen Kinder und Jugendlichen erlebten sich selbst als »gut funktionierend«; sie vermittelten diese Sicht auch ihrer familiären und sozialen Umwelt.

Erst seit 2006 wissen wir, dass die damals sozial und gesellschaftlich »auffälligen, verhaltensgestörten, schwer erziehbaren oder halbstarken« Kinder und Jugendlichen dieser Jahrgänge mit Schul- und Ausbildungsproblemen nach 1945 in Heime weggesperrt wurden (wahrscheinlich 600.000 bis 800.000) – geprügelt, misshandelt, ausgebeutet!

Viele fühlten sich außerdem nachhaltig durch die öffentlich immer deutlicher und bewusster werdende »Deutsche Schuld« belastet. Für den Zweiten Weltkrieg waren ihre Eltern und Großeltern mitverantwortlich. Sie schämten sich dafür, für dessen Folgen und insbesondere ob des Holocaust. So musste das eigene Leid zurücktreten, es durfte keine Bedeutung erhalten.

Erst heute, über 60 Jahre nach Kriegsende, ist erforscht und wird auch der Öffentlichkeit zunehmend bewusst, dass diese zeitgeschichtlichen Erfahrungen weitreichende und schwerwiegende Folgen hinterließen. Der damalige Bearbeitungs- und Abwehrprozess hatte dazu geführt, dass die beschädigenden und traumatischen Erfahrungen zunächst und weitreichend unter einer »psychischen Betondecke« innerseelisch abgelagert wurden. So machten sich die Folgen erst ganz allmählich im Laufe von Jahrzehnten und jetzt im Alter bemerkbar. Sie betreffen Einstellungen, Verhaltensweisen, Beziehungsmuster und Gefühle der Betroffenen. Und sie können leider für die Situation des eigenen Alterns eine schwerwiegende Last darstellen: Hinter äußerer Freundlichkeit verbirgt sich oft eine eher vorsichtige, skeptische bis misstrauische Haltung. Einerseits sehnt man sich nach Nähe und Geborgenheit, andererseits befürchtet man, diese auf Dauer doch nicht erhalten zu können. Die damals erlebte Hilflosigkeit und das Ausgeliefertsein an eine nicht veränderbare bedrohliche Situation bewirken ein ständiges, teilweise sogar kämpferisches Bemühen, unabhängig zu bleiben und nie wieder abhängig zu werden. Schwierig wird es dann, Hilfe für sich zu suchen oder angebotene Hilfe anzunehmen, beispielsweise im Falle von Krankheiten, Behinderungen, Hilfs- und Pflegebedürftigkeit oder Problemen bei der Alltagsversorgung. Angesichts der ringsherum erlebten (kriegerischen) Feindseligkeiten und Gewalt war es kaum möglich – außer höchstens zum eigenen Überleben – zu lernen, wie man sich angemessen abgrenzt, behauptet und auch durchsetzt.

Die bekannte Sparsamkeit und die inneren Zwänge, »alles aufessen zu müssen« und »nichts wegwerfen zu können« – gepaart mit Pflichtbewusstsein – führten dazu, dass die Betroffenen sich nicht verwöhnen bzw. verwöhnen lassen können. Sie dürfen sich auch nicht erholen, Ruhepausen einlegen und insgesamt die augenblickliche Lebenssituation genießen. War man lebenslang gegenüber dem eigenen Körper rücksichtslos, führt man notwendige Untersuchungen und langfristige Behandlungen auch im Alter nicht durch. Daher zeigt sich oft nur eine geringe Bereitschaft, bei empfohlenen Behandlungsmaßnahmen tatkräftig mitzumachen. Insbesondere dann, wenn es sich um Krankheiten handelt (Zuckerkrankheit, hoher Blutdruck, Fettstoffwechselstörungen usw.), die nicht wehtun!

Die nicht erlebte Trauer, beziehungsweise die aufgrund des eigenen Selbst- und Idealbildes nicht zugelassene Trauer, bewirkte in der Regel, dass der Zugang zu eigenen notwendigen Gefühlen lebenslang fehlte. Machen sie sich bemerkbar, schämt man sich ihrer. Angesichts der im Alter häufiger werdenden Verluste wird es noch schwieriger, Gefühle bei sich wahrzunehmen und auch zu äußern (siehe Kapitel 8.4). Diesen »kleinen, ernsten Erwachsenen« fehlte seit der Kindheit und damit lebenslang die Erfahrung, sich nachdrücklich zu freuen, ausgelassen und vergnügt zu sein oder Spaß zu haben. Sie war zumindest deutlich eingeschränkt – man blieb ernsthaft!

In der Alterssituation können jahrzehntelang abgewehrte, verleugnete bis verdrängte Gefühle wach werden, so Angst- und Panikzustände, Bedrückung bis hin zum Weinen und zur Verzweiflung. Anlässe dafür sind Sirenenklänge, rasselnde Panzer auf der Gegenfahrbahn, Flugzeuggeräusche, Feuerwerke, Berichte und Fernsehsendungen über Kriegsereignisse in anderen Ländern. Längst »vergessen« geglaubte Erinnerungen werden wach. Sie können dann Betroffene teilweise bis in ihre Träume hinein verfolgen. Sie schämen sich dieser Gefühle im Alter erst recht und ziehen sich erneut zurück; keiner soll merken, wie es ihnen geht. Oft versuchen sie, derartige Gefühle mit Schlaf- und Beruhigungsmitteln oder Alkohol zu betäuben. Sinnvoller wäre es, die eigene damalige Geschichte noch einmal oder sogar erstmalig zu verstehen und anzunehmen.

An dieser Stelle möchten wir von Neuem wiederholen und nachdrücklich darauf hinweisen, dass aufgrund der gefallenen oder vermissten Väter rund 2,5 Millionen Jungen und Mädchen nach dem Krieg als Halbwaisen aufwuchsen. Es fehlte ihnen damals und damit lebenslang ein greifbares, erlebbares »Modell Mann«. Selbst wenn dieses »Modell« insgesamt ungeeignet erschien, konnte man sich doch von ihm abgrenzen. Diese Väter blieben dadurch »Instanzen im Schatten«, oft eher böse und strafende »Geister« oder sogar »Gespenster«. Infolgedessen entwickelten sich enge bis verschmelzende Beziehungen zu den Müttern (insbesondere zwischen jung verwitweten und mit ihren als Einzelkinder aufwachsenden Jungen, aber auch Mädchen). Diese enge Beziehung wurde zusätzlich gefördert durch die Ansprüche der Mütter auf Unterstützung, Wiedergutmachung und Kontakt. Dadurch war es für diese Menschen nicht möglich beziehungsweise besonders schwer, sich zu binden. In der Alterssituation können sich deshalb Probleme zeigen, die eigene Partnerschaft jetzt als Zweierbeziehung zu gestalten oder überhaupt noch neue Beziehungen einzugehen.

Erst seit Kurzem wird bewusst, in welchem Umfang damalige traumatisierende zeitgeschichtliche Erfahrungen transgenerational an die nächste Generation, also an die Kinder der »Kriegskinder« und Enkel der Erwachsenen des Zweiten Weltkrieges, weitergegeben wurden. Betroffene Jüngere beschreiben einerseits, dass sie ihre Kindheit und Jugendzeit materiell sicher, verwöhnt (eigenes Zimmer, Spielzeug, Taschengeld, Reisen) und fördernd (Interessen, Aktivitäten) erlebten und dass sie in ihrer Erziehung bereits relativ große Freiräume genossen – wohl Ausdruck des elterlichen Bemühens »Unsere Kinder sollen es viel besser haben als wir damals«. Andererseits beklagen sie die ihnen unverständlichen Erziehungsnormen und Verhaltensregeln und das geringe Interesse der Eltern an ihren alltäglichen Problemen im Kindergarten, in der Schule und insbesondere während der Pubertät – wohl ebenfalls eine Folge der Annahme ihrer Eltern, derartige Probleme und Schwierigkeiten seien »klein« im Vergleich zu dem, was sie selbst als Kinder und Jugendliche erlebt hätten. Dazu wirkten diese Eltern oft gefühlsmäßig abgekapselt, wenig erreichbar und unwillig, über eigene Erfahrungen in Kindheit und Jugendzeit zu erzählen. Offensichtlich bestand eine weitreichende Sprachlosigkeit zwischen den Generationen. Wir beobachten, dass viele Betroffene, die heute etwa 45 bis 60 Jahre alt sind, psychotherapeutische Hilfe suchen, da sie unter unerklärlich scheinenden Symptomen und Beziehungsschwierigkeiten leiden und zu merkwürdigem Verhalten neigen.

# 7. Wie bin ich auf mein Altern vorbereitet?

Unser Lebensverlauf wird häufig mit einer Reise verglichen. Diese »Reise« führt nicht von Ort zu Ort oder von Landschaft zu Landschaft. Sie ist eine »Reise« durch unsere Lebenszeit mit ständigen Veränderungen – seien sie angestrebt, seien sie durch die Lebensumstände oder das Schicksal auferlegt! Benutzt man dieses Sinnbild, so liegen vor den heute 60-Jährigen die »Reiseetappen« des höheren und hohen Erwachsenenalters.

Aufgrund der dramatischen demografischen Veränderungen verfügen wir dafür – wie geschildert – über keine geeigneten und befriedigenden Vorbilder. Unser vorhandenes Wissen stützt sich auf höchst individuelle familiäre Erfahrungen; es vermittelt eher verschwommene Vorstellungen und veraltete Kenntnisse (siehe Kapitel 3) – insgesamt gesehen sind sie problematisch und unbrauchbar! Hinzu kommt, dass wir mit besonderen zeitgeschichtlichen Erfahrungen aufgewachsen sind.

Diese Situation erfordert es, dass sich jeder bewusst und tatkräftig darum kümmern muss, so lange wie möglich *selbstständig zu leben, die eigene Situation und die Beziehungen möglichst befriedigend zu gestalten sowie im Bedarfsfall Hilfe zu suchen und anzunehmen*. Auf die oben angesprochene »Reise« müssen wir uns zunächst mithilfe einer aktuellen Bestandsaufnahme vorbereiten:

- Wie ist unser körperliches und geistig-seelisches Befinden?
- Wie steht es um unsere finanziellen und weiteren Möglichkeiten?
- Haben wir die passende (wärmende, ansprechende ...) Kleidung?
- Welche Reisegefährten bieten sich an?
- Welche fachkundigen Reisebegleiter benötigen wir?

## 7.1 Bestandsaufnahme: Analyse meiner gegenwärtigen Situation

Um zu erfahren, wie es um uns *aktuell körperlich wie auch geistig und seelisch* steht, bedarf es einer gründlichen umfassenden ärztlichen Untersuchung. Sie umfasst:

*Anamnese* bezüglich familiärer Belastungen (Krebs- und Herz-Kreislauf-Erkrankungen sowie Zuckerkrankheit), bezüglich früherer und jetziger eigener Erkrankungen und laufender Behandlungen, Nikotin- und Alkoholgenuss.

*Umfassende körperliche Untersuchung:*

- Laborwerte (allgemein und bezüglich Risikofaktoren)
- EKG mit Belastung (Echokardiografie)
- Basis-Assessment (Basis-Beurteilung) von Mobilität, Schmerz, gefühlsmäßigem Befinden und Kurz- und Langzeitgedächtnis etc.
- Ernährungscheck und BMI (Body-Mass-Index)
- Mobilitätsprüfung
- Sturzgefährdungstest
- Untersuchung Hör- und Sehvermögen
- Urologische Untersuchung für Männer (gut- und bösartige Blasen- und Prostataerkrankungen)
- Gynäkologische Untersuchung für Frauen (gynäkologische Erkrankungen, Krebserkrankungen)
- Zahnärztliche Untersuchung (ausreichende Kaumöglichkeiten, Sanierungserfordernisse)
- Hautärztliche Untersuchung (bösartige Hautveränderungen)

Viele über 60-Jährige halten diese Maßnahmen für übertrieben oder sogar unangebracht: »Ich fühle mich gesund«, »Ich war noch nie ernsthaft krank« und »Ich würde schon merken, wenn mir etwas fehlt«. Nach ihrer Ansicht bedürfen die eigenen Lebensgewohnheiten bezüglich Ernährung, körperlichem Training, Rauchen und

Alkohol keiner Änderung. Erklärungen dafür sind zum Beispiel: »Ich gehe erst dann zum Arzt, wenn es nötig ist« (wann weiß man das?), »Im Alter bringt es sowieso nichts mehr, das zu verändern« oder »Eine derartige Vorsorge benötige ich jetzt und auch zukünftig nicht!«

Noch immer ist zu wenig bekannt, dass Erkrankungen bei über 60-Jährigen zunehmend schleichender verlaufen und auch langfristig weniger Schmerzen bereiten. Die bei Jüngeren bekannten Symptome zeigen sich schwächer und anders, das heißt, sie lassen sich häufig nicht mehr genau auf einzelne Organe beziehen. Aus diesen Gründen handelt es sich nicht um *Vorsorge-*, sondern um *Früherkennungs*untersuchungen, die in Abständen vorgenommen werden sollten.

Frage: Welche Risikofaktoren wurden bei mir festgestellt? Welche bisher unbekannten Krankheiten wurden festgestellt?

Frage: Welche Behandlungsempfehlungen bekam ich?

Frage: Was meint mein Partner/meine Partnerin zu den erhobenen Befunden? Inwieweit wird er/sie mich bei den notwendigen Maßnahmen unterstützen?

Frage: Bin ich in der Lage, mich wirklich zu entspannen? Bin ich in der Lage, regelmäßig zwischen Aktivität und Ruhe abzuwechseln?

Frage: Fühle ich mich zurzeit insgesamt innerlich wohl oder eher ängstlich, deprimiert, unsicher oder sogar verzweifelt? Ängstigt mich mein zukünftiges Altern?

Für den anstehenden Teil der »Reise« werden *sachkundige Reisebegleiter* benötigt. Unser Anliegen einer derartigen Bestandsaufnahme, das sich an die behandelnden Ärztinnen/Ärzte richtet, zeigt auch, ob sie dafür ausgebildet sind.

Bleibt man bei dem Sinnbild der »Reise« durch das eigene Altern, so stellen sich jetzt Fragen auch nach den eigenen *finanziellen Möglichkeiten*, der *notwendigen Ausstattung* und den *besonderen Interessen*:

Frage: Wie hoch ist das verfügbare regelmäßige Einkommen (Rente/Betriebsrente, Pension, weitere regelmäßige Einnahmen)?
Frage: Wie hoch ist mein alleiniges Einkommen? Wie hoch ist das Einkommen zusammen mit der Partnerin/dem Partner?
Frage: Wie hoch sind die regelmäßigen Ausgaben für Haushalt, Wohnen, Verkehrsmittel, Freizeit etc.?
Frage: Was kosten meine Versicherungen (Krankenversicherung, Hausratversicherung u. a. m.)?
Frage: Welche Verpflichtungen bestehen weiter und welche zukünftigen Ausgaben sind absehbar?
Frage: Über welche finanziellen Reserven (Sparguthaben, Vermögen u. a. m.) verfüge ich?

Folgende Fragen werden bei einer derartigen Bestandsaufnahme allerdings selten gestellt:

Frage: Benötige ich zukünftig alle meine Versicherungen?
Frage: Habe ich die Hausratversicherung regelmäßig dem eigenen vorhandenen Besitz angepasst?
Frage: Im Fall einer Verwitwung: Wie hoch ist das Einkommen der überlebenden Partnerin/des Partners?

Zu dieser Bestandsaufnahme gehören auch Fragen danach, *wo* und *wie* man zurzeit lebt:

Frage: In welchem Zustand befindet sich die Wohnung/das Haus (barrierefrei, altersgerecht insbesondere bezüglich Küche, Bad, Toilette, Treppen, Beleuchtung, Heizung)?
Frage: Wie gut sind öffentliche Verkehrsmittel erreichbar?
Frage: Wie gut erreichbar sind Einkaufsmöglichkeiten, Arztpraxen, chemische Reinigung, Bank/Sparkasse, Post und weitere Geschäfte?

Frage: Habe ich einen Garten und wenn ja, wie groß ist er und wie groß ist die regelmäßige Arbeitsbelastung?

Auch für diesen Bereich werden gewöhnlich bestimmte Fragen ausgeklammert:

Frage: Wie geeignet ist meine/unsere Wohn- und Versorgungssituation, wenn mir/uns das Auto als Fortbewegungsmittel nicht mehr zur Verfügung steht?
Frage: Wie geeignet ist die Wohnung/das Haus angesichts von Pflegeerfordernissen und möglichen Behinderungen?
Frage: Inwieweit sind die laufenden Kosten für die Wohnung/das Haus weiterhin tragbar, wenn einer der Partner verwitwet?

Allein zu reisen ist auf Dauer langweilig, deprimierend und auch gefährlich. Welche »Reisegefährten« stellen uns unsere *Beziehungen* zur Verfügung? Eine heutige eigene Bestandsaufnahme zeigt uns, wie viele wir haben und wie sie beschaffen sind:

Frage: Mit welchen Menschen habe ich zurzeit regelmäßig Kontakt (Zusammentreffen, Gespräche/Austausch, Aktivitäten)?
Frage: Wie viele dieser Menschen sind deutlich älter, gleichaltrig oder deutlich jünger?
Frage: Was verbindet mich jeweils mit ihnen?
Frage: Welche der Beziehungen sind verwandtschaftlich, freundschaftlich? Welche beziehen sich weitgehend auf meinen früheren Beruf/meine aktuelle ehrenamtliche Tätigkeit?
Frage: Welche Beziehungen sind eher meine eigenen? Welche wurden über den Partner/die Partnerin vermittelt? Welche Beziehungen haben wir gemeinsam?
Frage: Wie viele der freundschaftlichen Beziehungen bestehen schon sehr lange? Welche wurden erst innerhalb der letzten zehn Jahre geschlossen?

Frage: Wie viele regelmäßige Kontakte außerhalb von Verwandtschaft, langjähriger Freundschaften, früherer Berufstätigkeit/ehrenamtlicher Tätigkeit bestehen zu anderen Gleichaltrigen oder deutlich Jüngeren?

Frage: Wie beurteilt mein Partner/meine Partnerin die Güte meiner eigenen Beziehungen?

Frage: Wie schätzt mein Partner/meine Partnerin meinen aktiven Anteil an unseren gemeinsamen Beziehungen ein?

»Reisen« bieten die Chance, *besonderen Interessen* nachzugehen:

Frage: Welchen Interessen, Hobbys und Aktivitäten musischer, kreativer, intellektueller, sportlicher, praktischer Art habe ich?

Frage: Welche davon mache ich allein? Welche zusammen mit meiner Partnerin oder meinem Partner?

Frage: Inwieweit sind dafür die finanziellen Möglichkeiten gegeben? Besteht Platz in der Wohnung/im Haus? Wie viel Zeit nehme ich mir dafür regelmäßig?

Für diese »Reise« werden ebenso *spezifische Fähigkeiten* verlangt:

Frage: Was kann ich ungeachtet meines Älterwerdens weiterhin gut? Was davon übe ich regelmäßig aus?

In einer derartigen Bestandsaufnahme wird die eigene Situation oft selbst als besser, gesünder und geeigneter eingeschätzt als sie in Wirklichkeit ist. Wichtig ist daher, die Ansicht der Partnerin, des Partners, der Familie oder der Freunde zu erfragen. Sie ist ein zusätzlich prüfender »Spiegel« für eine – zugegeben manchmal bedrückende und schmerzliche, aber mehr der Wirklichkeit entsprechende – Bestandsaufnahme.

## 7.2 Wie kann ich meine medizinische Versorgung sicherstellen?

Das Älterwerden verlangt in zunehmendem Maße, sich um die eigene Gesundheit und um die Behandlung vorhandener Krankheiten mithilfe von Haus- und Fachärzten zu kümmern. Weiterhin können Rehabilitationsmaßnahmen, Beratung und Psychotherapie sowie kürzer- oder längerfristige Kranken- und Altenpflege mithilfe von Fachkräften benötigt werden. Damit stellt sich die entscheidende Frage nach entsprechender Befähigung, insbesondere von Ärzten/Psychologen und Pflegekräften, nach ihrem Interesse an und ihrer Einstellung gegenüber Altern und Alter. Die deutschsprachigen Länder (insbesondere die Bundesrepublik und Österreich) sind in dieser Hinsicht »Entwicklungsländer«. In der Bundesrepublik erhielten bis vor wenigen Jahren lediglich Altenpflegekräfte eine fachkundige Ausbildung, inzwischen von dreijähriger Dauer. So ist im ambulanten und stationären Pflegebereich – entsprechende Personalausstattung vorausgesetzt – eine fachkundige Pflege zu erwarten.

Für angehende Ärzte ist ebenfalls erst seit wenigen Jahren eine theoretische Vorlesung über den Altersbereich vorgeschrieben, die allerdings von Universität zu Universität inhaltlich unterschiedlich gestaltet wird. Inwieweit die Studierenden der Medizin in Vorlesungen oder Praktika über 60-jährige Patienten kennenlernten, blieb bisher weitgehend dem Zufall überlassen. Somit erhielten bisher alle in Deutschland (und ebenso in Österreich) tätigen Ärzte während ihrer Ausbildung keine im Lehrplan vorgeschriebene Wissensvermittlung und kein Training in Diagnostik und Behandlung. Diese Aussage muss leider auch für den größten Teil aller fachärztlichen Weiterbildungen getroffen werden. Ärzte können lediglich eine Zusatzbezeichnung »Geriatrie« (Altersmedizin) erwerben. Der Deutsche Ärztetag verschloss sich bisher dem Anliegen eines »Facharztes für Geriatrie« und ebenso einer Teilgebietsbezeichnung »Alterspsychiatrie und Alterspsychotherapie«, während Letztere vor neun Jahren in der Schweiz eingeführt wurde. Informationen darüber, inwieweit Fachleute über dafür notwendige weitere Befähigungen verfügen, bieten zunächst die Wartezimmer, in denen (neuerdings erlaubt) entsprechende Zertifikate,

Zeugnisse oder Kursdiplome hängen. Auf jeden Fall informiert darüber eine entsprechende telefonische Anfrage oder eine entsprechende Frage beim ersten Gespräch. Die erworbene Befähigung weist auch auf das bestehende Interesse an der Situation und dem Anliegen Älterer hin.

Unverändert gehen viele über 60-Jährige davon aus, erst im Bedarfsfall einen Hausarzt zu benötigen. So rechtfertigen sich insbesondere Männer und diejenigen, die sich bisher immer gesund fühlten und entsprechend Früherkennungsuntersuchungen für überflüssig hielten. Früherkennungsuntersuchungen, zunehmende Behandlungserfordernisse sowie mögliche Notfälle bringen die Notwendigkeit mit sich, spätestens ab dem 60. Lebensjahr nach einer geeigneten hausärztlichen Versorgung zu suchen. Auf jeden Fall sollten sich Alleinstehende, kürzlich Umgezogene oder gerade aus dem Krankenhaus Entlassene darum kümmern. Hilfreich sind dabei Informationen aus der Nachbarschaft, dem Bekannten- oder Freundeskreis oder man lässt sich Ärzte bzw. Praxen empfehlen. Gerne werden auch jüngere ärztliche Betreuer ausgesucht; man erhofft sich ein »Wissen auf dem neuesten Stand« und eine vertrauensvolle Behandlung während des eigenen Älterwerdens für die nächsten 20 bis 25 Jahre.

Kennzeichen guter (haus)ärztlicher Versorgung sind:

- Werden bei der Anmeldung die Patienten getrennt voneinander aufgerufen, sodass andere Patienten nicht mithören können, wenn sie den Grund des Besuches am Empfang schildern?
- Können im Bedarfsfall auch kurzfristig Termine vereinbart oder Hausbesuche durchgeführt werden?
- Sind das Gespräch sowie die Informationen und Empfehlungen des Arztes verständlich?
- Nimmt sich der Arzt ausführlich Zeit für die Untersuchung und fragt sorgfältig (auch unter Berücksichtigung möglicher Schwerhörigkeit) nach?
- Fühlt man sich als Patient/Patientin ernst genommen?
- Wird die vorgeschlagene Behandlung ausreichend (und dazu mit deutschen Bezeichnungen) erklärt?
- Erhält man ausreichend Auskunft über Informations- oder Hilfsangebote?

Viel schwieriger ist es, die Einstellungen und Ansichten der Fachleute gegenüber Altern und Alter in Erfahrung zu bringen, etwa bei Ärzten bezogen auf Gesundheitsmaßnahmen, Früherkennungsuntersuchungen, Krankheitslinderung oder Patientenverfügungen.

Ärzte und andere im Altersbereich tätige Fachleute begegnen in der Regel weitgehend nur den bedrückenden Aspekten des Alterns. Sie behandeln und pflegen Ältere mit chronischen, schweren und fortschreitenden Krankheiten oft bis zu ihrem Tod. Auch sie haben Ängste vor Krankheiten, Verlusten, Vereinsamung und Schwierigkeiten mit dem eigenen Älterwerden. Verständlicherweise kann dies eine – sich oft kaum klar gemachte – eher ablehnende eigene Einstellung gegenüber Altern und Altsein bewirken, die dann Behandlungschancen beeinträchtigt.

Bevor man sich daher langfristig an einen Hausarzt oder an eine Pflegekraft bindet, erscheint es notwendig, bei den ersten Kontakten mithilfe folgender Fragen zumindest ein Stück weit die vorherrschenden Einstellungen kennenzulernen.

Als Eröffnungsfrage zu einem derartigen Gespräch bietet sich zum Beispiel an: Ich suche jetzt anlässlich meines Älterwerdens eine Hausärztin oder einen Hausarzt, die/der mich langfristig begleitet und gegebenenfalls immer wieder behandelt. Mich interessieren dabei folgende Fragen:

- Halten Sie für mich jetzt in meinem Alter eine gründliche Untersuchung für erforderlich, damit ich über meinen Gesundheitszustand Bescheid weiß und darüber, auf welche Risikofaktoren ich achten und was ich gesundheitlich für mich tun muss?
- Inwieweit halten Sie es für mich für notwendig, in meinem jetzigen Alter Früherkennungsuntersuchungen durchführen zu lassen? Welche würden Sie empfehlen?
- Wären Sie im Falle einer schwerwiegenden Entscheidung, zum Beispiel einer weitreichenden Operation, damit einverstanden sein, dass ich eine zweite ärztliche Meinung einhole?
- Wären Sie bereit, mich im Falle einer schweren, unter Umständen auch fortschreitenden Krankheit hausärztlich (insbesondere auch schmerzlindernd) zu versorgen?
- Inwieweit ist für Sie meine Patientenverfügung wirklich verbindlich?

Jeder bzw. jede kann dann entscheiden, ob er oder sie eine ausreichende und befriedigende Auskunft erhalten hat und ob er oder sie sich von dieser Ärztin/diesem Arzt langfristig hausärztlich behandeln lassen möchte. Zunehmend wird der *mündige* oder *mitverantwortliche Patient* eingefordert. Um sich so verhalten zu können, benötigt man allerdings eine fähige Begleitung, nach der man gezielt suchen muss.

# 8. Entwicklungsaufgaben im Alter

Der Grundgedanke der Entwicklungsaufgaben, die immer wieder im Lebensverlauf angegangen und gelöst werden müssen, wurde bereits dargestellt (siehe Kapitel 4.2). Untersucht man anlässlich des Ausscheidens aus dem Arbeitsprozess anstehende Entwicklungsaufgaben, so zeigt sich, dass viele bisher »liegen geblieben« sind. Sie benötigen jetzt dringend einer Klärung und Lösung.

**Entwicklungsaufgabe Beispiel 5**

Der 65-jährige Richter reagierte anlässlich seiner anstehenden Pensionierung beunruhigt und bedrückt bis verzweifelt. Er hatte viele Jahre nur für seinen und in seinem Beruf gelebt. Nach außen hin völlig selbstständig, blieb er für seine 92-jährige Mutter jedoch lebenslang ein zu behütender und zu versorgender Sohn. Die seit mehreren Jahren bestehende Beziehung zu einer 55-jährigen Frau gestaltete er auf Abstand ohne die Absicht, sich länger zu binden.

*Als Entwicklungsaufgaben standen an: Ablösung von der Mutter und nachfolgend die Klärung seiner auf Abstand gehaltenen Beziehung sowie die Suche nach neuen und ausfüllenden Interessen.*

Mithilfe einer Psychotherapie gelang es ihm – wenn auch um viele Jahre verspätet –, diese Aufgaben anzugehen und für sich befriedigend zu klären und sich insbesondere langsam aus der Beziehung zu seiner Mutter abzulösen und seine neue Beziehung zu vertiefen. Ermutigt suchte er sich noch einen geeigneten »Doktorvater«

für ein juristisches Thema, das nur er aufgrund seiner langjährigen Richtertätigkeit bearbeiten konnte.

Für die jetzt 60- bis 65-Jährigen bestehen für das höhere Erwachsenenalter weitere spezifische Entwicklungsaufgaben.

## 8.1 Aufgabe: Bisherige Berufstätigkeit beenden! Und dann?

Das Ausscheiden aus dem Arbeitsprozess erfolgt heute in unterschiedlichen Formen:

1. Der Mann beendet seine bezahlte Berufstätigkeit im Rahmen der gesetzlichen Regelungen (Rente/Pension), aufgrund von Vorruhestandsregelungen oder nach einer längeren Arbeitslosigkeit.
2. Seine Frau war nie oder nur kurz berufstätig und lange Jahre für Familie und Haushaltsführung zuständig.
3. Mann und Frau waren beide berufstätig: Sie scheidet eher aus, er scheidet eher aus oder beide scheiden gleichzeitig aus. Fällt die Beendigung auf das 60. Lebensjahr, so beginnt damit gleichzeitig wirklich und sinnbildlich die Phase des höheren Erwachsenenalters. Wenn man dazu die Arbeit einer Hausfrau (und Mutter) als gleichwertigen Beruf ansieht, so verändert sich auch damit diese Berufstätigkeit der Frau.

Die Frage und damit die Aufgabe – für jeden Einzelnen allein und anschließend für beide gemeinsam – lautet: Wie geht es weiter?

Menschen erleben sich im mittleren Erwachsenenalter in ihrer Arbeit oft zunehmend erschöpft, überfordert, überbeansprucht und auch wenig geschätzt und anerkannt. Das Ausscheiden aus dem Beruf wird entsprechend lange herbeigesehnt; die bereits Ausgeschiedenen werden als Rentner oder Pensionäre beneidet. Wenn der geplante oder festgelegte Termin des Ausscheidens jedoch tatsächlich näher rückt, reagieren viele allerdings ängstlicher, verunsicherter oder ablehnender – selbst dann wenn sie an einem Vorbereitungskurs teilgenommen haben. Gerade Männer sahen und sehen eine Lebensphase »ohne Sinn« und »ohne weitere Bedeutung« auf sich zukommen. Zum »alten Eisen« geworfen, fürchten sie im verbleibenden Leben »überflüssig« zu werden. Die Schlagworte für diese Situation reichen so vom »Pensionierungsbankrott« bis hin zu möglicher »später Freiheit«.

Anlässlich des Ausscheidens stellen sich drei Fragen: Weg wovon? Wie ist die augenblickliche derzeitige Situation? Wohin nun?

Meist wird die Wichtigkeit dieser Fragen unterschätzt. Warum? Spätestens seit unserem sechsten Lebensjahr befinden wir uns im »Job«, das heißt in einem streng geregelten Arbeitsablauf (Stundenplan) mit einem festgelegten Arbeitsalltag (Schulbesuch und Schuljahr) bei zu leistenden Arbeiten (Unterricht, Prüfungen), verbunden mit der jeweiligen Beurteilung durch Vorgesetzte (Zeugnisse durch die Lehrer) sowie zusätzlichen Arbeitsleistungen (Hausarbeiten). Die Aufnahme in den Kindergarten oder der Besuch eines Hortes bedeutete früher in der Regel einen vorverlegten Start in die Arbeitswelt. Zugegeben: Viele von uns wollten anfänglich gerne zur Schule gehen und freuten sich darauf, endlich zu den »Großen« gehören zu können. Dazu gab es insgesamt längeren Urlaub (Schulferien) als später im nachfolgenden Berufsleben. In der Regel benötigte die Schule als Institution mehrere bis sogar viele Jahre, bis wir uns ihrem »Arbeitsalltag« gut angepasst hatten.

Viele Jahre galt unsere Person als solche nur etwas aufgrund ihrer beruflichen Tätigkeit, ihrer beruflichen Position und ihres damit erreichten Einkommens; Funktionen, Titel und Statussymbole trugen zusätzlich dazu bei. Wenn ein junger Mann von außerhalb in die Familie kam, man erinnere sich, lautete die entscheidende Frage »Was will er werden?« oder »Was stellt er beruflich dar?« Bei einem jungen Mädchen wurde anders gefragt: »Wie sieht sie aus?«, »Was für Eigenschaften hat sie denn?« oder »Kann sie gut kochen?« Freundlichkeit, Zuverlässigkeit, Ausgeglichenheit, Vergnügtheit zählten weniger.

Die eigene Berufstätigkeit gab uns somit eine feste, gleichzeitig innerlich immer wieder stabilisierende Gewissheit, die nicht hinterfragt werden musste. Die bereits erwähnten früheren zeitgeschichtlichen Erfahrungen der bis circa 1945/1947 Geborenen verstärkten die Bedeutung des Berufes. Für sie bedeutete der erreichte Beruf Anerkennung und Bestätigung. Er garantierte Selbstständigkeit mit finanzieller Sicherheit nach der erlebten Verarmung in der eigenen Familie. Er ordnete den Alltag sowie die eigene Lebenswelt. Auch die nach 1945/1947 geborenen Jahrgänge wuchsen – gerade als Flüchtlings- und Vertriebenenkinder – häufig mit dem familiären Auftrag auf, beruflich weiter als der Vater zu kommen und die Kindheitsfamilie sozial und finanziell abzusichern. Das zunehmende Wirtschaftswunder bot diesen später als »Konsumkinder« eingestuften Jahrgängen dann die Chance, am Aufschwung und damit am Konsum teilzuhaben. Endlich konnte man sich eigene Wünsche erfüllen. Die dann lebenslang ausgeübte Berufstätigkeit und die damit erreichte Stellung stützten die eigene Selbstsicherheit entscheidend.

Vor dem Hintergrund einer fast 60-jährigen Erziehung von Beginn der Schulzeit an und der damit verbundenen Bedeutung ist es kaum vorstellbar, dass die mit dem Ausscheiden aus dem Beruf verbundene Umstellung problemlos, kurzfristig und ohne Abschiedsschmerz gelingen kann – auch wenn man sie bewusst wollte und sich darauf gedanklich vorbereitet hatte. Selbst unter noch zu erörternden besseren Voraussetzungen benötigen Mann oder Frau mindestens zwei bis drei Jahre, bis sie diesen Veränderungsschritt seelisch und körperlich wirklich vollziehen können. Der bisher oft vorherrschende und weitgehend bestimmende pathologische (das heißt: krankmachende) Stress muss allmählich mithilfe eines veränderten Lebensrhythmus, stärkerer Entspannung und Entschleunigung des Alltages in einen für das Altern positiven Stress umgewandelt werden.

Zahlreiche Menschen hadern unter ungünstigen Voraussetzungen viele Jahre, teilweise sogar bis zu ihrem Tod mit dem Gefühl, von nun an wertlos und bedeutungslos zu sein.

**Entwicklungsaufgabe Beispiel 6**

Der 65-jährige Abteilungsleiter einer technischen Firma führte einen erbitterten Kampf, um seine Berufstätigkeit fortsetzen zu können. Er erlebte sich in einer anerkannten und ihm Sicherheit gebenden Position in einem seit Langem vertrauten beruflichen

Kontaktnetz. Dabei stützte er sich auf die Annahme, dass seine Firma die Fortsetzung seiner Tätigkeit wünsche. Doch seine zum üblichen Termin erfolgte Berentung erlebte er tief gekränkt und er fühlte sich innerlich zunehmend leer und sein Leben als sinnlos. Seine Ehe »funktionierte« dadurch, dass er auf Dienstreisen häufig wochenlang abwesend war. Die beiden Kinder hatten das Haus längst verlassen und waren wenig an weiteren Kontakten interessiert. *Die Entwicklungsaufgaben wie Abschied von der Berufstätigkeit, Gestaltung der Zweierbeziehung und die Verbesserung der Beziehung zu seinen Kindern waren von ihm als völlig unwichtig verleugnet worden.* Als ihm diese Aufgabenstellung bewusst wurde, begann er sich damit auseinanderzusetzen und sie anzugehen. Zu Hilfe kam ihm dabei, dass er lebenslang gelernt hatte, sich aktiv mit Problemen – wenn auch nicht mit zwischenmenschlichen Konflikten – auseinanderzusetzen. Er begann das Gespräch mit seinen beiden Kindern und suchte nach lang zurückgestellten, aber wieder zu belebenden Hobbys. Danach wurde es ihm möglich, mit seiner Frau über lang zurückliegende Enttäuschungen und vermiedene Konflikte zu reden. Beide begannen Fantasien und Pläne für eine weitere gemeinsame Zukunft zu entwickeln und diese vorsichtig auszuprobieren. Darauf gestützt konnte er endlich – zunehmend weniger enttäuscht und gekränkt – innerlich Abschied von seiner Berufstätigkeit nehmen.

Aufgrund arbeitsmarktpolitischer Notwendigkeiten, insbesondere aufgrund absehbarer Versorgungsmängel wird die Anhebung, möglicherweise sogar die Aufhebung der derzeitigen Altersgrenze diskutiert. Viele freiberuflich tätige Ältere reagieren auf ihre Möglichkeit weiterer »lebenslanger« Tätigkeit hoch erfreut. Dazu wird immer wieder auf ein seit längerer Zeit bestehendes Gesetz in den USA verwiesen, dass kein Arbeitnehmer aufgrund seines Alters in den Ruhestand geschickt werden darf. Die zu wenig bedachte Konsequenz würde lauten, dass jedem durch Leistungstests und/oder Beurteilungen nachgewiesen werden muss, dass er oder sie körperlich und geistig nicht mehr in der

Lage ist, seine oder ihre Arbeit brauchbar zu verrichten. Oder es erfolgt eine »Abstimmung mit den Füßen« dadurch, dass die Leistung nicht mehr nachgefragt wird. Will man wirklich viele Jahre später hierdurch gekränkt, verletzt und deprimiert gezwungen werden, seine Berufstätigkeit zu beenden? Aus dieser Sicht scheint eine gegebene Altersgrenze für die bezahlte Berufsausübung sinnvoll, damit sich alle langfristig darauf einstellen können. Gleichzeitig bietet sie die Chance, das beschriebene Zeitfenster wahrzunehmen. Wie viele Jahre bleiben sonst für neue Lebensmöglichkeiten übrig? Können diese dann überhaupt noch erprobt werden?

Vor dem Hintergrund der Aufgabe des Ausscheidens aus dem Beruf kann man viele unterschiedliche und persönliche Vorgehensweisen beobachten:

1. Vorbereitungskurse – teils sogar mit der Partnerin – sollen helfen, das zukünftige Leben zu planen, zu organisieren und damit standesmäßig in den Griff zu bekommen.
2. Anstelle der bezahlten wird jetzt eine freiwillige, ehrenamtliche oder bürgerschaftliche Tätigkeit gesucht und umgehend begonnen.
3. Die freiberufliche Tätigkeit wird trotz möglicher Beendigung fortgesetzt.
4. Die bisherige Berufstätigkeit im Angestelltenstatus wird nun freiberuflich fortgesetzt. Alles in allem hofft man, bei etwas gedrosseltem Arbeitsumfang, sich einerseits verstärkt der Familie und andererseits endlich bisher liegen gebliebenen Interessen und Aktivitäten widmen zu können. Diese Maßnahmen und Absichten verringern allerdings kaum den bisher vorherrschenden Überlastungsstress!

Bei dieser Diskussion wird interessanterweise ein weiteres Argument für die Altersgrenze kaum berücksichtigt. Angesichts der immer noch hohen und zukünftig wohl wieder ansteigenden Arbeitslosigkeitsrate nehmen diejenigen, die länger im Beruf bleiben, den Jüngeren die Arbeitsplätze weg. Letztere erhalten damit keine Chance, ihren erlernten Beruf ausüben zu können und ein gesichertes Einkommen zu erhalten.

Viele Frauen fühlen sich aufgrund ihres traditionellen Lebensmodells durch diese Fragen nicht betroffen: Die bisherigen Aufgaben und Pflichten wie Haushaltsführung und Familienfürsorge bestehen unverändert weiter und geben ihnen Sicherheit. Tatsächlich verändert sich jedoch auch ihre »Berufstätigkeit«. Ein anderer Tagesrhythmus ergibt sich, Versorgungsaufgaben verändern sich bzw. entfallen und Haushaltsaktivitäten können und sollen geteilt werden. Wenn der Mann fortan nach Hause in die »Familie« zurückkehrt, kehrt er in Wirklichkeit (möglicherweise sogar erstmals) in eine Zweierbeziehung zurück. Die Kinder sind längst aus dem Haus; die Familie besteht so nicht mehr. Wollen beide überhaupt noch zusammenleben? Wie wollen beide zukünftig zusammenleben und ihr Leben organisieren? Wie wollen sie beide einzeln und gemeinsam ihren Interessen und Wünschen nachgehen?

Stellen Sie sich in einem ersten Schritt folgende Fragen, die helfen können, sich bewusst von der bisherigen Berufstätigkeit zu trennen:

Frage: Warum wollte (will) ich möglichst bald die bezahlte Arbeitstätigkeit beenden? Warum wollte (will) ich unbedingt so lange wie möglich bezahlt arbeiten?

Frage: Was bedeutet es für mich, von nun an den ganzen Tag zu Hause zu sein?

Frage: Was bedeutet es wahrscheinlich für meine Partnerschaft, wenn ich in Zukunft den ganzen Tag zu Hause bin?

Bewusst Abschied zu nehmen heißt auch, sich der damit zusammenhängenden Gefühle bewusst zu werden, sie zuzulassen und sie auch (insbesondere gegenüber der Familie und im Freundeskreis) zu zeigen. Sie umfassen insbesondere Trauer über das, was man verliert, wie auch eine mögliche Kränkung oder Beschämung ob der Art und Weise der Beendigung. Ausscheiden heißt auch, sich von dem zu trennen, was einen mit dem Beruf verbindet, also Entrümpeln und Wegwerfen!

Der zweite Schritt verlangt innezuhalten, um sich der eigenen Situation bewusst zu werden:

Frage: Welche Befunde ergaben sich bei der Bestandsaufnahme? Worauf muss ich zukünftig körperlich Rücksicht nehmen?

Frage: Wie stelle ich mir vor, zukünftig zu leben und den Alltag zu gestalten – einzeln und gemeinsam mit meinem Partner/meiner Partnerin?

Diese bewusst genommene Übergangszeit hilft, sich nicht sofort in neue Aktivitäten zu stürzen bzw. die bereits fest eingeplanten nicht übergangslos zu beginnen. Sonst lässt sich vermuten, dass man keinesfalls über die eigene Situation nachdenken möchte.

Der dritte Schritt verlangt zunächst, sich über die eigenen zukünftigen Lebenspläne und Interessen bzw. Aktivitäten klar zu werden. Diese müssen sodann gesucht, erprobt und überprüft werden. – Schließlich handelt es sich nicht mehr nur um »einige wenige Jahre«, sondern für 60-Jährige um mindestens ein Drittel ihrer Lebenszeit als Erwachsene! Die Wahrnehmung der jetzt gesuchten Interessen und Aktivitäten sollte im Idealfall auch im Falle von Krankheiten mit Behinderungen weiterhin möglich sein.

Frage: Über welche Interessen, Hobbys wie auch Fähigkeiten verfüge ich weiterhin unverändert?

Frage: Welche meiner Interessen, Hobbys und Fähigkeiten möchte ich fördern und weiterentwickeln?

Frage: Welche bisher nicht umgesetzten Interessen oder Hobbys möchte ich jetzt endlich verwirklichen bzw. ausüben?

Viele Ältere haben aufgrund ihres Selbstverständnisses klare Vorstellungen über ihre zukünftige Lebensgestaltung. Sie möchten sich ihren vertrauten Interessen und Aktivitäten verstärkt widmen und engagieren sich insbesondere ehrenamtlich/bürgerschaftlich. Unsere Gesellschaft bietet dafür in zunehmenden Maße Möglichkeiten an, so etwa die Mitarbeit in sozialen, politischen, gesellschaftlich wichtigen Einrichtungen und Verbänden, bei lokalen, regionalen, bürgerschaftlichen Aktivitäten und Maßnahmen, in Schulen, für vielfältige benachteiligte

Gruppen, als Senior-Experte usw. Diese Mitarbeit ist wichtig und wird gesellschaftlich dringend und zunehmend benötigt. Bestimmte Fragen werden dabei allerdings oft ausgeklammert:

*Was tue ich mir damit gefühlsmäßig an? Inwieweit bin ich dafür qualifiziert? Stimmen die Rahmenbedingungen? Wie lange kann ich so tätig sein? Was schiebe ich damit auf?*

Kürzlich wurde wieder vorgeschlagen, dass Ältere außerhalb ihrer Familie noch Ältere (mit)pflegen und versorgen, sich an der Hospizarbeit beteiligen oder andere Ältere beraten sollen. Welche Befähigung besitzen sie dafür? Wollen sich die Älteren wirklich mit den schwierigen, beunruhigenden und beängstigenden Seiten des Alterns befassen? Viele haben schon in der Familie gepflegt und fühlen sich zunehmend überlastet. Oft stimmen auch die Rahmenbedingungen nicht: Selbstverpflichtung nur über längere Zeit, selten erstattete Kosten (Fahrgeld, Aufenthaltskosten, Versicherung), Überforderung u. a. m. Manchmal dienen schnell und intensiv wahrgenommene Aktivitäten außerhalb der Partnerschaft dazu, eine Klärung von Problemen und Konflikten in der Partnerschaft zu vermeiden. Freiwilliges bzw. bürgerschaftliches Engagement kann nur noch wenige Jahre, meist aber nicht mehr Jahrzehnte lang ausgeübt werden: Man wird nicht mehr aufgefordert oder gewählt. Altersbegrenzungen und Krankheiten engen die Möglichkeiten der Mitarbeit ein oder verhindern sie schließlich.

Bevor man sich also schnell und bedingungslos engagiert, muss man sich fragen dürfen: Was will ich selbst wirklich? Aus der Sicht des Partners/der Partnerin, der Familie und der Umwelt erscheint diese Frage oft als eigennützig. Aber: Wenn jetzt keine (selbst)befriedigende Lebenssituation gesucht wird, wann dann und wann in diesem Leben überhaupt noch? Die eigene Bestandsaufnahme verdeutlicht Zielsetzung, Art und Umfang bisheriger Interessen, Hobbys sowie Fähigkeiten und Tätigkeiten. *Bestanden diese schon immer und sollen sie jetzt verstärkt wahrgenommen werden? Wurden sie Jahre bis Jahrzehnte lang nicht ausgeübt und sollen jetzt wiederbelebt werden? Stehen die notwendigen Rahmenbedingungen (Raum, Geld u. a. m.) zur Verfügung? Wie ist mein körperlicher Zustand dafür? Kann ich sie auch angesichts von Krankheiten, Behinderungen und körperlichen Einschränkungen wahrnehmen?*

Oft scheitert die Wiederbelebung früher vorhandener Interessen und Hobbys sowie Tätigkeiten an den eigenen Ansprüchen. Man glaubt, nie wieder so gut wie damals zu werden und fühlt sich daher eher gekränkt und beschämt. Öfter wird selbst im Alter eine Konkurrenzsituation in der Gruppe Gleichaltriger befürchtet. Hierbei muss sich jeder selbst entscheiden: Was zählt mehr – Können, Perfektion und unverändert Leistung oder Befriedigungen bei geringerem Anspruch?

Häufiger bestehen auch Vorstellungen davon, was man »nun endlich« an Interessen oder Hobbys verwirklichen möchte. Spätestens jetzt sollten diese Fantasien überprüft werden. Entweder verwirklicht man nun einen lebenslangen, jetzt hoch befriedigenden Traum oder man muss sich mit Kummer davon verabschieden. Besser ist es, seine Ansprüche jetzt zu überprüfen, anstatt noch viele Jahre bis zum Lebensende mit sich selbst unzufrieden zu träumen!

Viele andere Ältere können sich nicht an früher mit Spaß und Leidenschaft ausgeübte Interessen, Hobbys oder Tätigkeiten erinnern und wissen auch keineswegs um diesbezügliche Fantasien und Wünsche. Erinnern wir uns: Viele Angehörige der Jahrgänge geboren bis 1945/1947 erlebten aufgrund ihrer zeitgeschichtlichen Erfahrungen nur eine kurze oder gar keine »richtige« Kindheit und Jugendzeit. Sie haben nun die zusätzliche Aufgabe, in sich das damalige Kind zu suchen (siehe Kapitel 8.3). Bei intensiver Suche (beispielsweise mithilfe einer Psychotherapie) finden sich dann doch lang verschüttete Wünsche. Ältere erinnern sich dann manchmal doch an damals begonnene Tätigkeiten geistiger, handwerklicher, musischer, künstlerischer oder sportlicher Art. Lange hatte man diese allerdings vor sich selbst als »kindisch« oder »nicht mehr zum eigenen Alter passend« eingestuft.

**Entwicklungsaufgabe Beispiel 7**

Die 62-jährige Lehrerin erkrankte an einer langfristig bestehenden Stimmlosigkeit, für die sich keine körperliche Ursache fand. Sie war jahrzehntelang völlig in ihrem Beruf aufgegangen und hatte dabei ständig verleugnet, wie weit sie sich überarbeitet und überfordert fühlte. Auf den amtsärztlichen Vorschlag der Pensionierung reagierte sie panisch, bedrückt und verzweifelt. Sie verfügte über keine Kontakte zur Umwelt und war sich auch keiner weiteren Interessen bewusst. Aufgrund ihrer schwierigen Erfahrungen als Kriegskind hatte sie nie Beziehungen gesucht.

*Ihre Entwicklungsaufgabe lautete: ihren bisher Sicherheit und Bestätigung vermittelnden Beruf aufzugeben und neue Interessen und wenigstens einige Kontakte zu suchen.*

Mithilfe einer Kurzpsychotherapie verstand sie, dass die sichere und geordnete Welt der Schule die verloren gegangene Heimat ersetzen sollte. Ihre Stimmlosigkeit stellte einen unbewusst gebliebenen Kompromiss dar zwischen dem Wunsch, der Überforderung zu entgehen, und jenem, die Sicherheit und die beruflichen Kontakte sowie die Beziehungen zu den Schülerinnen und Schülern in ihrer Schule dennoch zu behalten. Als sie das verstanden hatte, konnte sie die Pensionierung annehmen und suchte nach neuen Interessen. Sie erinnerte sich schließlich an einen lang vor sich selbst versteckten Wunsch, noch ein Musikinstrument zu lernen. Hierbei erlebte sie sich jetzt tief befriedigt; Kurse und Wochenenden mit Mitspielerinnen boten die Möglichkeit, vorsichtig neue Kontakte zu erproben.

Ist man sich dieser Fragen und der eigenen Geschichte bewusst, können die vielfältigen heute zur Verfügung stehenden Möglichkeiten genutzt werden: so in Vereinen, durch kulturelle, schöpferische, künstlerische, sportliche Angebote in Bildungseinrichtungen und Volkshochschulen, mithilfe von Reisen und vieles andere mehr. Immer häufiger gibt es spezielle Beratungsangebote zum Beispiel an Volkshochschulen. Schließlich bieten diese Angebote die Möglichkeit, alte Kontakte zu vertiefen und neue zu schaffen.

Wenn man etwas neu versucht, bleiben Enttäuschungen und Niederlagen nicht aus. Wichtig wird, sich Unterstützung zu suchen durch eine Lehrerin, einen Lehrer oder Leiter. Bei Weitem nicht alle sind geeignet. Noch immer ist die Frage nötig: »Wollen sie einen über 60-Jährigen als Schüler annehmen? Wie wollen sie mit ihm arbeiten?«

Hofft man auf wirklich befriedigende Aktivitäten für das weitere und letzte Drittel seiner Erwachsenenzeit, ist es sinnvoll, bei ihrer Auswahl folgende wichtige Aspekte zu berücksichtigen:

- Sie sollten langjährig ausführbar sein – auch bei behindertem körperlichen Zustand und eingeschränkten Lebensmöglichkeiten;
- sie sollten neue Lernprozesse (Stichwort: neue Verschaltungen und Bahnungen zwischen den Nervenzellen) ermöglichen und möglichst musische und kreative Anteile haben;
- sie sollten – wenn gewünscht – in der Partnerschaft befriedigt gemeinsam und im Falle zum Beispiel einer Verwitwung auch einzeln durchführbar sein;
- man darf und muss sich für die Auswahl lange Zeit nehmen und möglicherweise mehrere Interessen/Aktivitäten erproben;
- parallel dazu kann man selbstverständlich befriedigt seinen bisherigen Interessen und Hobbys nachgehen sowie sich ehrenamtlich/bürgerschaftlich engagieren. Beides reicht aber offensichtlich auf Dauer nicht aus!

## 8.2 Aufgabe: Sich gut um den eigenen Körper kümmern

Älterwerden wird zuerst über die äußerlichen Veränderungen des eigenen Körpers vermittelt. Man registriert: Falten, Altersflecken; grauer werdende oder ausfallende Haare; Bauch, Po (und auch Busen) werden schlaffer; man nimmt an allen unpassenden Körperstellen zu; man entdeckt Krampfadern usw. »Reife Haut«, »Apfelsinenhaut«, »Elastizitätsverminderung« oder »Rettungsringe« sind längst bekannte Begriffe. Der kritische Blick auf den nackten Körper im Spiegel bestätigt nur noch die längst vorhandene Befürchtung: *Ich werde alt!* Manchmal gesteht man sich noch zu, dass man beim Joggen nicht mehr so mithalten kann – manchmal vielleicht auch, dass man ein »bisschen« schlechter hört oder sieht.

Wir fühlen uns tief gekränkt – unsere Erscheinung entspricht immer weniger unserem Bild davon, was wir darstellen und wie wir aussehen möchten. Vielfältige Reaktionen sind uns bekannt (siehe Kapitel 8.4). Angenommen wird dabei, dass sich der eigene Körper zwar leider äußerlich, keinesfalls aber innerlich verändert und selbstverständlich weiter »seinen Dienst« verrichtet. Woher kommt diese Wunschvorstellung? Für das Älterwerden erweisen sich folgende Fragen als höchst wichtig:

- ➢ Warum brauche ich meinen Körper jetzt erst recht?
- ➢ Wie bin ich bisher mit meinem Körper umgegangen?
- ➢ Wie verändert(e) sich mein Körper?
- ➢ Welche Krankheitserfahrungen bringe ich mit?

### Warum brauche ich meinen Körper jetzt erst recht?

Leistungsfähigkeit, Beweglichkeit, Sehen, Hören zusammen mit den seelisch-geistigen Leistungen gewährleisten unser selbstständiges Leben und damit unsere Unabhängigkeit – erst recht während des Alterns! Zum Wohlbefinden, Essen, Trinken und auch zur Sexualität brauchen wir unseren Körper – sei es, dass er die Voraussetzung für diese Befriedigungen schafft, oder sei es, dass er sie uns vermittelt.

Wir brauchen unseren Körper, um Beziehungen einzugehen, um unsere Umgebung gezielt zu gestalten und auch um unsere Umwelt zu beherrschen oder zumindest Einfluss auf sie zu nehmen.

Unser Körper wird zum »letzten Verbündeten«, wenn sich unsere Beziehungen, insbesondere im hohen Alter, verringern oder sogar entfallen.

Über Symptome und Einschränkungen unseres Körpers erhalten wir Zugang zu Ärzten, Pflegekräften, Rehabilitationsfachkräften, das heißt, im Bedarfsfall haben wir Anspruch auf angemessene Behandlung. Manchmal sind diese Fachkräfte auch die einzigen Menschen, zu denen noch Kontakte bestehen. Versagen die Funktionen unseres Körpers, sterben wir.

> Frage: Warum war mir mein Körper bisher wichtig oder unwichtig?

### Wie bin ich bisher mit meinem Körper umgegangen?

Unser bisheriges Leben umfasst eine *persönliche* Biografie mit bestimmten zeitgeschichtlichen Erfahrungen und ebenso eine *Körper-*

biografie. Haben wir bis heute überhaupt wahrgenommen, dass wir einen Körper haben und wie sind wir bisher mit ihm umgegangen? Bekannte Verhaltensweisen sind:

- ➢ Der Körper wird als stummer, sowohl nicht störender als auch vergesslicher »Diener« gewünscht. Seine Verhaltensweisen oder ein angebotenes »Gespräch« (z. B. durch körperliche Beschwerden) stören und rufen Ablehnung hervor.
- ➢ Der Körper wird als Begleiter gewünscht, dem man befehlen und den man trainieren kann. Außerdem soll er mithilfe geeigneter Maßnahmen (z. B. durch bestimmte Sportarten) dauerhafte Höchstleistungen erbringen.
- ➢ Der Körper wird – insbesondere von Männern – als »Maschine« angesehen, die lebenslang ohne Störungen zu funktionieren hat und im Bedarfsfall in kurzer Zeit mithilfe von Ersatzteilen repariert oder durch Nutzung neuer »Treibstoffe« (Anabolika, Potenzmittel, Medikamente, Nikotin/Alkohol, Drogen) wieder – und eigentlich noch besser – ihren Dienst erfüllen soll und muss. Man hofft, ihn auf diese Weise beliebig an- und abschalten oder lange im »höchsten Gang« fahren zu können. Lässt er sich dann wirklich ohne Stressabbau während des Alterns wieder im »niedrigen Gang« fahren?
- ➢ Der Körper (insbesondere von Frauen) wird von Anfang an als nicht passend empfunden und anders gewünscht. Mit allen möglichen Mitteln wird lebenslang versucht, ihn nach einem Idealbild zurechtzuformen oder zu bestimmten Funktionsweisen zu veranlassen.
- ➢ Der Körper, sein Aussehen und seine erwünschten Funktionen dienen auch der Selbstbewunderung. Verringern sich die geschätzten Funktionen des Körpers oder entfallen sogar, zeigt sich oft ein (selbst)anklagender und zerstörerischer Hass auf ihn.
- ➢ Der Körper wird als Begleiter abgestempelt, der sich ständig eine Störung einbildet. Er meldet sich immer wieder an unpassender Stelle zu laut oder zu eindeutig! Teilweise schämt man sich wegen seiner Antworten oder fühlt sich ihm ausgeliefert. Symptome als Hinweis auf Krankheiten werden dann nicht ernst genommen

- Der Körper als völlig unbekannt bleibender Begleiter weist auf eine völlige Verdrängung aller Wahrnehmungen hin. Entsprechend werden unübersehbare Beschwerden als solche nicht erkannt oder anerkannt.
- Der Körper wird als selbstverständlicher untrennbarer Anteil der eigenen Person erlebt, der lustvoll, aber auch leidvoll (zum Beispiel über Schmerzen und Einschränkungen) erfahren und gespürt wird. Und im Bedarfsfall reagiert man dann angemessen, beispielsweise mit Behandlungen, Erholungsphasen und Training.

Frage: Welche Umgangsform mit dem Körper trifft auf mich zu?
Frage: Wie verhielt und verhalte ich mich bei körperlichen Beschwerden?

### Wie verändert(e) sich mein Körper?

Zwischen dem 30. und 80. Lebensjahr erfahren wir zahlreiche *Veränderungen von Körperfunktionen*. Zunächst kaum auffallend und unbeachtet bleibend, wirken sie sich auf unser Älterwerden zunehmend aus. So verringern sich in diesem Zeitraum körperliche Dauerleistung, Reaktionsgeschwindigkeit und Atemstärke deutlich. Die Handmuskelkraft beispielsweise ist bei 80-Jährigen um 40 bis 50% abgeschwächt, es steht also entsprechend weniger körperliche Kraft für den zu bewältigenden Alltag zur Verfügung. Orientiert sich die Industrie weiterhin an den Normwerten eines 30-jährigen männlichen Industriearbeiters, so sind wirklich viele Alltagsgegenstände »altensicher«: Dosenverschlüsse, Schraubgläser, Aufreißpackungen und auch Türen bei einigen Zügen der Deutschen Bahn sind deshalb vor Älteren sicher, da sie nicht benutzt werden können. Gleichzeitig beschleunigen sich viele Abläufe in unserem Alltag (verkürzte Ampelschaltungen und Zugaufenthalte, Beschleunigung beim Anfahren von Autos und vieles andere mehr). Daher wird die Alltagsbewältigung immer mühseliger.

Tabelle 1 verdeutlicht für einige Bereiche diese normalen Veränderungen.

| Organ/ System | Altersbedingte Veränderungen | Mögliche Folgen altersbedingter Veränderungen |
|---|---|---|
| Allgemein | – Zunahme des Körperfetts<br>– Abnahme der Körperflüssigkeit<br>– Abnahme der Muskelmasse<br>– Abnahme des Grundstoffwechsels<br>– Abnahme der Temperatursteuerung | Menge zur Verteilung fettlöslicher Medikamente nimmt zu und für wasserlösliche ab<br><br>unbemerkte Unterkühlung möglich |
| Sinnesorgane | – Augen: Alterssichtigkeit<br>– (Presbyopie), Linsentrübungen<br>– Ohren: Hochtonverluste (umweltabhängig) | verminderte Anpassung<br><br>eingeschränkte Wortverständlichkeit bei Hintergrundgeräuschen |
| Herz-Kreislauf-System | – abnehmende Anpassung der Arterien, zunehmender systolischer und diastolischer Blutdruck (abhängig von Umwelt und Lebensweise)<br>– verzögerte Blutdrucksteuerung<br>– Einschränkung des Herzschlagvolumens | Kreislaufprobleme<br>Belastung kann oft nur über eine Steigerung der Herzschlagfrequenz aufgefangen werden |
| Bewegungsapparat | – Skelettmuskel nimmt ab<br>– Bänder, Sehnen, Muskeln weniger dehnbar<br>– Abnahme des Mineralstoffgehaltes der Knochen<br>– Gelenkbeweglichkeit nimmt ab | geringere Beweglichkeit und Kraft<br><br>erhöhte Anfälligkeit für Knochenbrüche |
| Haut | – Schwund des subkutanen Fettgewebes<br>– Abnahme und veränderte Struktur des kollagenen Bindegewebes, verminderte Durchblutung der Lederhaut<br>– verminderte Talgdrüsenaktivität<br>– verringerte Haarstärke<br>– Haarverlust | verlangsamte Wundheilung<br><br>Faltenbildung<br><br>verminderte Hautfettung, trockene Haut |

*Tabelle 1: Veränderungen im Alter (nach Walter, Schwartz & Seidler, 1999)*

Schaut man sich in dieser Tabelle die *möglichen Folgen altersbedingter Veränderungen* an, so sind sie erheblich. Teils beschreiben sie Krankheitszustände, teils fördern sie die Entstehung von Krankheiten. Insgesamt werden ihre Auswirkungen stark unterschätzt.

Frage: Welche dieser Veränderungen meines Körpers sind mir bewusst?
Frage: Welche dieser Veränderungen stören oder beunruhigen mich sehr?

### Welche (Körper- und auch Krankheits-)Erfahrungen bringen Männer und Frauen mit?

Erstaunlich viele Menschen – meist Männer – verkünden stolz, dass sie bis zu ihrem 60. Lebensjahr »nie krank waren«, »nie einen Arzt benötigten« und damit der »Krankenkasse viel Geld« erspart hätten. In Wirklichkeit gibt es nur wenige Menschen, die 60 Jahre lang gesund geblieben sind und tatsächlich über keine Krankheitserfahrungen verfügen. Diese Menschen erleben jetzt eine erstmalige Krankheitssituation als Katastrophe, da sie zum ersten Mal einer bisher völlig unbekannten Lebenssituation begegnen. So in der »Greisenfalle« gefangen, fühlen sie sich plötzlich alt und verhalten sich auch dementsprechend. Bei allen anderen muss man sich fragen, ob sie Krankheitssymptome nicht ernst genommen, Behinderungen (wie z.B. Einschränkung von Sehen und Hören) als für nicht vorhanden erklärt oder Störungen mit »Bordmitteln« (beispielsweise Einkleben von herausgefallenen Zahnplomben mit Klebstoffen) selbst behoben haben. Wohl bekannt ist der Spruch: *Männer sind immer kerngesund, eines Tages fallen sie um und sind tot.* Er spiegelt einerseits eine bedrohliche Wirklichkeit wider und andererseits die weitgehend männliche Fantasie, dass man irgendwann – natürlich möglichst spät, aber bis dahin noch völlig fit – an einem Herzinfarkt oder Schlaganfall verstirbt: Dank der medizinischen Fortschritte überleben jetzt immer mehr Ältere die Akutphase, leider oftmals mit jahre- bis jahrzehntelang anhaltenden körperlichen und geistigen Einschränkungen.

Frauen müssen von vornherein anders auf ihren Körper reagieren. Seit Beginn ihrer Monatsblutungen werden sie alle vier Wochen an ihn erinnert und müssen darauf Rücksicht nehmen. Ebenso konfrontieren eine mögliche Schwangerschaft und Geburt und später dann die alle Frauen betreffenden Wechseljahre sie immer wieder mit ihm. Aufgrund dieser Tatsachen reagieren sie in der Regel eher auf krankhafte körperliche Anzeichen und suchen Behandlung. So werden sie lebenslang aufgefordert, sich ständig mit dem Körper zu befassen und sich (wenn auch teilweise widerwillig) um ihn zu kümmern. Wenn sie dann in der Familie Ältere pflegen, wird ihnen dabei erneut in besonderer Weise bewusst, wie weitreichend die Veränderungen im Alter sind.

## Was besagen Krankheitserfahrungen für das eigene Älterwerden? Eine Untersuchung am Beispiel einer Patientengeschichte

| | |
|---|---|
| *Mit 2 Jahren:* | Unfall mit Beschädigung des Oberkiefers, Operation, Wachstumsstörung der Zähne. |
| *Ab 10. Jahr:* | Ständige (lebenslange) Zahnbehandlungen, mehrfache Oberkieferoperationen, ab 40 Oberkieferprothese. |
| *Im 23. Jahr:* | Schweres rheumatisches Fieber (Betroffenheit aller großen Gelenke) folgenlos abgeheilt. |
| *Mit 43 Jahren:* | Diagnose einer Hyperlipoproteinämie (Fettstoffwechselstörung) im Rahmen eines Gesundheitschecks, zunächst nicht als behandlungsbedürftig angesehen. |
| *Mit 52 Jahren:* | Bruch des siebten Brustwirbels (längerfristige ambulante Rehabilitation). |
| *Ab 56. Jahr:* | Medikamentöse Behandlung der Fettstoffwechselstörung. |
| *Mit 58/60 Jahren:* | Operation grauer Star (Katarakt mit Linsentrübung) beidseitig (Konsequenz halbjährliche Kontrolluntersuchungen). |

| | |
|---|---|
| *Im 62. Jahr:* | Rippenserienbruch (nach Sturz von der Leiter beim Reinigen der Dachrinne). |
| *Im 64. Jahr:* | Operation eines Leistenbruchs (Hernie). |
| *Im 67. Jahr:* | Sechs Zahnimplantate (noch zwei eigene Zähne mit der Folge Zahnersatz im Ober- und Unterkiefer); Ober-Unterkiefer-Prothese. |
| *Im 70. Jahr:* | Diagnose eines »Grünen Stars« (Glaukom, d.h. Erhöhung des Augeninnendrucks) mit der Folge täglicher einmaliger Tropfung. Verstärkung der bestehenden leichten Schwerhörigkeit (Verordnung eines Hörgerätes). |
| *Ab 71/72 Jahren:* | Allmählich zunehmende Belastungsschmerzen im linken Brustbereich (zunächst als Folge des Wirbelbruchs mit 52 verkannt). Im 72. Jahr Herzkatheter-Untersuchung, Einsetzen eines Stents; zwei weitere Gefäßverengungen (50%, 70%). |
| *Mit knapp 75 Jahren:* | Aufgrund zunehmender Herzbeschwerden mit Vorhofflimmern und Leistungseinschränkung minimalinvasive mehrstündige Herzoperation (Wiederherstellung Herzklappe, Ablation etc.) und anschließende dreiwöchige stationäre Rehabilitation. Vorzügliches Operationsergebnis. |
| *Ab 75 Jahren:* | Zunehmende Gefühlsstörungen und Geheinschränkungen (Polyneuropathie). |
| *Mit 77 Jahren:* | Herzschrittmacher. |
| *Mit 78 Jahren:* | Bei erneuter Untersuchung wegen unklarer Herzbeschwerden zeigt sich die vollständige Rückbildung der mit 75 Jahren festgestellten beiden Gefäßverengungen; Verdacht auf Prostatakrebs nicht bestätigt. |

Liest man diese Diagnosen (und dazu noch auf Latein!) auf einem Krankenschein oder einer Überweisung, so ist die Liste lang und wirkt stark beunruhigend:

- Zustand nach BWK VIII-Fraktur,
- Zustand nach Katarakt-Operation beiderseits,
- Zustand nach Leistenhernien-Operation,
- Zustand nach Rippenserienfraktur,
- Glaukom (Grüner Star) beiderseits,
- Hyperlipoproteinämie (Fettstoffwechselstörung),
- koronare Gefäßerkrankung mit Ballonkathetererweiterung und
- Stent-Implantation.

Die Liste dieser Diagnosen spiegelt damit die bekannte Erscheinung der *Multimorbidität* (d.h. Zunahme der Krankheitssymptome mit ansteigendem Lebensalter) wider. Aber: Ist dieser Mensch (schwer) krank? Welche Folgen hat diese Krankheitsgeschichte für das Älterwerden? Inwieweit sind Alltag und Lebensqualität eingeschränkt?

Zunächst handelt es sich um »Diagnosen eines Zustandes nach ...«, konkret nach rheumatischem Fieber, Wirbelbruch, Rippenbruch, Katarakt – alle ohne Folgen abgeheilt und daher bedeutungslos für das Älterwerden. Die Fettstoffwechselstörung (welche eine behandlungsbedürftige Herzkranzgefäßerkrankung bedingte) und das Glaukom bedürfen einer medikamentösen Behandlung (Tabletteneinnahme, Tropfen). Weiterhin ist regelmäßiges Kreislauftraining erforderlich. Ebenso sind in längeren Abständen Laborkontrollen und augenärztliche Untersuchungen nötig. Die eingesetzten Zahnimplantate mit leichten, gut tragbaren Zahnprothesen beendeten eine über 50-jährige Leidensgeschichte. Immer wieder vereiterte und zerbrochene Zahnwurzeln erforderten zahlreiche Behandlungen und Operationen; seitdem besteht völlige Schmerzfreiheit. Das frühzeitig (allerdings erst nach längerem Zögern) angenommene Hörgerät erbrachte eine erhebliche Verbesserung der Hörqualität (unterscheidbar für Vorträge, Musik, Vogelstimmen) mit gleichzeitigem Training der verbleibenden restlichen Hörzellen (d.h. Verbesserung des Hörens auch ohne Hörgerät). Das vorzügliche Ergebnis der Herzoperation und der Schrittmacher bewirken eine (auch für die Ehefrau) erneut stabilisierte verlässliche Lebenssituation – unterstützt durch den Befund der nicht mehr vorhandenen Gefäßverengungen am Herzen.

Die festgestellte Neuropathie erfordert regelmäßiges Bewegungstraining (gleichzeitig als Kreislauftraining nutzbar); zurzeit keine Verschlechterung. Der Alltag und die Urlaubsplanung müssen zunehmend diese Einschränkungen berücksichtigen.

Für die Vorhersage bestehender und zukünftig zu erwartender Erkrankungen wird mitentscheidend, was die bisherigen Krankheitserfahrungen bewirkten. In diesem Fall war der betroffene Mensch lebenslang in der Lage, Beschwerden zu spüren, sie Ernst zu nehmen und sie jeweils abklären zu lassen. Dazu machte er wiederholt die Erfahrung, dass seine Schmerzzustände und Einschränkungen aufgrund der von ihm selbst beharrlich durchgeführten Behandlungen wieder vollständig verschwinden konnten. Sein Schmerzgedächtnis registrierte somit nicht dauerhaft diese Schmerzzustände. Manche Erkrankungen und Unfälle bedingten längeres Liegen bzw. Krankenhausaufenthalte. Sie führten ihm vor Augen, wie es ist, sich hilflos und abhängig zu fühlen. Sie verlangten, in der jeweiligen Situation Hilfe zu suchen und diese bewusst anzunehmen. Die als notwendig anerkannten Kontroll- bzw. Früherkennungsuntersuchungen halfen frühzeitig, schwerwiegende Krankheiten (Fettstoffwechselstörung, Glaukom) zu erkennen und langfristig behandeln zu lassen. Dadurch ließen sich schwerwiegende Folgen um Jahre bis Jahrzehnte hinausschieben. Schließlich brachten es die ambulanten und insbesondere die stationären Behandlungen mit sich, die vielfältig Handelnden im Gesundheitswesen (Ärzte, Pflegekräfte, Rehabilitationsfachkräfte) kennenzulernen, und der Betroffene brachte es fertig, im Behandlungsfall seine eigenen Wünsche einzubringen und als »mündiger« Patient akzeptiert zu werden. Aufgrund dieser vielfältigen Erfahrungen besteht eine hohe eigene Bereitschaft, verlässlich bei diagnostischen und therapeutischen Maßnahmen mitzuarbeiten.

(Menschen ohne derartige Erfahrungen reagieren in der Regel auf vorgeschlagene diagnostische und therapeutische Maßnahmen abwehrend und unzuverlässig und brechen gerade bei nicht schmerzhaften Erkrankungen oft medikamentöse Behandlungen ab.)

Ist eine solche Person als (schwer) krank anzusehen? Keineswegs! Sie erlebt sich auch nicht so. Ihre Krankheiten sind ihr bekannt und sie hat gelernt, notwendige Maßnahmen (Medikamenteneinnahme, Kontrolluntersuchungen) durchzuführen. Das wegen der Herzerkrankung notwendige Training wird den körperlichen Allgemeinzustand des Betroffenen zusätzlich verbessern und sich günstig auf die Hirnfunktionen auswirken. Die Lebensqualität ist unverändert als gut ohne weitreichende Einschränkungen einzuschätzen – aufgrund der in den letzten Jahren erfolgten Verbesserungen (Zahnstatus, Hören) sogar als eher günstiger. Ohne die Früherkennungsuntersuchungen und ohne die beharrliche Behandlung der dabei festgestellten Erkrankungen wäre sein Zustand wahrscheinlich als schwer krank zu beurteilen! Es lohnt sich also, sich systematisch um den eigenen Körper zu kümmern!

Älterwerden bringt leider die beschriebene Zunahme von Krankheiten mit sich. Wir sterben letztendlich an einer Krankheit bzw. an ihren Folgen – und nicht am Alter! Wir haben allerdings großen Einfluss darauf, wann viele dieser Krankheiten auftreten, wie schwerwiegend sie sich zeigen und wie sie verlaufen!

Frage: Welche Krankheitsbiografie bringe ich mit?
Frage: Welche Krankheiten habe ich augenblicklich mit welchen Folgen? Inwieweit lasse ich mich regelmäßig behandeln?
Frage: Inwieweit bin ich in meiner Leistungsfähigkeit, Beweglichkeit, beim Hören und Sehen eingeschränkt?
Frage: Wie beurteilen mein Partner/meine Partnerin oder andere Personen (Kinder, Geschwister) meinen Gesundheitszustand?

### Sich gut um den eigenen Körper kümmern

Die Vorstellung des *Körpers als einer (Hochleistungs-)Maschine* ist insbesondere bei Männern häufig anzutreffen. Bei einer Maschine wird ganz selbstverständlich von angemessener und notwendiger Energiezufuhr (Treibstoffe, Strom), regelmäßigen Wartungsarbeiten mithilfe einer dafür befähigten Service-Institution ausgegangen; im Not- und Bedarfsfall weiß man in der Regel, wie und wo der 24-Stunden-Dienst zu erreichen ist.

Eine 60 Jahre alte Maschine gehört längst zu den technischen Oldtimern. Erlebt man Männer, die sich gerade für derartige Oldtimer interessieren, so ist man von ihrer Teilnahme fasziniert. Sie pflegen mit Stolz alte Autos, alte Schiffe, alte Lokomotiven für ihre Modelleisenbahn oder im Eisenbahner-Club, reparieren sorgfältig alte Uhren oder Fachwerkhäuser, setzen alte Traktoren wieder instand ...! Auch Frauen – zugegebenermaßen seltener – widmen sich in die Jahre gekommener, ausbesserbarer Gegenstände, zum Beispiel altem Porzellan, alten Käthe-Kruse-Puppen oder wiederherzustellenden Teddybären. Doch wie pfleglich gehen sie mit ihrem eigenen »Oldtimer«, nämlich ihrem Körper um? Ohne das hier benutzte Maschinenmodell des Körpers gutzuheißen oder sogar verklären zu wollen, ermöglicht es jedoch, die anstehende Aufgabe der notwendigen Fürsorge für den eigenen Körper sinnbildlich zu beschreiben. Wollen wir unseren *Körper als jetzigen »Oldtimer«* gut und langfristig funktionierend erhalten, bedarf es folgender Maßnahmen:

Durch *regelmäßige* Inspektionen (= Untersuchungen zur *Früherkennung*) müssen vorhandene Betriebssysteme und Einzelfunktionen überprüft werden, um die Funktionstüchtigkeit auf Dauer zu gewährleisten und bisher unbemerkte Störungen zu beheben. Einzelne Laborergebnisse (z.B. der umstrittene PSA-Wert) können beunruhigen, da sie einen falsch-positiven Befund zeigen können. Der PSA-Wert zeigt einen krankhaften Befund in der Prostata an – ob es sich um einen Prostatakrebs handelt, kann nur eine weitergehende Untersuchung klären. Jeder Mann muss allerdings für sich selbst entscheiden, ob er für eine Zeit die Unsicherheit bezüglich eines möglichen schwerwiegenden Befundes erträgt oder nicht. Im letzteren Fall findet sich später manchmal ein Befund, bei dem dann nicht mehr alle Behandlungsmöglichkeiten bestehen.

Dabei werden besonders wichtige Einzelinspektionen gesondert durchgeführt und durch eine entsprechende Plakettierung vermerkt, so zum Beispiel ein Licht-Test (= *Augenärztliche Untersuchung* der Sehfähigkeit und des Augeninnendrucks!).

Die Krankenkassen übernehmen die Kosten für folgende Untersuchungen zur Früherkennung:

- Für Frauen ab dem 20. Lebensjahr einmal jährlich die Untersuchung auf Gebärmutterhalskrebs und ab dem 30. Lebensjahr einmal jährlich auf Brustkrebs einschließlich einer Mammografie (Röntgenuntersuchung alle zwei Jahre zwischen dem 50. und 65. Lebensjahr).
- Für Männer eine Untersuchung auf Prostatakrebs (ab dem 45. Lebensjahr einmal jährlich, bei familiärer Vorbelastung ab dem 40. Lebensjahr).
- Für Frauen und Männer ab dem 35. Lebensjahr besteht alle zwei Jahre Anspruch auf einen gründlichen ärztlichen Gesundheitscheck (»Check-up 35« mit Erhebung der Anamnese, Untersuchung des ganzen Körpers, Blut- und Urintest sowie ärztliche Beratung) und Anspruch auf eine Untersuchung bezüglich Darmkrebs (ab dem 50. Lebensjahr einmal jährlich Test auf verborgenes Blut im Stuhl, ab dem 55. Lebensjahr zwei Darmspiegelungen im Abstand von zehn Jahren).
- Bei Verdacht auf Über- oder Unterfunktion der Schilddrüse, auf Zuckerkrankheit bei familiärer Vorbelastung (oder bei hohem Risiko) und auf ein Glaukom (Grüner Star) werden ebenfalls Kontrolluntersuchungen übernommen.

Neben der regelmäßigen Autowäsche wird oft eine penible Lackpflege durchgeführt mit sofortiger systematischer Ausbesserung aller Beschädigungen (Steinschlag, Dellen u.a.m.). Übertragen verlangt dies für den eigenen Körper die *regelmäßige Hautpflege* und die *Früherkennung auf Hautkrebs* (seit dem 01.07.2008 ab dem 35. Lebensjahr alle zwei Jahre kostenlos möglich!).

Frage: Welche Früherkennungsuntersuchungen mache ich bisher und dazu regelmäßig?

Frage: Welche Früherkennungsuntersuchungen macht mein Partner/meine Partnerin bisher und dazu regelmäßig?

**Frage: Warum habe ich bisher noch keine Früherkennungsuntersuchungen gemacht?**

Für den Betrieb eines Oldtimers werden selbstverständlich hochwertige und adäquate Treibstoffe, Schmiermittel und Lackpflegemittel eingesetzt – benutzt man ebenso für sich selbst qualitätsvolle Kosmetika und Nahrungsmittel? (Dieser Hinweis ist jedoch kein Freibrief für die regelmäßige Einnahme hochwertiger und/oder hochprozentiger Alkoholika!)

Für die regelmäßige Wartung eines Oldtimers wendet man sich an eine gute Werkstatt mit geeignetem Service und einem fachlich ausgebildeten Team. Kümmert man sich ebenso darum, in welchen *ärztlichen Praxen* bzw. in welchen Kliniken man fachkundig und langfristig zufriedenstellend behandelt wird? In der Regel weiß man zwar über den automobilen 24-Stunden-Notdienst Bescheid. Weiß man aber auch, wie und wo man überall (zu Hause und insbesondere unterwegs) ärztliche Hilfe erhält?

Beobachtet man die Männer bei der Nutzung ihres Oldtimers, so fällt die allumfassende Fürsorge auf: Selbstverständlich ist der Oldtimer in einer eher komfortablen Garage untergebracht und beim Stehen im Freien über Nacht erhält er oft eine Abdeckplane. Die Ausfahrt findet in der Regel bei strahlendem Wetter statt. Die Straßen müssen gut befahrbar sein und im Gebirge vermeidet man selbstverständlich zu große Steigungen (Gefahr eines kochenden Motors). Ebenso ist die Kleidung angepasst. Die Fahrt vollzieht sich mit eher geringerer Geschwindigkeit, die hier als dazugehörig und angemessen angesehen wird. In der Regel ergibt sich dann eine ruhige, gemächliche, weniger stressvolle Reise mit angepasstem Tages- und Lebensablauf. Selbstverständlich sind für Fahrzeug und Fahrer Ruhepausen vorgesehen. Voller Stolz präsentiert man sich mit seinem so gut gepflegten Oldtimer. Das Fachsimpeln über die genutzten Oldtimer fehlt auf keinen Fall! Warum wird diese Vorgehensweise nicht auf den *eigenen* Körper übertragen und für diesen ebenso angemessen und sinnvoll genutzt?

Der Vergleich mit dem regelmäßig zu bewegenden Oldtimer verdeutlicht die Aufgabe, sich regelmäßig körperlich zu betätigen (empfohlen wird ein 30-minütiger schneller Spaziergang, und zwar täglich!).

Selbstverständlich gelten alle auf den Oldtimer bezogenen Vergleiche auch für die Frauen, die sich ebenfalls um ihren älter werdenden Körper kümmern müssen, Haus und Gartenarbeit allein reichen dafür nicht aus.

### Den eigenen Körper achtsam behandeln und sich darin wohlfühlen

Eine der vordringlichsten Aufgaben im Alter besteht darin, sich das eigene Umfeld so zu gestalten, dass man »bequem« darin leben kann (Mobiliar, Raum, Wärme, Zugänglichkeit ohne zu große Anstrengungen/Treppensteigen). Vielen Älteren würde es auch gut stehen, auf schicke, gepflegte und qualitative Kleidung sowie entsprechende Frisuren Wert zu legen.

Sich um den eigenen Körper zu kümmern, ist Voraussetzung dafür, sich darin auch wohlzufühlen. Man muss nicht ständig beweisen, was man körperlich noch leisten kann. Ebenso besteht keine Gefahr mehr zu »verweichlichen«. Spätestens jetzt werden zunehmend Entspannungs- und Ruhephasen im Wechsel mit Aktivitäten benötigt bei genereller Entschleunigung des Alltags. In Ruhe und Muße entspannt den Alltag anzugehen, schützt vor gefährlichem Überforderungsstress und verringert offenbar zusammen mit befriedigenden sozialen Kontakten das Risiko einer Demenzerkrankung. Im mittleren Alter häufig herbeigewünscht, wird ein solcher Zustand von vielen jedoch selten zugelassen, von manchen erst gar nicht angestrebt. Dabei muss man wirklich nicht überall und ständig erreichbar sein.

## 8.3 Aufgabe: Das »Kind in uns« suchen und annehmen

Heute über 65-jährige Erwachsene erlebten Kindheit und Jugendzeit auffallend unterschiedlich. Die Bandbreite ihrer Erfahrungen reicht – wie geschildert (siehe Kapitel 6.4) – von einer friedlich erlebten Kindheit und Jugendzeit bis hin zu lang anhaltenden traumatisierenden Ereignissen. Geschätzt wird, dass circa 35 bis 40% abgesehen von abenteuerlichen Erlebnissen nichts Schlimmes erlebten, rund 30% vorübergehend und für längere Zeit beeinträchtigt aufwuchsen und 30% sich unter beschädigenden bis traumatisierenden Bedingungen entwickelten. Entwicklung und Erfahrungen der damaligen Kindheit wirken sich noch heute entscheidend auf das eigene Altern aus. Wichtig wird daher, sich die damalige eigene Entwicklung zu vergegenwärtigen oder sich möglicherweise erstmalig bewusst zu machen. Auch die heute 60-Jährigen wuchsen noch nicht im wirklichen »Frieden« auf, so wie wir ihn seit der Wiedervereinigung in Deutschland erleben dürfen.

### Welche zeitgeschichtlichen Erfahrungen habe ich gemacht?

Die Liste möglicher schlimmer, schrecklicher bis katastrophaler Erfahrungen ist bei den »Kriegskindern« leider sehr lang. Zur Erinnerung: Ständige Luftangriffe und Ausbombungen (teilweise mit Verschüttungen), Evakuierung oder Kinderlandverschickung, Flucht, Vertreibung mit Heimatverlust, Lageraufenthalt oder Heimunterbringung, Abwesenheit und Verluste naher Bezugspersonen (Vater, Mutter, Geschwister, Großeltern), Miterleben von Gewalt (Verletzungen und Verwundungen, Vergewaltigungen, Tötungen), Hunger und Unterernährung, schwere Krankheitszustände mit ungenügenden Behandlungsmöglichkeiten, Verarmung mit sozialem Abstieg u.a.m. In der Regel erfolgten diese Erfahrungen mehrfach und dazu über einen längeren bis langen Zeitraum hinweg.

### Von welchen Ereignissen war ich betroffen?

Um das genau erfahrene Ausmaß wirklich selbst zu begreifen, muss man manchmal bei den noch lebenden Familienmitgliedern bzw. älteren Geschwistern gezielt nachfragen!

### In welchen Phasen meiner Entwicklung war ich betroffen?

Das damalige Lebensalter erweist sich als maßgeblich, um die weitere eigene Entwicklung angesichts der genannten zeitgeschichtlichen Einflüsse zu verstehen. Entscheidend wird, ob man selbst noch eine kaum beeinträchtigte Kindheit vor Kriegsausbruch im Mai 1939 oder während der ersten Kriegsjahre erleben konnte.

Frage: Wie lange konnte ich eine nicht oder kaum durch den Krieg beeinträchtigte Kindheit oder Jugendzeit erleben? Welche sicheren Erinnerungen habe ich noch daran?

Frage: In welchem Alter wiederfuhren mir zum Beispiel Bombenangriffe und Ausbombung, Flucht oder Vertreibung?

Frage: Inwieweit kann ich mich an meinen damals noch anwesenden Vater – später gefallen oder vermisst- erinnern? Oder kenne ich ihn nur aufgrund von Erzählungen meiner Mutter, der älteren Geschwister oder von Verwandten?

Frage: Erlebte ich meinen Vater nur als aus dem Krieg zurückgekehrten »fremden« Mann?

Frage: Inwieweit erlebte ich mich lebenslang durch diese zeitgeschichtlichen Prägungen beeinträchtigt, und wenn ja, in welchen Bereichen?

Frage: Fühle ich mich heute erneut dadurch beunruhigt, geängstigt oder bedrückt?

Wenn man in den Krieg, in die Vertreibung oder in die Fremde hineingeboren wurde oder diese während seiner frühen Kindheit erlebte, so konnte man überhaupt nie andere Lebensmöglichkeiten kennenlernen. Mit anderen Worten haben diese Menschen keine brauchbaren, befriedigenden, beglückenden Erinnerungen und Erfahrungen an eine weitgehend ungestörte und friedvolle Kindheit, auf die sie im Alter zurückgreifen könnten – selbst wenn die eigene schwere Kindheit in der Rückerinnerung oft »verklärt« wird.

## Auf welche Möglichkeiten kann ich für mein Altern zurückgreifen?

Eine derart geprägte Kindheit und Jugendzeit kann »Ballast« für das Altern bedeuten: Nach lebenslang eingeforderter und erfüllter Pflicht besteht jetzt häufig nur eine eigene innere Leere. Unmöglich wird somit, die Chancen des Alterns zu nutzen und den jetzigen Lebensabschnitt zu genießen. Selbst wenn es einem trotz negativer Erfahrungen gut geht und man sich wohlfühlt, können sie ein Risiko für seelische Erkrankungen darstellen. Derart betroffene Ältere entwickeln dann oft nach Verlusten wichtiger Bezugspersonen oder bei Krankheiten mit nachfolgenden Behinderungen eine ausgeprägte Depression als Hinweis auf frühe Verluste in der Kindheit.

Warum kommt guten Erinnerungen an und Erfahrungen aus der Kindheit und Jugendzeit eine entscheidende Bedeutung für das Altern zu? Hatte man eine sichere und »normale« Kindheit erlebt, bestand die Chance, in der Freizeit, in den Ferien, manchmal auch in der Schule ganz selbstverständlich und spielerisch seine eigenen Fähigkeiten und dabei immer wieder seine geistigen, schöpferischen und musischen Möglichkeiten kennenzulernen. Man konnte seine Fantasien und auch seine Lebensträume spielerisch erproben. Die Pubertät bot anschließend die Möglichkeit, sich mit sich selbst auseinanderzusetzen und sich weiterzuentwickeln. Kinder und Jugendliche verfügen somit über einen Bestand begonnener und erprobter oder zumindest fantasierter Lebensmöglichkeiten. Man kann an sie anknüpfen, sie auffrischen und fortsetzen. Nötig wird, *dieses Kind in sich* zu entdecken und wiederzubeleben. Männer im höheren Alter haben hierfür offenbar eine größere Chance, wie die Redewendungen »das Kind im Manne« und »der Junge im Manne« belegen. Für Frauen stehen derartige Ausdrücke nicht zur Verfügung – offenbar räumte man ihnen eine derartige Möglichkeit überhaupt nicht ein. Die immer wieder insbesondere von Frauen zu stellende Frage heißt jetzt: *Was will ich?* Viele Frauen sagen im Gespräch »Mir ist viel lieber, ich bekomme gesagt, was ich jetzt tun soll« Meist verfügen Frauen – wenn auch weitgehend verleugnet oder als unwichtig eingeschätzt und damit vor sich selbst zunächst verborgen – doch über Fantasien hinsichtlich dessen, was sie noch machen möchten. Diese werden zunächst oft als »kindliche« Träume abgewertet und beiseite gepackt. Die Aufgabe heißt dann: Annehmen, Zulassen und Probieren sowie sich dafür Unterstützung zu suchen. Genügend Zeit steht zur Verfügung.

Frage: Was für Fähigkeiten, Interessen und Hobbys hatte ich damals?
Frage: Welche möchte ich heute wiederbeleben und fortsetzen?
Frage: Was habe ich mir lebenslang erträumt?
Frage: Welche Unterstützung oder welchen Unterricht benötige ich dafür und wie suche ich mir diese gezielt?

Die eigene Kindheit *zu suchen und anzunehmen* birgt somit zwei Anforderungen: Einerseits gilt es sich eventueller schrecklicher, düsterer, beunruhigender zeitgeschichtlicher Erfahrungen bewusst zu werden und sie als leidvollen Bestandteil der eigenen Biografie anzuerkennen. Andererseits ist es nötig, die damaligen Interessen und Fähigkeiten zu erkunden, um sie im Alter zur Befriedigung zu nutzen.

## Selbsthilfe und Hilfestellung

Viele Ältere verstehen erst jetzt, inwieweit sie, beziehungsweise ihre Eltern, durch diese zeitgeschichtlichen Erfahrungen geprägt wurden. Sie trauen sich aber nicht, mit anderen Menschen darüber zu sprechen. Teils erlebten sie, dass niemand – auch nicht die eigene Familie – davon etwas hören wollte. Teils nehmen sie an, dass nur sie allein derartige Erfahrungen gemacht hätten. Entscheidend wird jetzt, selbst tätig zu werden: Entweder bemüht man sich um Selbsthilfe oder sucht sich fachliche Hilfe.

Eine inzwischen gut erprobte Möglichkeit der Selbsthilfe stellt die Aufgabe dar, eine eigene Biografie zu verfassen. Diese Aufgabe beinhaltet zuerst, alle vorhandenen und auftauchenden Erinnerungen zu sammeln. Manchmal wird auch eine Reise an die Orte und Gräber der eigenen Vergangenheit notwendig. Diese sollte man jedoch nie allein machen, sondern immer in sicherer unterstützender Begleitung! Zusätzlich gilt es weitere Unterlagen aus der Elterngeneration (Briefe, Tagebücher, Berichte, Fotos u. a. m.) zu suchen und zu sichten.

Oft wird es zusätzlich notwendig, weitere Informationen, insbesondere über die Aktivitäten der Väter im Krieg, einzuholen. Manchmal werden auch noch ihre Grabstätten gesucht. Informationen bieten die folgenden Institutionen:

- Wehrmachtsauskunftsstelle (WASt): oeffentlichkeitsarbeit@wast.berlin.de,
- Gedenkstätte Dresden: auskunft-dok@stsg.smwk.sachsen.de,
- Auskunftstelle Bad Arolsen: communications@its-arolsen.org,
- Deutsche Kriegsgräberfürsorge Kassel: presse@volksbund.de.

Aus dem gesammelten Material muss am Ende eine zusammenhängende vollständige Geschichte über die eigene Entwicklung und über die damaligen Erfahrungen entstehen. Sinnvoll ist es, diese schließlich öffentlich zu machen. Öffentlich kann heißen, sie aufzuschreiben, sie auf Band zu sprechen oder sie in Buchform an Familie, Kinder, Verwandte und Freunde weiterzugeben. Entscheidend wird hierbei, die auftauchenden Gefühle anzunehmen, sie zu beschreiben und in die Geschichte einzufügen. Eine solche Biografie kann man auch in einer Schreibwerkstatt verfassen.

Gespräche, Beratung und ebenso eine Psychotherapie erweisen sich als hilfreich, wenn man das Gefühl hat, mit dieser eigenen erlebten Geschichte selbst nicht weiterzukommen. Ein oder mehrere Gespräche mit einem psychotherapeutisch erfahrenen Arzt oder Psychologen können klären, in welcher Situation man sich befindet, ob und welche Hilfe benötigt wird. In einer sogenannten »Kriegskindergruppe« (acht bis zehn Treffen im Kreis von acht bis zehn Betroffenen unter fachkundiger Leitung), in einer Beratungsstelle, in Psychotherapeutischen Institutionen oder in einer Alterspsychiatrischen Tagesklinik bestehen die Angebote, sich im Kreise auszutauschen, über gemachte Erfahrungen zu sprechen und auch Gefühle zuzulassen. Manchmal darf und kann man vor fremden Menschen leichter weinen als vor der eigenen Familie! Neuerdings gibt es auch entsprechende Seminarangebote für Einzelne oder Paare. Bei weiterreichenden Schwierigkeiten und beeinträchtigenden bis traumatischen Erfahrungen ist eine Psychotherapie anzuraten.

Viele Menschen konnten früher nicht über ihre Verluste trauern, weil es in der Familie nicht möglich war. Die vermissten Väter wurden öfter lange nicht für tot erklärt; ihre Gräber blieben – teils bis heute – unbekannt. Hier kann eine Kurzpsychotherapie im Umfang von 20 bis 30 Behandlungsstunden (einmal wöchentlich innerhalb eines halben Jahres) auch jetzt noch helfen.

Für viele andere betroffene Menschen war es lebenslang schwierig, sich aus der engen, fast verschmelzenden Beziehung zu ihrer Mutter zu lösen. Sie konnten vermutlich daher keine langfristigen Bindungen eingehen. Für sie besteht die mühevolle Aufgabe, im Alter ihre innere Leere und Verzweiflung zu füllen, um neue befriedigende Lebenschancen und Beziehungen zu finden. Sie benötigen in der Regel eine längerfristige Psychotherapie.

In Krisensituationen und um die Möglichkeiten psychotherapeutischer Behandlungen überhaupt kennenzulernen, ist für manche ein Aufenthalt in einer Abteilung für Alterspsychotherapie in einer Psychotherapeutischen oder Psychosomatischen Klinik oder die Behandlung in einer Alterspsychiatrischen Tagesklinik sinnvoll.

Um die Möglichkeiten einer Beratung, einer »Kriegskindergruppe« oder einer kürzer- oder längerfristigen Psychotherapie zu nutzen, bedarf es guten Mutes, sich auf eine derartige Reise in die Vergangenheit zu begeben. Manchmal muss man längere Zeit suchen, um die fachkundige, sich dafür interessierende Begleitung zu finden. Über die bereits zitierte Frage »Sind Sie bereit, mit einem über 60-jährigen Menschen psychotherapeutisch zu arbeiten« hinaus muss man folgende zusätzliche Frage stellen: »Sind Sie auch bereit, ein damaliges ›Kriegskind‹ zu behandeln?«

## 8.4 Aufgabe: Sich Veränderungen und unbekannten Gefühlen stellen

Lebenslang erfahren wir Veränderungen. In Kindheit und Jugendzeit erleben wir sie aufgrund des unabänderlich fortschreitenden Entwicklungsprozesses körperlich, seelisch-geistig wie auch sozial ständig an uns und in uns selbst. Daher wünschen wir uns intensiv, dass unsere

Umwelt (Eltern, weitere Familie, Wohn- und Lebenssituation) unverändert bleibt, damit wenigstens die Außenwelt sicher und verlässlich bleibt. Beunruhigende bis gefährliche Veränderungen in der Kindheit, zum Beispiel ständige Umzüge und Wohnungswechsel, Trennungen der Eltern, schwere Krankheiten oder gar Todesfälle ebenso wie Krieg und andere Katastrophen, darf es eigentlich nicht geben – und doch beeinträchtigten sie oft entscheidend unsere Entwicklung.

In der Jugendzeit jedoch streben wir zunehmend Veränderungen an, insbesondere möchten wir allmählich vom Elternhaus unabhängig werden. Wir erproben – immer mehr bewusst gewollt – vielfältige Veränderungen in unseren Beziehungen, in unserer Ausbildung, bei unseren Wohnorten und Interessen.

Das jüngere und mittlere Erwachsenenalter (Lebenszeit zwischen 20 und 60 Jahren) wird von vielfältigen Veränderungen begleitet, die wir wiederum mehrheitlich selbst vornehmen (von Beziehungen, in Partnerschaft und Familie, im Beruf, bezüglich Wohn- und Lebensorten und auch bezüglich Interessen und Aktivitäten).

Die Lebensphase »Alter« erscheint dagegen eher statisch und man erwartet eine lange stabile und mit wenigen Veränderungen einhergehende Lebenszeit. Stimmt das so? Und warum wird Alter so wahrgenommen oder auch gewünscht?

### Auferlegte Veränderungen

Untersucht man Lebensverläufe nach dem 60. Lebensjahr, so zeigen sie sogar sehr viele Veränderungen:

- Die Arbeits- oder Berufstätigkeit endet. Die ehemals Berufstätigen kehren in die private und häusliche Welt zurück. Das berufliche Kontaktnetz entfällt.
- Frau und Mann verändern sich körperlich und seelisch aufgrund eines normalen Alternsprozesses sowie aufgrund von Krankheiten und deren Folgen.
- Beziehungen verändern sich: Sie können sich verstärken, beispielsweise mit Geschwistern, in Freundschaften sowie zu Klas-

senkameraden; sie können sich im Laufe der Jahre abschwächen, zum Beispiel mit Kindern und Enkelkindern aufgrund ihrer anderen Lebenswelten, von Umzügen, Auslandsaufenthalten oder Auswanderungen oder aufgrund ihres Erwachsenwerdens. Sie werden beendet durch den Tod von Eltern, Schwiegereltern und von Geschwistern und Freunden und erschreckenderweise auch schon von Kindern und Enkelkindern. Beziehungen verändern sich ferner dadurch, dass wir uns oder dass sich unsere Mitmenschen körperlich und seelisch-geistig verändern. Dadurch ergeben sich andere Kontakterfordernisse, Hilfs- und/oder Pflegeanforderungen (beispielsweise bei einem hirnorganischen Abbau, Demenz, einem Schlaganfall). Auch späte Trennungen vom Partner oder dessen Tod fordern Menschen neue Lebensstrategien für einen zufriedenen Alltag ab.

- Soziale Rollen und Funktionen verändern sich ebenfalls. Nach der Berufstätigkeit werden freiwillige oder ehrenamtliche Tätigkeiten ausgeübt, die noch später wieder abgegeben werden müssen.

Über weitere Veränderungen wird weniger nachgedacht:

- Das Selbstbild verändert sich: Die ablaufenden Altersveränderungen bewirken, dass es immer weniger unserem lebenslang angestrebten Idealbild entspricht.
- Die Selbstständigkeit kann sich verringern aufgrund von Einschränkungen sowie von vermehrtem Hilfs-, Versorgungs- und unter Umständen auch Pflegebedarf. Es wird nötig, Hilfe anzunehmen.
- Unsere zur Verfügung stehende Lebenszeit verkürzt sich zunehmend. Damit kehrt sich das Verhältnis von Vergangenheit und Zukunft um: Die Vergangenheitsperspektive wird immer länger und die Zukunftsperspektive immer kürzer. Außerdem gibt es keine verlässliche (Rest-)Lebenszeit-Garantie!

Selbstverständlich können wir während des Alterns weiterhin selbst Veränderungen herbeiführen, die sich letztendlich befriedigend auswirken (können). Dazu gehört beispielsweise die Beendigung anstrengender und unbefriedigender Berufstätigkeit, die Auflösung einer unbefriedigenden Partnerschaft, der Umzug in eine andere Wohnsituation oder in eine andere Stadt, die operative Behebung schwerwiegender Beeinträchtigungen mittels einer neuen Hüfte oder eines neuen Kniegelenkes ...

Die meisten Veränderungen werden im Gegensatz zu früher aber nicht mehr von uns selbst gesucht, eingeleitet und umgesetzt. Sie werden uns weitgehend auferlegt und wir müssen ihre Folgen in Kauf nehmen. Diese *auferlegten Veränderungen* bedeuten leider oft gleichzeitig *Verluste* – an wichtigen Menschen, an eigenen körperlichen, seelisch-geistigen und sozialen Funktionen, an Lebensmöglichkeiten sowie an Selbstständigkeit.

Auch auferlegte Veränderungen können letztendlich positiv und befriedigend erlebt werden, so zum Beispiel der Tod des Partners/der Partnerin in einer langfristigen schwierigen, enttäuschenden, mit Gewalterfahrungen und Suchterscheinungen einhergehenden Beziehung, der Tod eines nahen Familienangehörigen nach schwerer langer Erkrankung mit vielfältigen Anforderungen an Unterstützung und Pflege, die vorzeitig erzwungene Beendigung der Berufstätigkeit bei zu entdeckenden neuen Interessen und Lebensmöglichkeiten ...

**Entwicklungsaufgabe Beispiel 8**

Die 67-jährige Hausfrau lebte seit Jahrzehnten in einer als zunehmend schwierig und konfliktträchtig erlebten Ehe. Einerseits war ihr der Wunsch, ihren manchmal gewalttätigen Mann zu verlassen, wohl bewusst; andererseits fürchtete sie sich vor dem Alleinleben und der damit erstmals notwendigen Selbstständigkeit. Als der Mann plötzlich an einem Herzinfarkt verstarb, konnte sie aufgrund dieser Zwiespältigkeit kaum gefühlsmäßig reagieren. Über ein Jahr lang schwankte sie zwischen einem (eindeutig zu frühen) Rückzug in ein Altenheim, vielfältigen, immer nur kurzfristig angegangenen Außenaktivitäten und einer neuen Verliebtheit ständig hin und her. Auch ihre einzige Freundin vermochte zunächst nicht, ihr bei den erforderlichen Traueraufgaben zu helfen, damit sie sich letztendlich innerlich befreien könnte.

*Die notwendige Entwicklungsaufgabe hieß, die mit der Beziehung zu ihrem verstorbenen Mann verbundenen Gefühle von sehnsüchtigen*

*Erwartungen, Versorgung bis hin zu Wut und Hass einschließlich Tötungsfantasien zuzulassen, sie bewusst zu durchleben und sich innerlich endgültig abzulösen, um sich für neue Lebensmöglichkeiten freier zu machen.*

Dies gelang ihr in einem längerfristigen Prozess, in dem sie auch lernte, die Hilfe einer Freundin anzunehmen. Sie zog dann in eine Anlage für betreutes Wohnen für Ältere, wodurch sie sich einerseits angemessen umsorgt und gepflegt fühlte und andererseits genügend Selbstständigkeit bewahrte.

Gerade wegen dieser befürchteten vielfältigen auferlegten Veränderungen erhoffen sich Ältere eine lange, stabile, sicherheitsvermittelnde Lebensphase.

## Trauern ist notwendig

**Entwicklungsaufgabe Beispiel 9**

Nach dem plötzlichen Herztod ihres mehrere Jahre älteren Ehemannes erstarrte die 79-jährige Hausfrau innerlich. Sie empfand keine Gefühle mehr, klagte über vielfältige körperliche Beschwerden und konnte sich selbst immer schlechter versorgen. Ein vorübergehender Krankenhausaufenthalt erbrachte keinen Hinweis auf eine schwere körperliche Erkrankung, aber auch keine Besserung. Sie erlebte sich als unfähig auf den Friedhof zu gehen und räumte die Sachen und Fotos ihres Mannes weg. Von Anfang an konnte sie nicht weinen.

*Die ihr schlagartig auferlegte schmerzliche Entwicklungsaufgabe des Abschiedes von ihrem Mann mithilfe eines mehrmonatigen Trauerprozesses konnte von ihr nicht angegangen werden.*

Innerlich, aber völlig verdrängt, bestand der schwere Vorwurf, »verlassen worden zu sein«. Bekanntlich darf man Verstorbenen gegenüber keine massiven Vorwürfe erheben.

Mithilfe einer Kurzpsychotherapie gelang es ihr, ihren Zorn, ihre Wut und ihre Enttäuschung über das Verlassensein zuzulassen, um anschließend mit Kummer und Weinen ihre Trauer nachzuholen.

Die Bearbeitung des Verlustes eines nahe stehenden, geliebten Menschen kann nur in einem *Trauerprozess* erfolgen. Nur so gelingt es, sich innerlich allmählich abzulösen und befreit(er) weiterzuleben. Diese wesentliche Erkenntnis wurde uns früher durch kulturgeschichtliche Rituale vermittelt. Es wurde eine mindestens halbjährige, besser noch einjährige Trauerzeit für notwendig gehalten – unterstützt durch Trauerrituale und insbesondere durch das Begräbnis. Die schwarze Trauerkleidung (beziehungsweise mindestens der schwarze Stoffstreifen an der Kleidung) gestattete es, sich zurückzuziehen. Heute ist in der Öffentlichkeit kaum noch zu bemerken, wenn sich ein Mensch in Trauer befindet – selbst wenn er zur Gruppe der Älteren gehört.

**Entwicklungsaufgabe Beispiel 10**

Die 71-jährige Geschäftsfrau verlor ihren mehrere Jahre älteren Mann plötzlich durch einen Herzinfarkt. Sie hatte mit ihm zusammen jahrzehntelang einen Malereifachbetrieb aufgebaut und geleitet sowie gleichzeitig zwei Kinder großgezogen. Eigene Wünsche und Interessen wurden dabei völlig hintangestellt bzw. durften gar nicht bewusst werden. Beim Aufräumen seines Schreibtisches fand sie zahlreiche pornografische Zeitschriften, die sie als Ausdruck einer auch in der Sexualität gescheiterten Ehe ansah. Zunehmend verzweifelter und außerstande zu trauern erlebte sie sich fortan als unfähig, den Betrieb allein weiterzuführen.

*Als Entwicklungsaufgaben waren fällig: im Rückblick ihre Ehesituation zu begreifen, zu trauern und sich zu trennen; die Firma gemäß der eigenen Vorstellungen zu übergeben und den absehbaren Freiraum zu nutzen.*

Sie verstand, dass damals zwei durch den Krieg tief betroffene und geprägte Jugendliche früh geheiratet hatten. Beide erwarteten offensichtlich, beim anderen Sicherheit, Schutz und Geborgenheit zu finden; die Sexualität erschien weniger wichtig. Uneingestanden tief enttäuscht suchten beide dann mithilfe der Firma äußere Sicherheit zu bekommen. Die Übergabe der Firma an Schwiegersohn und Tochter gelang nur mit Schwierigkeiten; die Jüngeren hatten erwartet, dass die Mutter – wie lebenslang geschehen – selbstverständlich einer großzügigen finanziellen Regelung zugunsten der Kinder zustimmen würde. Sie begann dann, nach eigenen Interessen und Bedürfnissen zu suchen und diese vorsichtig, mit zunehmender Selbstständigkeit zu erproben.

*Trauern* heißt: allmählich schmerzlich zu begreifen, wen und was man verloren hat. Dabei zeigt sich die Traurigkeit auf vielfältige Weise im Gesichtsausdruck, in der Körperhaltung und im Verhalten. Der Mensch zieht sich beispielsweise still zurück, weint, zeigt verlangsamte Bewegungen, erlebt sich appetitlos, schläft unruhig und ist unempfindlich für andere Gefühle, Eindrücke und Interessen. Trauern als Prozess umfasst mehrere Phasen, die von Schock und Protest, der Auseinandersetzung mit dem Verlorenen bis hin zur allmählichen Ablösung vom Verlorenen reichen. Im Gegensatz zu dem früher als typisch angesehenen, in aufeinanderfolgenden Phasen ablaufenden Trauerprozess wird heute die individuelle Vielgestaltigkeit von Trauer betont. Können die notwendigen *Traueraufgaben* »abgearbeitet« werden, kann sich der Mensch in der Regel wieder befreit seiner Umwelt, neuen Beziehungen, Lebensmöglichkeiten und Interessen zuwenden. Somit verlangen die vielfältigen Verluste Älterer einen ständigen *Trauer- und Befreiungsprozess*.

Frage: Welche Verluste an wichtigen Menschen sowie an körperlichen, seelisch-geistigen und sozialen Funktionen habe ich bisher erlebt?

Frage: Wie hat sich dabei meine Trauer geäußert?

Frage: Habe ich anlässlich dieser Verluste bewusst, mit den beschriebenen gefühlsmäßigen Reaktionen und dazu langfristig trauern können?
Frage: Was war (oder wäre) mir dabei besonders peinlich – vor mir selbst und insbesondere vor anderen?

Heutige Ältere spüren hierzulande auffallende Schwierigkeiten, ihre notwendige Trauer bei sich wahrzunehmen und sie dazu noch zu zeigen. Sie können diese Gefühle weder herauslassen noch an sich heranlassen: Sie beschreiben sich als erstarrt, ziehen sich zurück, grübeln und leiden an Schlafstörungen. Wenn überhaupt, dann werden diese Gefühle nur allein bei sich zu Hause, im Dunkeln, bei bestimmten Filmen und Fernsehsendungen und vielleicht auf dem Friedhof zugelassen. Gerade Männer reagieren häufig überhaupt nur körperlich, so verschlechtern sich in dem ersten Jahr nach dem Verlust ihrer Frau ihre vorhandenen körperlichen Erkrankungen. Doppelt so viele Männer sterben im Trauerjahr – als im Jahr davor und im Jahr danach.

Zur Erinnerung: Die heute älteren Männer und Frauen wuchsen im Zweiten Weltkrieg und in der direkten Nachkriegszeit auf. Sie wurden durch die damaligen Leitbilder, die nationalsozialistische Erziehung und durch ihre zeitgeschichtlichen Erfahrungen geprägt – gerade auch hinsichtlich möglicher und auch notwendiger Gefühlsäußerungen. Das Kaiserreich und der Erste Weltkrieg bestätigten nachhaltig das damalige Leitbild für Männer: Gefordert war der Mann, der »soldatenhaft« und »mannhaft ohne Gefühle« jetzt seinen »Pflichten und Aufgaben« nachkam. Adolf Hitler äußerte sich dann mehrfach über die notwendige nationalsozialistische Erziehung und damit über die erforderliche Pädagogik: »Meine Pädagogik ist hart. Das Schwache muss weggehämmert werden. In meinen Ordensburgen wird eine Jugend heranwachsen, vor der sich die Welt erschrecken wird. Es darf nichts Schwaches und Zärtliches an ihr sein.« Die Jungen sollen »hart wie Kruppstahl, zäh wie Leder und flink wie die Windhunde« sein. Zu verheerenden Folgen führte der 1934 erstmals veröffentlichte Ratgeber der Ärztin Johanna Haarer mit dem Titel *Die deutsche Mutter und ihr erstes Kind*. Die Autorin forderte, dass von Geburt an den Bedürfnissen eines Kindes keinesfalls nachgegeben werden dürfe, wobei Körperkontakt und Zärtlichkeiten weitgehend vermieden werden müssten. Auf Gefühle oder sogar Ängste von Kindern dürfe keine Rücksicht genommen werden, denn schließlich sollte das Kind abgehärtet werden. »Vorüber sind die Zeiten, wo erstes und oberstes Ziel einer Erziehung und Aufzucht war, nur die eigene Persönlichkeit im Kind und Menschen zu vervollkommnen und zu fördern.« Haarers Buch erreichte schnell riesige Auflagenzahlen und diente in den »Reichsmütterschulungen« als Lehrmittelgrundlage. Die letzte Auflage – ab 1945 nur gereinigt vom nationalsozialistischen Vokabular – erschien 1987. Zahlreiche Kinder wurden damals offensichtlich so erzogen. Wahrscheinlich flossen diese strengen Regeln auch in unsere gemeinsamen unbewussten Vorstellungen ein.

Viele damalige Kinder – wie bereits beschrieben und noch einmal besonders hervorgehoben, warum es vielen dieser Älteren so schwer fällt, Gefühle zuzulassen (siehe Kapitel 6.4) – verloren in den letzten Kriegsjahren ihre Väter (2,5 Millionen Halbwaisen) und zusätzlich ihre Mütter (100.000 bis 200.000 Vollwaisen) wie auch viele andere entscheidende Bezugspersonen (Geschwister, Großeltern). Schon damals war die notwendige Trauerarbeit erschwert bis unmöglich: Offiziell war nur »stolze Trauer« über die Gefallenen erlaubt. So zeigten die Mütter ihre Trauer kaum. Vielmehr versuchten sie, allein damit fertig zu werden. Je weiter der Krieg voranschritt, desto häufiger wusste man nicht, wo die Gefallenen begraben waren, sodass es auch keinen Ort für die Trauer gab. Viele Väter blieben vermisst: Waren sie in Gefangenschaft? Waren sie wirklich gefallen? In der Hoffnung, dass sie doch zurückkehren würden, wurde die Trauer häufig unterdrückt. Noch heute sind 1,1 Millionen Vermisste des Zweiten Weltkrieges registriert. So gab es für deren Kinder oft keine Chance, das Trauern der Mütter mitzuerleben und selbst traurige Gefühle zu äußern. Sie konnten daher für ihr nachfolgendes Erwachsenenleben nicht lernen, *wie* man trauert. Die damit in Zusammenhang stehenden Verluste konnten von den gut funktionierenden und angepassten »Kriegskindern« auch später und oft bis heute nicht betrauert werden. Jetzt stehen diese »Kriegskinder« als ältere Erwachsene vor der Aufgabe, über ihre heutigen Verluste zu trauern. Wie können sie das?

Öfter hört man in Diskussionen mit derart betroffenen Älteren die Frage »Was bringt es, Gefühle zu zeigen?« und die Feststellung »Zähne zusammenbeißen, durchstehen und weiterleben«. Wie aber lebt man damit weiter? Als pathologisch (also gestört) wird Trauer angesehen, wenn sie, wie beschrieben, ausbleibt und damit fehlt. Ebenso kann durchlebte Trauer dauernd anhalten: Betroffene führen ihr Leben so weiter, als wenn die Verstorbenen noch lebten, das heißt, sie kochen und decken für Zwei, schlagen das gemeinsame Bett auf, machen die vertrauten Spaziergänge oder fahren an den gemeinsamen Urlaubsort etc. – mitnichten werden Kleidungsstücke weggegeben. Besucht man solche Menschen zu Hause, so hat man den Eindruck, dort lebten zwei Personen zusammen. Bei dem täglichen Friedhofsbesuch werden lange Gespräche geführt. Für neue Beziehungen bleibt kein Platz. Selbst wenn sie versucht werden, werden sie dadurch unbewusst blockiert, dass man ständig auf den verstorbenen Menschen Bezug nimmt.

Geschätzt wird, dass bei 20% der Betroffenen die pathologische Trauer in eine Depression übergeht. Trauer wie Depression zeichnen sich durch Niedergeschlagenheit, Interesselosigkeit, Schlafstörungen und Erschöpfung aus. Die Depression ist zusätzlich durch das Erleben von Gehemmtheit, durch Gefühle von Wertlosigkeit und Hoffnungslosigkeit bei Schuldgefühlen und Selbstmordgedanken gekennzeichnet. Die Raten von Depressivität bei über 60-Jährigen sind gerade für leichte bis mittelschwere Formen (8 bis 9%) hoch. Erst in den letzten Jahren wurde erforscht und anerkannt, dass unter Berücksichtigung behandlungsbedürftiger leichterer Formen von Depressionen der Anteil bis auf fast 27% ansteigt. Vermutet wird, dass in den vom Zweiten Weltkrieg betroffenen Ländern Europas die Rate depressiv erkrankter Älterer deutlich höher ist als in den nicht betroffenen Ländern. Bekannt ist außerdem die ansteigende Rate von durchgeführten Selbstmorden bei über 60-Jährigen – gerade bei Männern.

Weiterhin ist erforscht, dass sich depressive Symptome häufig hinter körperlich anmutenden Symptomen als Ausdruck einer »larvierten« (also versteckten) Depression verbergen. Insbesondere wenn sie noch nie in ihrem Leben depressiv waren, erleben Betroffene sich nicht bedrückt, verzweifelt, hoffnungslos gestimmt, sondern klagen über Erschöpfung,

Kopf-, Herz-, Magen-, Rückenschmerzen und andere Beschwerden ohne auffindbare körperliche Ursache. Oft wird ihre depressive Symptomatik ärztlicherseits nicht erkannt und nicht behandelt. Eine bestehende Depression verschlechtert die Behandlungsvoraussage für gleichzeitig bestehende körperliche Erkrankungen bei zunehmendem Sterblichkeitsrisiko. Trauer kann auch dann ausbleiben, wenn zu dem verlorenen Menschen lange Zeit hindurch eine zwiespältige Beziehung bestand. Ebenso dürfen schwere Vorwürfe ob des plötzlichen Verlassenseins nicht zugelassen werden.

Öfter leiden Jüngere noch lange nach dem Tod eines Elternteils an der ungeklärten und zwiespältigen früheren Beziehung. Ein *Brief* oder eine *Rede* – gerichtet an die verstorbene Mutter oder an den verstorbenen Vater – kann helfen, bewusst alle eigenen Erwartungen, Sehnsüchte, Vorwürfe, Enttäuschungen wie auch Kränkungen zu formulieren und damit auszusprechen. Zu oft glaubt man, dies auf Rücksicht auf die Verstorbenen nicht zu dürfen und schafft es deshalb nicht zu trauern.

Diese Forschungsergebnisse verdeutlichen eindrücklich, wie notwendig Trauern ist, um sich innerlich wirklich befreien zu können und nun erneut Lebensqualität zu gewinnen.

Kann man sich auch noch im Alter die Fähigkeit aneignen, die notwendigen *Traueraufgaben* anzugehen? Sie umfassen die Anerkennung der Realität des Verlustes, das Erleben und Ausdrücken von Trauer, die Bewältigung von Veränderungen in der sozialen Umwelt und die Wiederherstellung des eigenen Selbst. Es ist bestimmt möglich – aber zugegeben schwer!

Folgende Fragen und Maßnahmen können helfen: Wenn eine wichtige Veränderung bevorsteht, gerade passiert ist oder nicht zu lange zurückliegt, muss man sich fragen: Stellt diese Veränderung einen Verlust von großer Tragweite für mich dar? Worin besteht dieser Verlust und was bedeutet er für mich?

Weiterhin wird wichtig, alle dabei auftretenden Reaktionen und Gefühle sowie die Stimmungslage zu registrieren. Wie betroffen man in Wirklichkeit selbst ist, zeigt sich, wenn man zu Hause allein weint, ebenso bei bestimmten Texten in der Zeitung und in Büchern, bei bestimmten Fernsehsendungen und Filmen oder in bestimmten Situationen oder bei bestimmten Gesprächen. Was fühle ich überhaupt? Häufiger nehmen auch Angehörige und Freunde Veränderungen wahr, die einem selbst nicht bewusst sind oder nicht bewusst werden dürfen.

Der dabei gesuchte bzw. erfolgende Rückzug wirkt sich gerade bei Älteren schrecklich und folgenschwer aus. Kinder, Geschwister, die weitere Umwelt wie auch Seelsorger und Ärzte gehen offenbar davon aus, dass gerade Ältere alleingelassen werden wollen, um so ihr Schicksal zu bewältigen. Den Trauernden muss und müsste eigentlich vermittelt werden, dass sie eine *physiologische Trauer* (also normale Trauer) erleben. Sie gehört dazu, wenn man beispielsweise einen wichtigen Menschen verloren hat. Daher sind auch die dabei erlebten Reaktionen und Gefühle selbstverständlich und nicht Ausdruck einer Störung. Es handelt sich hierbei um einen ganz normalen seelischen Prozess! Notwendig wäre ein Angebot, mit diesen Älteren zusammen in Abständen zu betrachten, ob und wie sich der Trauerprozess weiterentwickelt oder ob bzw. bei welchem Thema er »stecken bleibt«.

Ein Problem stellt dar, dass Jüngere weder die eigenen Älteren noch Ältere allgemein (als Vertreter der Elterngeneration) deprimiert, verzweifelt, bedrückt, verstört und kummervoll erleben wollen. Wer erträgt als Jüngerer weinende Väter oder sogar Großväter? Die Älteren unterwerfen sich dann dieser Erwartung, anstatt sich Hilfe zu suchen. Benötigt werden mehrmonatige regelmäßige Kontakte, Anteilnahme und Unterstützung durch die Umwelt. Wichtig wird, die eigene Gesundheit zu erhalten, auf sich zu achten und sich »nicht gehen zu lassen«, den Tagesablauf zu planen, feste Aufgaben in der Außenwelt zu suchen und sich selbst gezielt um Unterstützung und Kontakte zu bemühen. Möglichkeiten dafür bieten die von Kirchen, Wohlfahrtsverbänden und Akademien angebotenen Trauerseminare, die von Kirchen und Bildungseinrichtungen durchgeführten Trauergruppen oder Einzelgespräche mit Altenberatern, PsychotherapeutInnen oder Trauerbegleitern. Männern fällt es oft leichter, sich in einer Männergruppe der Trauer zu stellen und ihre Gefühle von Kummer, Schmerz und Betroffenheit zuzulassen. Sie schämen sich in Gegenwart von Frauen und beginnen eher »mannhaft« miteinander zu konkurrieren, also wiederum keine Gefühle zu zeigen.

Eine eindeutige Depression bedarf auf jeden Fall einer gezielten längerfristigen Behandlung mithilfe von meist kombinierter Psychotherapie und Psychopharmakotherapie.

## Älterwerden: Eine ständige Kränkung?

Die Veränderungen des Älterwerdens bergen ein hohes Kränkungspotenzial. Aussehen, Attraktivität, Leistungsvermögen, Potenz – alles verändert sich und leider eindeutig nachteilig.

Die Reaktionen derer, für die Altern eine hohe Kränkung der Eigenliebe darstellt, sind wohl bekannt: Anti-Aging mithilfe von Medikamenten, Schönheitsoperationen und Trainingsmaßnahmen; Vermeidung aller kränkenden Situationen mit innerlichem und äußerem Rückzug; Verleugnung des Geburtsdatums; Verbitterung, Lebensüberdruss bis hin zum Selbsthass; »mein Körper stellt mir das nicht mehr zur Verfügung, was für mich bedeutsam ist«.

Es geht nicht um die von Kindheit an bestehende, sich lebenslang immer wieder zeigende und während des Alterns eine Steigerung erfahrende Kränkungsgeschichte. Vielmehr geht es um die Fragen: Darf ich mir zugestehen, dass mich mein Älterwerden kränkt? Kann ich verstehen, was für mich beim Älterwerden so besonders problematisch, schwierig oder konfliktträchtig wird? Engen meine sich ergebenden Verhaltensweisen meine Lebensmöglichkeiten ein?

**Entwicklungsaufgabe Beispiel 11**

Der 74-jährige ehemalige Manager war mit 65 Jahren vertragsmäßig zum vorgesehenen Termin als Vorstandsmitglied einer großen Firma berentet worden. Seit dem 70. Lebensjahr litt er an einer schnell fortschreitenden Parkinson-Krankheit mit Händezittern und zunehmender Steifigkeit. Die Lebenszeit zwischen Berentung und Auftreten der Erkrankung hatte er zusammen mit seiner gleichaltrigen Frau für vielfältige Aktivitäten und Reisen genutzt. Für seine Frau gestaltete sich die jetzt notwendige Behandlung als schwierig: Er kämpfte verbissen um seine Selbstständigkeit und haderte ständig mit den von seinen Ärzten verordneten Behandlungsmaßnahmen. Unverändert wollte er nach außen hin der erfolgreiche Manager bleiben. Noch nie hatte er vorher eine ernsthafte Erkrankung durchgemacht. Als er sich das erste Mal aufgrund seines Zitterns der Hände nicht mehr selbst rasieren konnte und seine Frau diese Aufgabe übernehmen musste, verübte er – dadurch innerlich tief gekränkt – einen Selbstmordversuch mit Tabletten.

*Als Entwicklungsaufgabe stand an: sich mit seiner schweren und weiter fortschreitenden Erkrankungen und dem absehbaren Lebensende auseinanderzusetzen, Hilfe zuzulassen und bewusst anzunehmen und die eigene Kränkung zu verstehen.*

Diese Aufgabenstellung gelang mithilfe einer Kurzpsychotherapie soweit, dass er zunehmend mehr die Hilfe seiner Frau, aber auch die von Physiotherapeuten annehmen konnte. Darüber hinaus wurde ihm teilweise möglich, das Selbstbild des starken autonomen Mannes zu hinterfragen und hintanzustellen.

Wir sind gekränkt, weil wir aufgrund des Älterwerdens immer weniger unserem Selbstbild und insbesondere unserem Idealbild entsprechen. Wenn wir uns ehrlich unseren Kränkungen stellen, erhalten wir schnell unser *persönliches Kränkungsprofil.* Welche Einzelaspekte werden bedeutsam: Ausfallende und schütterwerdende Haare? Tränensäcke und Falten im Gesicht? Unansehnliche Zähne? Zu dicke oder zu magere Arme und Beine? Falten am Bauch oder ein Spitzbauch? Krampfadern? Brille, Hörgerät, Zahnersatz? Leistungsversagen beim geliebten Sport? Potenzschwierigkeiten? Verzicht auf »jugendliche« Kleidung? Und noch vieles andere mehr, die Liste ließe sich zweifellos sehr verlängern!

Um welche besonderen Einzelheiten handelt es sich? Warum kränken mich diese so sehr? Mit welchen Kindheitserfahrungen sind sie verbunden? Welche Kränkungen aus der Erwachsenenzeit begegnen mir erneut?

Frage: Welche Kränkungen brachte und bringt das Älterwerden für mich mit sich?
Frage: Was würde mich am meisten bei meinem Älterwerden kränken?
Frage: Warum würde ich mich dadurch so gekränkt fühlen?

Wie kann ich mir helfen? Bewusst gemacht können wir oft diejenigen Veränderungen, die uns am meisten kränken, gezielt angehen: Man kann versuchen, sie durch Training zu verbessern, sie auszugleichen oder, beispielsweise im Falle von Augensäcken, Falten oder Altersflecken, sie medizinisch zu behandeln. Man kann aber auch lernen, sie allmählich anzunehmen. Rückwirkend betrachtet, sind sie oft gar nicht so problematisch und kränkend. Problematischer werden die eigenen Vermeidungsstrategien in dem Sinne, dass man wegen der befürchteten Kränkung vieles nicht mehr so tut und unternimmt wie früher: Man vermeidet es auszugehen, zeigt sich weniger auf Veranstaltungen, geht nicht mehr baden und schwimmen, lacht weniger und zieht sich immer mehr zurück.

### Älterwerden: Muss man sich schämen?

Scham wird verstanden als eine unangenehme Gefühlsregung. Sie zeichnet sich durch besondere Merkmale aus: Erröten oder Erblassen, Pulsfrequenzsteigerung und Blickvermeidung, Abwendung des Gesichts; man macht sich klein, verkriecht sich. Man nimmt peinlich berührt wahr, dass man anscheinend andersartig ist oder fühlt sich minderwertig.

Frage: In welchen Bereichen während meines Älterwerdens erlebe bzw. erlebte ich mich beschämt?
Frage: In welchen Situationen würde ich mich beim Älterwerden überhaupt und, falls ja, besonders schämen?

Die uns auferlegten Veränderungen während des Älterwerdens bewirken, dass bisher selbstverständlich, gut und nach eigenen Maßstäben befriedigend ausgeübte Funktionen und Verhaltensweisen *so* nicht mehr zur Verfügung stehen. Viele Ältere fühlen sich dadurch gekränkt, viele andere Ältere dagegen tief beschämt. Hören, Sehen und auch das Essen »klappt nicht mehr so«. Man muss nachfragen und man bekleckert sich. Die Gefühle erscheinen nicht mehr so gut kontrollierbar. So ist man »schnell gerührt« und beginnt zu weinen.

Die Beweglichkeit wird eingeschränkter: Man muss unter Umständen einen Stock oder einen Gehwagen benutzen. Hilfe wird benötigt: Man fühlt sich beschämt ob der eigenen Hilflosigkeit und schämt sich, dass man überhaupt um Hilfe nachsuchen muss. Leistungsfähigkeit und Potenz nehmen ab. Blase und Darm funktionieren aufgrund von Krankheiten oder Operationen nicht mehr wie gewohnt und man kann ihre Funktionen nicht mehr so beherrschen wie zuvor: Manchmal werden Windeleinlagen notwendig. Insgesamt schon wirklich beschämende Situationen! Aber: Dürfen und müssen Ältere deswegen nicht mehr am Alltag und am öffentlichen Leben teilhaben? Oft fallen diese eingeschränkten Funktionen nicht auf, werden für unwichtig angesehen oder sogar akzeptiert. Meist ist es die eigene Angst vor den vermuteten Reaktionen der Umwelt, die zu ständigem Vermeiden und Rückzug führen.

Weiterhin schämen sich Ältere – insbesondere Frauen – ob ihrer »unangemessenen« Bedürfnisse, die entweder weiter bestehen oder sich erneut nach langem Verzicht regen. Diese Frauen wollen nach dem Tod des Partners »endlich ein ganz anderes Leben« führen, anderen Interessen und Aktivitäten nachgehen; wollen sich erneut schick kleiden, sich verwöhnen und Geld für sich ausgeben. Sie verlieben sich erneut und spüren – durchaus körperlich – ihre sexuellen Bedürfnisse. Sie schämen sich vor ihren Kindern, vor ihren Geschwistern, ihrem Freundeskreis ebenso wie vor dem Hausarzt, dem Seelsorger und vor den jüngeren Verkäuferinnen im Modegeschäft.

Wenn man sich als Älterer derart schämt, dass man nirgends mehr hingeht, seine eigenen Wünsche und Bedürfnisse weitgehend verleugnet und dazu noch ständig rot wird, stellt sich auch hier die Frage nach der *persönlichen Scham-Biografie:* Wo habe ich mich im Leben immer beschämt gefühlt? Welche Verhaltens- und Vorgehensweisen habe ich entwickelt, um beschämende Situationen zu vermeiden? Wichtig wird dann, mit der eigenen Umwelt darüber zu sprechen. Ebenso helfen Gespräche darüber auch mit Menschen, die von demselben Problem, derselben Störung und derselben Einschränkung betroffen sind. Wie gehen diese damit um? Welche Erfahrungen haben sie gemacht? Bei zu ausgeprägten Schamreaktionen kann eine Psychotherapie helfen. Bei innerlich »anklopfenden« Wünschen und Bedürfnissen wird wichtig, sich diesen zu stellen, selbst wenn man dabei rot wird. In dem Buch *Die Klatschmohnfrau* von Noëlle Châtelet (1997) weiß die 70-jährige Marthe sehr wohl, was anlässlich ihrer erneuten Verliebtheit die Farbe Rot und ihr Erröten bedeuten. Sie steht dazu und genießt die neue hoch befriedigende Lebenssituation.

## Älterwerden: Neid gestattet?

Als Neid wird ein von Missgunst bis Hass reichendes Empfinden gegenüber anderen Menschen wegen ihres Wohlergehens oder wegen bestimmter Werte (Besitz, persönliche Eigenschaften, Ruhm) angesehen. Bezogen auf das Älterwerden bedeutet es: »Diese andere, meist jüngere Person besitzt und genießt etwas, was mir so nicht mehr zur Verfügung steht – manchmal auch nie zur Verfügung stand!« Unterstellt wird dabei weiterhin, dass man allgemein als älterer Mensch benachteiligt ist oder von der Gesellschaft benachteiligt wird. Neid erlebt man meist zunächst in einer Zweierbeziehung, er kann sich aber später ausweiten. Wenn man die beneideten Vorzüge selbst nicht mehr gewinnen kann, wünscht man sich mit Schadenfreude, dass der oder die Beneidete sie auch nicht hat oder sie verliert.

Älterwerden bringt viele Eindrücke mit sich, die Neidgefühle bedingen können: allgemeiner Neid auf die *Jüngeren*, die offenbar all das haben, was man selbst nicht mehr hat wie ein makelloses Aussehen, Schönheit, einen beeindruckenden und verführerischen Körper, Kraft und Energie, Geld, Lebensmöglichkeiten ... Neid betrifft besonders das eigene Geschlecht. Ältere Frauen beneiden jüngere um ihre Lebens- und

Berufschancen, ihr Aussehen, ihre Möglichkeiten sexueller Wahlfreiheit, ihre Möglichkeit, noch Kinder zu empfangen und großzuziehen, um ihr Einkommen u. a. m. Ältere Männer beneiden jüngere Männer um ihr Aussehen und ihren Körper, ihre Leistungsfähigkeit und Kraft, ihrer Potenz u. a. m.

Nur allmählich begreift man während des Alterns, dass man diese Möglichkeiten, Fähigkeiten und körperlichen Eigenschaften trotz aller Bemühungen, Anstrengungen und Maßnahmen nie mehr bekommen wird. So wächst der Neid auf diejenigen, die all das haben und denen all dies »wie selbstverständlich« zugänglich ist. Noch schlimmer: Die Jüngeren begreifen gar nicht, welche Lebens- und Befriedigungsmöglichkeiten ihnen zur Verfügung stehen!

Häufiger vermischt sich der Neid mit Trauer. Diese erleben vor allem jene, die aufgrund ihrer zeitgeschichtlichen Prägungen selten oder nie bestimmte Erfahrungen machen konnten. Sie wuchsen unter völlig anderen Bedingungen auf als die heutigen Jüngeren. Vieles, was heute selbstverständlich ist, gab es damals nicht: insbesondere eine ungestörte Kindheit, das Erleben der (heute so selbstverständlichen) Pubertät (Körperpflege, Taschengeld, Kleidung, Freizeitmöglichkeiten), ebenso das Erwachsenwerden mit vielfältigen Lebensmöglichkeiten, verfügbarem eigenen Einkommen, sexuellen Wahlmöglichkeiten …

Ältere können auch auf andere Ältere Neid empfinden: Diese haben und können etwas, was sie selbst aufgrund ihrer Schmerzen, Behinderungen und Einschränkungen oder aufgrund von Trauer und Scham nicht mehr haben, sich nicht trauen oder nicht können!

Neid kann sich dabei zu Verbitterung, Vorwürfen und Hass steigern. Man zieht sich zurück und möchte mit den Beneideten nichts mehr zu tun haben und sagt vorher: »Wartet ab! Wenn ihr in mein Alter kommt, dann wird es euch mindestens genauso schlecht gehen – wahrscheinlich noch viel schlechter.« Während des Älterwerdens darf man neidisch sein. Wichtig ist allerdings, sich die Ursache bewusst zu machen. Nur dann kann man begreifen, was einem selbst früher versagt geblieben ist. Danach kann man anfangen, darüber zu trauern – oder sich zu freuen, dass diese Möglichkeiten der nachfolgenden Generation zur Verfügung stehen. Man kann die Jüngeren sogar unterstützen, ihre Lebensmöglichkeiten zu genießen. Umgekehrt werden auch Ältere von Jüngeren beneidet. Erinnern wir uns, dass wir während unseres jüngeren und insbesondere mittleren Erwachsenenalters die Älteren vielfältig beneideten: um ihre Freizeit und Freiheit, um ihr sicheres Einkommen, um ihre Reisen und Aktivitäten. Ihre körperlichen Einschränkungen, ihre Beschwerden, ihre Falten und ihre grau werdenden Haare fielen uns gar nicht so sehr auf – Haare kann man schließlich färben.

## Älterwerden: Lachen erlaubt?

Es ist erstaunlich, wie selten man Ältere heftig und herzhaft lachen sieht. Es geht nicht darum, andere Menschen auszulachen, sondern kräftig mitzulachen und über sich selbst lachen zu können. Offenbar verbieten es unsere Erziehung und unsere weitere Prägung als Erwachsene im Alter, herzhaft zu lachen. Inzwischen ist erforscht, dass Lachen und Humor wichtige Hilfsmittel in der Behandlung (auch schwer) depressiver Älterer darstellen. Als Humor versteht man die heitere Gelassenheit gegenüber den Unzulänglichkeiten der Welt, der Menschen und gegenüber den Schwierigkeiten des Alltags. »Man nimmt etwas mit Humor« oder »reagiert humorvoll«. Wahrscheinlich ist diese Fähigkeit eine der wichtigsten seelischen Fähigkeiten eines Menschen. Warum dürfen wir den Schwierigkeiten, der Unbill und den Ärgernissen des Alterns nicht auch mit Humor und Lachen begegnen? Besuche von Clowns helfen nicht nur im Kinderkrankenhaus, sondern ebenso auf altersmedizinischen Abteilungen, in Alten- und Pflegeheimen, die Stimmung zu heben. Können und dürfen wir uns gar nicht mehr daran erinnern, wie wir bei vielen Filmen aus der »guten alten Zeit« herzlich als Kinder und Jugendliche lachten? Warum erinnern wir uns nicht an die Filme von Charly Chaplin, Harald Lloyd, Buster Keaton, die Filme mit »Dick und Doof«, ebenso wie an die Trickfilme mit Mickey Mouse und Goofy bis hin zu Loriot und zu *Der Rosarote Panther*? Lachseminare werden nicht umsonst angeboten: Lachen hält gesund!

## 8.5 Aufgabe: Befriedigungsmöglichkeiten suchen

Diese Aufgabe besteht für alle Älteren, das heißt sowohl für Paare als auch für Alleinlebende. Befriedigungen stellen sich nicht von allein ein; sie ergeben sich nicht selbstverständlich oder können unausgesprochen erfüllt werden. Spätestens während des Alterns gilt es, diese Befriedigungen zu suchen und zu erproben wie auch sich dauerhaft um sie zu kümmern. Zentrale Voraussetzung dafür ist, sich im und mit dem eigenen Körper wohlzufühlen.

### Gewünschte Nähe

Körperliche Kontakte wie Kuscheln, Sich-aneinander-Schmiegen, Küssen, Umarmen, Hand in Hand spazieren gehen vermitteln Wärme, Geborgenheit, Sicherheit und damit Vertrauen, also Nähe. Öffentlich sieht man allerdings nur wenige ältere Paare, die vergnügt Hand in Hand oder sogar untergehakt spazieren gehen. Ebenso begegnet man kaum älteren Paaren, die sich beim Begrüßen und Verabschieden intensiv umarmen, die sich küssen und dabei immer noch anstrahlen. Schämen sie sich deswegen oder kommt das bei ihnen nicht mehr vor? Wie viel Raum und Zeit schafft man sich gemeinsam und bewusst dafür, sei es am Morgen, sei es am Tage, sei es am Abend vor dem Einschlafen? Gab es diese Gefühle nie oder sind sie verschwunden?

Nicht gleichwertiger Ersatz, aber ein gewisser Ausgleich für Alleinstehende: Wärme kann man sich auch selbst schaffen und gönnen – ein warmes Wohnzimmer, ein warmes Bett, ein warmes, genussvolles Bad, ein Besuch im Thermalbad wie auch Reisen (möglicherweise den ganzen Winter hindurch!) in südliche Länder stellen Möglichkeiten dar, sich regressiv zu verwöhnen.

Viele alleinlebende Ältere suchen Wärme und Nähe eher bei ihrem Hund oder ihrer Katze. Sie rechtfertigen ihr Verhalten damit, dass Tiere fast immer freundlich reagieren und ihre Zuwendung verlässlich ist. Dürfen oder können diese Älteren anderen Menschen gegenüber derartige Wünsche nicht mehr haben?

## Gemeinsame Mahlzeiten mit Spaß und Genuss!

Hier ist nicht die Quantität des täglichen Essens und Trinkens gemeint! Gefragt sind auch nicht Gewichtsabnahme und Diät! Über 60-Jährige haben hoffentlich ein ausreichend befriedigendes Verhältnis zu ihrem Gewicht gefunden, wenn dieses auch nicht immer hausärztlichen Idealvorstellungen entspricht!

Erinnern wir uns: Viele heute Ältere wuchsen in den entbehrungsreichen Jahren in der Endphase des Zweiten Weltkrieges und in der Nachkriegszeit auf und kennen daher nur zu gut Hunger, Mangel und einseitige Ernährung. Sie wissen bis heute um ihre Abneigungen. Diese reichen von der Gersten- und Steckrübensuppe über die Milchnudeln der Schulspeisung bis hin zum aufzuessenden Hering. Man aß schnell und dazu in Konkurrenz zu den anderen ebenso hungrigen Geschwistern, Schulkameraden oder Gruppenmitgliedern. Viel und kräftig essen bedeutete damals *wirklich* satt zu werden und die altbekannten Hungergefühle zu vermeiden. Daher vermitteln bis heute eine gut gefüllte Speisekammer oder ein gut gefüllter Kühlschrank ein sicheres Gefühl – man kann bei Hunger zu jeder Tages- und Nachtzeit essen! Diese Hungerzeiten sind jetzt für die meisten Älteren endgültig vorbei.

Warum wird genussvolles Essen und Trinken für das eigene Altern besonders wichtig? Ernährungswissenschaftler und Ärzte beklagen seit Langem, dass Menschen im höheren und erst recht im hohen Alter zu wenig und zu einseitig essen sowie zu wenig trinken. Die in der ärztlichen Praxis, in der Klinik und bei der Pflege beobachtbaren Folgen sind eindeutig: Unterernährung, Mangel an Vitaminen und Spurenelementen sowie Austrocknung. Dies beruht auf einer unzureichenden Nahrungsaufnahme (man isst zu wenig und zu einseitig), ungenügender und wenig anregender Nahrungsverarbeitung im Körper (zu schnelles Essen, eingeschränkte und gestörte Kaufunktionen, eingeschränkte bis fehlende Produktion von Magensaft, Gallensaft und Bauchspeichelsekret) und auf schlecht zubereiteter, einseitiger und mit wenig Gewürzen versehener Nahrung. Oft müssen außerdem noch zusätzlich Diätvorschriften (z. B. bei einer Zuckerkrankheit, Herz- und Gefäßerkrankungen, Gicht) eingehalten werden. Wem schmeckt es dann überhaupt noch? Wer isst dann gerne und mit Genuss?

Gerade deswegen ist es spätestens jetzt sinnvoll, zu lernen, wie man genussvoll isst, um auch hierbei eine lang anhaltende und ausreichende Befriedigung zu erleben. Am Anfang steht der gemeinsame Einkauf. Auge, Mund und Nase essen mit und werden durch Einkaufen in den verschiedenen Läden oder auf dem Markt angeregt. Man trifft andere Menschen. Man wird über neue Kochrezepte sowie Angebote informiert. Und bei einer Kostprobe ist es oft möglich zu untersuchen, was einem schmecken könnte. *Gemeinsames* Vorbereiten und möglichst auch *gemeinsames* Kochen stellen nicht nur ein weiteres *gemeinsames* Tun dar, sondern regen auch zum Auswählen der Zutaten, zum Probieren und Abschmecken an. Dann kann das *gemeinsame* Essen an einem schön und gepflegt gedecktem Tisch in Ruhe und mit Muße folgen. Vielfältige Gewürze sparen Salz und wirken appetitanregend. Gemeinsam kann heißen: zusammen mit Partner oder Partnerin, mit Freund, Freundin oder einem Bekanntenkreis.

Wenn man schon darüber nachdenkt, sich anders und hoffentlich »altersgerechter« einzurichten, könnte auch ein *gemeinsamer* Raum für Küche und Essplatz sinnvoll sein; der befürchtete Essensgeruch wird wirkungsvoll durch kräftige Abluft entfernt. Empfehlenswert sind bequeme Sitze, auf denen man auch nach dem Essen noch gerne sitzen bleibt. Die Kombination von Küche und Essplatz ermöglicht es bei Essenseinladungen, dass das »Küchenpersonal« am Gespräch teilnehmen kann. Gerne kochen auch mehrere zusammen. Die sich dabei ergebenden »Nebeneffekte« werden immer noch deutlich unterschätzt:

- ➢ Man kann sich dafür Zeit nehmen und isst mit Muße. Essen und Trinken werden für wichtig und befriedigend angesehen.
- ➢ Gemeinsam zu essen, insbesondere mit Gästen (Freunde, Verwandte), schafft weitere Kontaktmöglichkeiten und regt wiederum zum Essen an. Außerdem könnte man zur Abwechslung auch einmal wieder gemeinsam Essen gehen.
- ➢ Zusätzlich können Männer üben, sich mit Haushaltsdingen zu befassen. Dabei lernen sie auch, sich (zumindest vorübergehend)

> selbst zu versorgen, beziehungsweise entdecken sie die Freude am Kochen – einer schöpferischen Arbeit!

Bei derartigen Vorschlägen wird immer auf höhere Kosten hingewiesen. Das stimmt. Die entscheidenden Fragen lauten aber: Inwieweit will ich mich und uns verwöhnen? Wie viel Geld, Zeit und Interesse will ich für diese Befriedigungen aufwenden? Gerade dieses müssen viele der heutigen Älteren erst mühsam lernen.

Essen wird manchmal als »Erotik des Alters« bezeichnet. Sollen Essen und Trinken im und für das eigene Altern wirklich die Sexualität ablösen?

## Sexualität – use it or lose it?

Verfolgt man die derzeitigen Diskussionen in den Massenmedien über Sexualität im Alter und ihre filmische Darstellung, so entsteht der Eindruck, dass Sexualität selbstverständlich dazugehört, ja sogar dass sie eigentlich »verpflichtend« ist. Aktuelle Untersuchungen sprechen außerdem dafür, dass sich immer mehr über 60-Jährige sexuelle Befriedigung wünschen und sie suchen. Sie finden aber mit zunehmendem Alter immer weniger Befriedigungsmöglichkeiten (Krankheiten, alleinlebend, Trennung oder Verwitwung).

> Bei einer repräsentativen Untersuchung in der deutschsprachigen Schweiz im Jahre 2000 hatten in der Altersgruppe der 65- bis 74-Jährigen fast alle Männer und die überwiegende Mehrheit der Frauen sexuelle Wünsche und Bedürfnisse nach Geschlechtsverkehr. Bei den Männern bestanden intime Kontakte zu 94%, Geschlechtsverkehr zu 72% und Selbstbefriedigung zu 54%. Bei den Frauen bestanden intime Kontakte zu 63%, Geschlechtsverkehr zu 42% und Selbstbefriedigung zu 38%. Obwohl ihre sexuellen Wünsche fortbestanden, erfolgte bei Frauen ein starker Rückgang der sexuellen Aktivitäten, wohl als Folge des Mangels an Partnern und Möglichkeiten (Bucher, 2005).

Andere Ältere zeigen dagegen kein Interesse mehr an Sexualität. Die Überschrift »use it or lose it« = »Nutze sie oder gib sie auf« muss daher dahingehend ergänzt werden: »Entscheidet euch dafür oder dagegen, das aber bewusst!« Warum? Entscheidungen verlangen Wissen: Was wissen wir über die Veränderungen in der Sexualität bei Frau und Mann? Bei den Frauen zeigt sich während ihres Alterns eine deutliche Abnahme weiblicher Hormone: Die Werte des Hormons Östrogen fallen schon während der Wechseljahre deutlich ab. Bei den Männern verringert sich der Anteil männlicher Sexualhormone; dieser Vorgang erstreckt sich allerdings über einen sehr langen Zeitraum. Normalerweise handelt es sich nicht um ein »Klimakterium virile« (männliche Wechseljahre), das durch die Gabe des Hormons Testosteron behandelt werden müsste. Bei den Frauen wird die Scheidenwand dünner; Länge, Breite und Elastizität der Scheide nehmen (in unterschiedlichem Ausmaß) ab. Ebenso verringert sich das Feuchtwerden der Scheide. Dadurch kann der Geschlechtsverkehr erschwert und zu einem unangenehmen, manchmal sogar schmerzhaften Vorgang werden. Die Frau kann jedoch unverändert mehrere Orgasmen hintereinander erleben.

Bei den Männern entwickelt sich die Versteifung des Gliedes langsamer und sie erreichen auch erst später den Höhepunkt. Die Versteifung des Gliedes ist häufig nicht mehr so hart, stark und dauert nicht mehr so lange wie früher. Der Orgasmus des Mannes – wenn es überhaupt dazu kommt – ist meist weniger ausgeprägt. Es dauert wesentlich länger, teilweise tage- oder wochenlang, bis eine Wiederholung möglich wird.

Diese normalen Veränderungen bewirken auch Veränderungen des Aussehens der Geschlechtsorgane. Die Schamlippen der Frau verlieren durch den Alterungsvorgang an Festigkeit, die fetthaltige Erhebung über dem Schambein wird flacher und die Schambehaarung spärlicher und ebenfalls grau bis weiß.

Das Glied eines älteren Mannes wirkt schlaffer und meist auch kleiner. Aufgrund der nachlassenden Spannung in der Muskelhaut des Hodensackes hängen die dazugehörigen Hoden tiefer. Das Schamhaar ist nicht mehr so dicht. Es verliert einen Teil seiner Krause und wird entsprechend den Veränderungen des Haupthaares ebenfalls grau bis weiß.

Frage: Welche dieser Veränderungen sind mir bisher aufgefallen und haben mich am meisten beschäftigt?
Frage: Welche dieser Veränderungen haben mich am meisten gekränkt und dazu in meinem Selbstwertgefühl getroffen?
Frage: Aufgrund welcher Veränderungen habe ich mich vor meiner Partnerin oder meinem Partner besonders geschämt?
Frage: Inwieweit beeinflussen diese Veränderungen meine jetzige Sexualität?

## Einschränkungen?!

Als organische Ursachen sexueller Störungen zeigen sich in der ärztlichen Praxis am häufigsten schwerere Allgemeinerkrankungen, Entzündungen und Durchblutungsstörungen. Langanhaltende und deutlich beeinträchtigende Allgemeinerkrankungen, insbesondere Krebserkrankungen, rheumatische Erkrankungen, Nieren- und Lebererkrankungen, führen – nicht selten als Ausdruck einer depressiven Verstimmung – zu einer Abnahme von Triebwünschen und nachfolgend auch zu sexuellen Funktionsstörungen. Jede entzündliche, tumoröse, traumatische oder operative Beschädigung der Nervenzentren oder Nervenbahnen kann sexuelle Funktionsstörungen verursachen. Dies betrifft insbesondere eine mögliche Prostataoperation. Arteriosklerotische Veränderungen in den Blutgefäßen des Beckenbodens oder des männlichen Gliedes (als Ausdruck einer allgemeinen Arteriosklerose, eines Bluthochdruckes oder einer Zuckererkrankung) können beim Mann Erektionsstörungen bedingen. Charakteristisch dafür sind ein schleichender Beginn, ein Ausbleiben der nächtlichen und morgendlichen Spontanversteifung des Gliedes sowie ein Verlust der Versteifung bei Selbstbefriedigung. Von einer Vielzahl von Medikamenten ist heute bekannt, dass sie hemmende Wirkung auf die Sexualfunktionen haben können, so insbesondere Mittel gegen hohen Blutdruck, Beruhigungs- und Schlafmittel sowie Psychopharmaka und Drogen. Ein Blick auf den »Waschzettel« der Medikamente weist auf entsprechende Nebenwirkungen hin; ein Gespräch darüber mit den behandelnden Ärzten ermöglicht es häufig, die Dosis zu verringern oder das Medikament zu wechseln.

### Vorbilder?

Beziehungen und Sexualität während des Alterns – welche Vorbilder stellten die vorangehenden Generationen (vermittelt durch Großeltern, Eltern, Schwiegereltern und andere ältere Paare) überhaupt und dazu wie zur Verfügung?

Beide Weltkriege sowie die früher nicht bekämpfbaren Infektionskrankheiten bewirkten, dass viele vor 1944 Geborene keine Chance hatten, überhaupt Paare während ihres Alterns kennenzulernen. Die 1,7 Millionen Kriegswitwen des Zweiten Weltkrieges hatten – wie beschrieben – meist keine Aussicht mehr, einen neuen Partner zu finden. Selbst wenn Paare aus der Generation der Eltern und Schwiegereltern ihr höheres Alter gemeinsam erlebten, zeigten sie doch häufig eine schwierige, konfliktträchtige und enttäuschende Beziehung. Trennen muss man dabei allerdings zwischen den Fantasien der Jüngeren über das Sexualleben der Älteren und den Aussagen der Älteren selbst. Bekannt ist die Fantasie Jüngerer, dass möglicherweise zwar andere Ältere noch eine befriedigende Sexualität leben, aber *ihre* älteren Eltern auf keinen Fall. Diese Fantasie entwickelte sich schon früh in der Kindheit und hält lebenslang vor. Man will, kann und darf sich offenbar nicht vorstellen, dass die eigenen Eltern überhaupt eine und dazu noch anhaltend befriedigende Sexualität haben. Diese Fantasie ist ein früh geschaffenes, unbewusstes (ödipales) Verbot, sich mit dieser Seite des elterlichen Zusammenlebens zu befassen. Als Vergeltung billigt man den eigenen Älteren derartige Bedürfnisse nicht (mehr) zu!

Bestimmt war es früher wenig üblich, dass Ältere Nähe, Zärtlichkeit, Küsse und weitere Hinweise auf erlebte Sexualität in der familiären Öffentlichkeit zeigten. Fehlten diese Hinweise völlig, so schlossen Jüngere fälschlicherweise auf eine fehlende Sexualität der Älteren. Unüberhörbar waren dagegen deutliche Anspielungen auf sexuelles Desinteresse, erfolgte Ablehnung, »unziemliches« Begehren und Seitensprünge.

Vermutlich haben die meisten der heute Älteren von den Vertretern der vorangehenden Generation kein anregendes Bild erfüllter Sexualität vermittelt bekommen.

## Sexualität: Vorgeschichte, Reaktionen, Erfahrungen und Wünsche

Frage: Welche Bedeutung hatte Sexualität bisher für mein Leben? Hat sie mich aufgrund meiner Kinderwünsche, der Wünsche meines Partners/meiner Partnerin interessiert oder war sie mein eigenes Bedürfnis?

Frage: Welche sexuellen Bedürfnisse, Fantasien und Wünsche habe ich zurzeit? Wie intensiv möchte ich sie erleben und leben? Kann ich über meine derzeitigen sexuellen Bedürfnisse, Fantasien und Wünsche mit meinem Partner oder meiner Partnerin reden?

Frage: Wie hat sich die Sexualität mit diesem Partner/dieser Partnerin entwickelt und wie befriedigend ist sie zurzeit?

Frage: Wie stelle ich mir meine/unsere Sexualität in Zukunft vor und welche Veränderungen müssten erfolgen?

Frage: Kann ich mich selbst befriedigen? Welche Fantasien habe ich dabei?

Frauen erleben sich durch die bereits geschilderten normalen körperlichen Veränderungen, insbesondere durch jene von Brust, Po, Bauch und Hüften, tief gekränkt. Sie empfinden sich oft nicht mehr als attraktiv, begehrenswert und sexuell verführerisch. Männer stören sich weniger an diesen körperlichen Veränderungen. Sie leiden stärker an ihren langsam verlaufenden, aber immer unübersehbareren Veränderungen ihrer Potenz. Noch schlimmer, wenn ausgeprägte Störungen auftreten.

Oft bewirkt der Blick in den Spiegel, dass man sich jetzt erst recht gekränkt, beschämt und tief verunsichert erlebt. So traut man sich in der

Partnerschaft häufig nicht, weder über die eigene Situation zu sprechen noch darüber, wie man die Veränderungen seines Gegenüber wahrnimmt. Und was diese Veränderungen für die gemeinsame Sexualität bedeuten, wird ebenfalls nicht ausgesprochen.

Wenn sexuelle Bedürfnisse bisher für die Frau nur geringen Stellenwert (teils aufgrund von belastenden bis traumatisierenden Erlebnissen) hatten, dienen diese wahrgenommenen Veränderungen oft unbewusst zu einer weiteren und verstärkten Abwehr der Sexualität: Die Frau hält es für »ausgestanden« und »endlich vorbei«. Entsprechend erklärt sie dann weiter bestehende männliche Bedürfnisse für »anormal« oder sogar »pervers«. Zunehmend asexuell wirkt eine Frau dann oft eher geschlechtsneutral und verkörpert schließlich eine »Matrone«, also eine ältere, Gesetztheit und Würde ausstrahlende mütterliche Frau.

Andere Frauen erleben, wie gekränkt und beschämt ihre Männer auf Potenzstörungen reagieren. Sich verständnisvoll anpassend vermeiden sie es, überhaupt noch sexuelle Bedürfnisse zu zeigen. Dadurch wollen sie ihren Männern beschämende Situationen ersparen. Damit schläft bei diesen Paaren die Sexualität ein. Andere Frauen, die ebenfalls beschämt und gekränkt sind, stehen unverändert zu ihren sexuellen Bedürfnissen und versuchen, darüber zu sprechen und sie zu befriedigen.

Die Reaktionen der Männer auf Potenzprobleme sind vielfältig, wie es Zeitungsartikel, Rundfunk- und Fernsehdiskussionen sowie Witze deutlich machen. Männer versuchen durch Einnahme entsprechender Medikamente (aktuell Viagra, Cialis, Levitra) ihre Potenz zu erhalten. Diese Medikamente werden oft ohne Wissen der Partnerin eingenommen, geschweige denn in Abstimmung mit ihr. Manchmal wird nach jahrelanger Abstinenz erneut Sexualität gewünscht oder eingefordert. Die Partnerinnen reagieren dann verständlicherweise verärgert und ablehnend. Männer vergessen dabei, dass sexuelles Begehren zunächst als *Fantasie* entsteht; erst diese bewirkt nachfolgend die Erektion. Fehlt diese Fantasie, nützen alle diese (schon wirksamen) Medikamente nichts!

Weitere bekannte Reaktionen der Männer auf ihre Potenzstörungen sind: zunehmende Selbstbefriedigung, Sexfilme, eine jüngere Partnerin oder eine kurze oder länger dauernde Nebenbeziehung. Andere Männer erklären wiederum ihre sexuellen Bedürfnisse für »unwichtig« oder »nicht mehr notwendig«, gerade in langfristigen Beziehungen.

Nur selten wird allerdings über die (gemeinsame) Sexualität gesprochen. Beide Partner können entscheiden, dass sie als Paar keine Sexualität mehr brauchen und sie aufgeben. Beide können entscheiden, dass sie unverändert wichtig ist. Sie können dann gemeinsam überlegen, welche Wünsche und Bedürfnisse bestehen und wie sie diese verwirklichen können.

## Befriedigende neue Beziehungen

Die Aufgabe, sich gemeinsam Befriedigung zu suchen, stellt sich selbstverständlich auch für erst während des Alterns eingegangene »neue« Beziehungen. Zunächst erscheint die Aufgabe leicht. Beide Partner können neu beginnen; sie müssen keine lange Beziehungsvorgeschichte berücksichtigen. Sie wissen um frühere Schwierigkeiten, Konflikte, Enttäuschungen und wissen daher meist genau, was sie dieses Mal anders machen wollen. Unbelastet durch eine lange Vorgeschichte besteht von Neuem die Chance, gezielt Befriedigungen zu suchen und umzusetzen. Dennoch bringen beide Partner ihre persönliche Vorgeschichte in die neue Beziehung mit ein. Dazu zählen Konflikte, Probleme, neurotische Verhaltensweisen, Ansichten über männliches und weibliches Verhalten sowie bisher unerfüllt gebliebene Wünsche. Zeigen sich in der neuen Beziehung Schwierigkeiten, so wird diese (oft zu) schnell mit früheren Beziehungen verglichen. Gerade wenn die erste Partnerschaft durch Tod endete, werden Verstorbene idealisiert.

Diese jeweiligen Vorgeschichten bedingen, dass man sich wie schon früher seiner Wünsche und Bedürfnisse gehemmt erlebt und sich auch so verhält. Man schämt sich seiner Nacktheit im Alter. Man schämt sich, Nähe, Zärtlichkeit und eigene Bedürfnisse vor den jeweils anderen Kindern, Enkelkindern und auch Verwandten zu zeigen und fürchtet entsprechende Ablehnung.

Wenn man derartige Reaktionen bei sich oder bei dem anderen spürt, dann ist es besonders wichtig, darüber zu sprechen und sich gegebenenfalls gemeinsam Hilfe zu suchen (siehe Kapitel 6.3). Die (noch) zur Verfügung stehende Lebenszeit ist viel zu kurz, um zu schnell den Mut zu verlieren.

### Was ist für die Sexualität förderlich?

Wie kann jetzt in der Partnerschaft Sexualität erhalten und wieder verbessert werden? Beide Partner müssen sich zuerst jeder für sich allein und dann gegenseitig über die körperlichen Veränderungen sowie über bestehende Krankheiten und Behandlungsfolgen informieren. Das ist keine Frage von Schicht und Bildung. Unabdingbar müssen Krankheiten systematisch und langfristig behandelt werden. Ebenso werden Informationen über störende Nebenwirkungen von Medikamenten benötigt – gegebenenfalls auch über Möglichkeiten einer Dosisverringerung und eines Wechsels. Man ist immer wieder verblüfft, wie wenig ältere Paare darüber Bescheid wissen.

Weiterhin förderlich für Sexualität sind: geeignete Tageszeit und anregende Atmosphäre. Berufstätigkeit und Kinder erzwangen früher, sexuelle Aktivitäten auf den späten Abend oder das Wochenende zu verlegen. Am ausgeruhtesten und entspanntesten ist man jedoch am Morgen. Erweisen sich das Schlafzimmer und insbesondere das Bett als wirklich anregend und geeignet (Größe, Höhe, Matratzenfestigkeit und Bequemlichkeit)? Werden auch diese Aspekte wirklich mitberücksichtigt, wenn man renoviert, umzieht oder sich »altersgerechte« Möbel kauft?

Trotz aller kränkender, beschämender körperlicher Veränderungen bleibt selbstverständlich (möglicherweise erst recht) die Aufgabe der systematischen, regelmäßigen Körper- und Mundpflege. Ganz zu recht umarmen und küssen Frauen ungern Männer, die aus dem Mund riechen und insgesamt ungepflegt sind. Die häufig bevorzugte, schon lang benutzte und »so praktische« weiße oder beigefarbene Unterwäsche, die noch lange halten wird, ist nicht gerade verführerisch. Warum wird so oft auf gut sitzende, anregende Unter- und Nachtwäsche verzichtet? Auch am Tage könnten beide gepflegt und schick auftreten. Dies ist in der Regel nicht so sehr eine Frage des Geldes, sondern eher eine Frage des Auf-sich-Achtens und der Rücksichtnahme auf den anderen.

Weiß jeder wirklich von dem anderen, was ihn aktuell sexuell stimuliert, was ihn irritiert oder was ihn beispielsweise hemmt? Selbstverständlich können sich auch während des Älterwerdens sexuelle Wünsche und Vorlieben ändern. Öfter brauchen Mann und Frau ein längeres Vorspiel und ebenso für ihre Erregung eine längere gegenseitige Stimulation mit der Hand. Bei trockener Schleimhaut helfen Gleitmittel aus der Apotheke.

Wo kann man sich Rat und Hilfe holen? Trotz Peinlichkeit und Beschämung gilt es, einzeln oder zu zweit darüber mit einem Arzt aus den Fachgebieten Urologie und Gynäkologie zu sprechen. Wichtig ist es, sich vorher zu erkundigen, ob die betreffenden Ärztinnen bzw. Ärzte über diese Thematik bei Älteren Bescheid wissen, also ob sie diesbezüglich fortgebildet sind. Vielen Ärztinnen und Ärzten ist es umgekehrt peinlich, ihre älteren PatientInnen auf das Thema Sexualität anzusprechen. Erfreulicherweise entstehen heute, zumindest in einigen Großstädten, Gemeinschaftspraxen, um bei diesen so unterschiedlichen und vielfältigen Aspekten gerade Paare gut zu beraten und zu behandeln. Bei seelischen Problemen können Sexual-, Familien- und Paar- sowie Altenberatungsstellen helfen ebenso wie PsychotherapeutInnen.

»Use it or lose it« – es ist eine entscheidende gemeinsame Aufgabe für alle Paare, sich eigene Befriedigungsmöglichkeiten zu erhalten.

## Alleinlebend: Keine Befriedigungsmöglichkeiten mehr?

Bei schon länger alleinlebenden Menschen mittleren Alters nimmt man gewöhnlich an, dass sie mit dieser Situation auf Dauer immer besser zurechtkommen. Sie wirken durch ihre berufliche Tätigkeit »ausgefüllt« und haben gelernt, ihren Alltag (Versorgung, Wohnung, Finanzen) selbstständig in die Hand zu nehmen. Sie haben zum Teil soziale und familiäre Verpflichtungen und gehen vielfältigen Interessen und Aktivitäten nach. Sie scheinen um ihre Wünsche und Bedürfnisse genau zu wissen und befriedigen sie zumindest an Wochenenden (oder im Urlaub). Ihre berufliche Tätigkeit, diverse soziale Aktivitäten und ihre fortbestehende familiäre Einbettung brachten und bringen ihnen entsprechende Anerkennung.

Das (angestrebte oder erzwungene) Ausscheiden aus dem Arbeitsprozess verlangt allerdings eine Antwort auf die Frage: Wie lebe ich während meines Alterns allein weiter? Wo und wie finde ich zukünftig meine Befriedigungen?

Diese Fragen betreffen all jene, die jetzt im Alter allein leben, vor allem allerdings die Frauen.

Älter werdende Männer befinden sich noch immer in einer Minderheitsposition, wenngleich ihre Zahl insgesamt gesehen ansteigt: Der letzte von den Kriegsverlusten in Deutschland und Österreich stark betroffene Jahrgang 1924/1925 ist inzwischen 90 Jahre alt. Die Zahl der alleinlebenden älteren Männer nimmt jedoch zu, da immer mehr Frauen nach dem 50. Lebensjahr Trennungen suchen. Dazu billigt die Gesellschaft aufgrund der doppelten Botschaft über das Altern Männern in puncto neue Beziehungen, späte Selbstverwirklichung und Sexualität größere Freiräume zu.

Auf der Grundlage zahlreicher Einzelbeobachtungen und durchgeführter Psychotherapien von betroffenen Frauen lassen sich unterschiedliche Formen des Umgangs mit der Frage des Alleinlebens beschreiben: Ein Teil der älter werdenden Frauen nimmt an, dass ihr Leben weiterhin wie gewohnt verläuft, wenn auch unter weniger Druck, Stress, Beanspruchung und Verpflichtungen; die bisher genutzten Befriedigungsmöglichkeiten stehen, dies also die Annahme, selbstverständlich unverändert und hoffentlich in noch größerem Umfang weiterhin zur Verfügung.

Ein anderer Teil erlebt sich resigniert, bedrückt und innerlich leer. Bisher gut funktionierend, kümmerten sich diese Frauen selbstlos um die Familie oder sozial benachteiligte Gruppen; eigene Wünsche und Bedürfnisse blieben ihnen unbekannt. Wiederum andere wissen um ihre lebenslang immer wieder aufgeschobenen Wünsche und Bedürfnisse. Sie wissen aber nicht, wie diese verwirklicht werden können. Ein weiterer Teil der Frauen erlebt auf einmal tief beunruhigende (Trieb-)Impulse. So verschlingen sie plötzlich mit Heißhunger große Mengen Süßigkeiten, sitzen stundenlang vor dem Fernseher oder vernachlässigen ihre bisherigen Ordnungsprinzipien für Haushalt, Wohnung und Lebensführung. Bewusst gewählt sind diese Verhaltensweisen jedoch nicht. Vermutete (Selbst-)Diagnosen eines hirnorganischen Abbaus oder einer entsprechenden körperlichen Erkrankung bestätigen sich nicht. Sich nur versteckt äußernde sexuelle Bedürfnisse wie Juckreiz am ganzen Körper oder Juckreiz und andere Sensationen in der Genitalgegend, Erröten oder Erregungen werden als unwichtig eingestuft, verdrängt oder zumindest bezüglich ihrer Bedeutung abgewertet.

Viele der Frauen kennen ihre sexuellen Bedürfnisse und Wünsche. Sie versuchen daher, sie sich nachhaltig und intensiv zu erfüllen – aber nur im Urlaub, während des Auslandsaufenthalts und damit gut versteckt vor der häuslichen und familiären Umwelt und dem Freundeskreis. Aus psychoanalytischer Sicht lassen sich diese Reaktionen und Verhaltensweisen als Abwehr von (Trieb-)Impulsen verstehen.

Die nicht nur für Alleinlebende so wichtige Möglichkeit der Selbstbefriedigung wird – wenn überhaupt – nur verschämt erörtert. Noch Anfang der 50er Jahre galt sie als verpönt und verwerflich bei Androhung einer »Rückenmarkserweichung«. In der Erziehung versuchte man sie daher möglichst zu unterdrücken. Dazu kam die damalige (lange Zeit hoch wirksame) Ansicht der katholischen Kirche, dass Sexualität überhaupt nur zur Kinderzeugung gestattet sei. Entsprechend wurde im Beichtstuhl die Sexualität Älterer und insbesondere deren Selbstbefriedigung als zu büßende Sünde angesehen. So verwundert es nicht, dass gerade ältere Frauen diese Möglichkeit deutlich seltener als Männer nutzen. Umso wichtiger wäre es, sie entsprechend zu informieren und zu beraten. In gleicher Form verbieten derartig verinnerlichte sexuelle, moralische und religiöse Erziehungsnormen bis auf den heutigen Tag vielen älteren Frauen entsprechende Wünsche (z. B. Triebbefriedigungen), die gleichzeitig dem eigenen bisher hoch gehaltenen Selbst- und Idealbild widersprechen.

Das Ausmaß der dabei bestehenden Schwierigkeiten und Konflikte lässt sich schwer abschätzen. Aufgrund zahlreicher psychotherapeutischer Behandlungen lässt sich vermuten, dass ein größerer Teil der häufiger anzutreffenden leichteren depressiven Verstimmungszustände und funktionellen Störungen darauf zurückzuführen sind – gerade bei alleinstehenden älteren Frauen

Der erste Schritt für befriedigtes Älterwerden heißt deshalb für Alleinlebende, sich der eigenen Wünsche und Bedürfnisse bewusst zu werden: Voraussetzung dafür ist es, sich um den eigenen Körper zu kümmern und darauf zu achten, dass man sich in ihm wohlfühlen kann. Nur ein gesunder Körper kann die für Befriedigungen nötigen Körperfunktionen bereitstellen; wichtig sind insbesondere schmerzfreie Beweglichkeit, Leistungsfähigkeit, die Fähigkeit des Hörens, Sehens, Riechens und Schmeckens.

Alleinstehende haben für ihr Alter die Aufgabe, sich bewusst und gezielt um Befriedigungsmöglichkeiten zu bemühen und auf andere Menschen zuzugehen. Heute bestehen dafür mehr Chancen als je zuvor. Die Forderung lautet: Werde selbst aktiv!

## 8.6 Aufgabe: Beziehungen erhalten und gestalten

Um unsere Bedürfnisse nach Gemeinsamkeit, Nähe und Vertrautheit, Zuspruch, Austausch und Unterstützung immer wieder und lebenslang zu befriedigen, benötigen wir zwischenmenschliche Beziehungen. Vereinsamen wir während unseres Alterns, besteht zum Beispiel ein hohes Risiko, eine Altersdepression zu bekommen oder früher an einer Demenz zu erkranken!

In der Kindheit stützten wir uns auf sichere, verlässliche und befriedigende Beziehungen in und zu unserer Familie, in die wir »unentrinnbar« hineingeboren wurden. Wir haben erwartet, dass sie uns bei Bedarf lebenslang so zur Verfügung stehen wird – insbesondere dann, wenn es uns schlecht gehen würde. Seit der Pubertät distanzierten wir uns zunehmend von der Familie, um selbstständig und damit unabhängig unser Leben zu gestalten. Wir wollten nun Beziehungen nach eigenen Wünschen schaffen.

Im mittleren Lebensalter bestanden vielfältige – auch familiäre – Beziehungen. Zu den schon lange bestehenden, vertrauten, ungefähr *gleichaltrigen* Beziehungen zählten die zu Geschwistern sowie zu Vettern und Cousinen. Weitere ergaben sich durch unsere Partnerbeziehung (deren Familie, Freundschaften und beruflichen Kontakte), aufgrund unseres eigenen Berufes und unserer Freizeitaktivitäten. Langjährige Freundschaften können bereits aus der Schulzeit, Ausbildungszeit oder dem Sportclub stammen. *Familiär* erlebten wir uns in diesem Lebensalter zunehmend in der »Sandwich-Position«: Die ältere Generation (Eltern, Schwiegereltern, ältere Verwandte) forderte mehr an Kontakt wie auch Unterstützung, Versorgung bis hin zur Pflege. Die jüngere Generation (Kinder, Schwiegerkinder sowie Neffen und Nichten) erwartete Hilfe und Unterstützung. Enkelkinder verlangten zusätzlichen Einsatz. Unsere Beziehungsfähigkeit wurde vielfältig eingefordert: als Partnerin oder Partner, Schwester oder Bruder, Verwandter, Schwägerin oder Schwager, Berufskollege oder Vereinskamerad(in), Sohn oder Tochter, Vater oder Mutter und möglicherweise schon als Großvater oder Großmutter.

Kennt man als Außenstehender mehrere Generationen einer Familie, so erlebt man oft eine sich wiederholende irritierende Situation: Die jeweils Älteren beklagen sich bei den Jüngeren, dass sie gefühlsmäßig und real zu wenig (zurück)bekommen. Die jeweils Jüngeren vermissen Hilfe und haben den Eindruck, dass zu viel von ihnen erwartet beziehungsweise verlangt wird. Dementsprechend erwarten die heute Älteren, dass ihre Kinder sie häufiger besuchen, sie aufgrund der beruflichen Kompetenz beraten und ihnen bei Bedarf helfen. Die heute sich im mittleren Lebensalter Befindlichen stöhnen angesichts ihrer vielfältigen Aufgaben in Beruf und Familie über diese (An-)Forderungen. Sie erwarten das aber selbstverständlich auch von ihren gerade erwachsen werdenden beziehungsweise erwachsen gewordenen Kindern.

Trotz verständlicher eigener Wünsche lautet die Anforderung an die jeweils Älteren, sich zurückzuerinnern und sich in die Lage der jeweils Jüngeren zu versetzen: »Was habe ich (haben wir) damals von unseren Älteren (Eltern und Schwiegereltern) an Hilfe erwartet und wodurch fühlten wir uns überfordert?« Beklagt wird außerdem, dass die jeweils Älteren entweder zu viel oder aber in der Regel zu wenig über ihre Entwicklung, ihre Erfahrungen und Kindheitserlebnisse erzählt hätten. Stereotyp hört man nach dem Tod der ältesten Generation vonseiten der Jüngeren den Selbstvorwurf »Hätte ich doch mehr gefragt!« und den Kummer über verpasste Gelegenheiten: »Wie gerne hätte ich noch über bestimmte Ereignisse und Schwierigkeiten von früher gesprochen.«

Die Jüngeren sind in der Regel froh, wenn die jeweils Älteren allein zurechtkommen und keine Anforderungen stellen. Trotz dieser vielfältigen und gleichzeitig kaum veränderbar erscheinenden Familienbeziehungen müssen wir uns gerade bemühen, unsere bestehenden Beziehungen bewusst für unser Altern zu gestalten – und diese gegebenenfalls auch zu erweitern! Warum?

### Die Zahl unserer Beziehungen verringert sich

Die Zahl der beschriebenen vielfältigen Beziehungen verändert sich mit dem Altern oft schnell und nachhaltig. Scheidet man aus dem Berufsleben aus, entfällt das berufliche Kontaktnetz. Die Gleichaltrigen gehen ebenso bald in Rente oder Pension. Die Jüngeren haben mit sich selbst zu tun. Sie sind am Wohlergehen der Älteren vielleicht interessiert, haben jedoch keine Zeit für sie. Teilweise warten sie auch schon auf die frei werdende Position.

Die noch lebenden Eltern und ebenso die noch lebenden Schwiegereltern(teile) benötigen immer mehr an Unterstützung, Versorgung und sogar Pflege. Wenn überhaupt lebt nur ein Teil der Kinder in der Nähe. Zunehmend eingeforderte berufliche Flexibilität und Mobilität führen häufig dazu, dass sie weit entfernt und teilweise sogar im Ausland schwer erreichbar leben.

Die Beziehungen zu Geschwistern, Vettern/Cousinen und Schwägerinnen/Schwagern bleiben bestehen und ebenso die zu den langjährigen FreundInnen. Für diese gleichaltrige Gruppe wird allerdings wahrscheinlich, dass Behinderungen aufgrund von Krankheiten sowie eine zunehmende Hilfs- und Pflegebedürftigkeit allmählich die Kontaktmöglichkeiten verringern; auch von ihnen sterben immer mehr. Im Verein kann man lange bleiben; den »Senioren« werden allerdings nur noch bestimmte Funktionen zugedacht.

Jene Männer, die fast ausschließlich ihre beruflichen Kontakte wahrnahmen und dadurch gleichzeitig ihre privaten und sozialen vernachlässigten, erleben sich jetzt zunehmend vereinsamter. Ihre (nie oder schon lange nicht mehr berufstätigen) Frauen genießen dagegen unverändert ihre persönlichen, familiären und sozialen Beziehungen, wenn die Pflege ihrer alten Eltern dies erlaubt. Sind sie noch berufstätig, verfügen sie dort noch über vielfältige Kontakte.

Die Bestandsaufnahme aller vorhandener Beziehungen zeigte oft, dass nur die als selbstverständlich angesehenen verwandtschaftlichen und langjährig freundschaftlichen übrig geblieben sind. Für Männer fällt diese Bilanz regelmäßig deutlich schlechter als für ihre Frauen aus.

Frage: Wie können die bestehenden Beziehungen erhalten bleiben, vertieft und befriedigender gestaltet werden?
Frage: Wie können neue Beziehungen zu Gleichaltrigen und insbesondere zu Jüngeren geschaffen werden?

### Weiter bestehende familiäre Konfliktbereiche

Erfahrungen aus der Familientherapie zeigen, dass innerfamiliäre Beziehungen Erwachsener auf Dauer entscheidend durch Zwiespältigkeit, ein familiäres »Hauptbuch«, »Familiengeheimnisse« und fortbestehende Konflikte bestimmt werden. Überwiegen Letztere bei den Jüngeren, so entfremden sie sich als junge Erwachsene zunehmend von ihrer Kindheitsfamilie. Sie distanzieren sich von ihren Eltern und brechen schließlich die Beziehung ab – vor allem dann, wenn die negativen Gefühle seit Kindheit und Jugendzeit vorherrschen. Auf der anderen Seite müssen Ältere allmählich begreifen, dass sich ihre erwachsenen Kinder nicht so entwickelten, wie sie es als Eltern planten, sich wünschten und erwarteten. Beide Seiten waren nicht in der Lage, sich darüber auszutauschen – höchstens in Form bitterer Vorwürfe und gegenseitiger Beschuldigungen.

Eltern kennen in der Regel die gesamte »(Entwicklungs-)Geschichte« ihrer Kinder (manchmal geben sie diese peinlicherweise bei Familientreffen zum Besten). Umgekehrt wissen ihre Kinder und ihre Schwiegerkinder zumeist kaum etwas darüber, wie die Entwicklung ihrer Eltern verlaufen ist (in Kindheit, Jugendzeit und jüngerem Erwachsenenalter), bevor sie Eltern wurden. Viele Ereignisse und Verhaltensweisen wurden nie erzählt, da sie aus heutiger Sicht beschämend bis kaum annehmbar erscheinen

Diese Eltern und Schwiegereltern vertreten heute oft völlig andere moralische, politische Ansichten und auch Erziehungsnormen als früher. Zu den »Familiengeheimnissen« zählen frühere politische Einstellungen (sowohl der Eltern in der BRD und der DDR als auch der Großeltern im Dritten Reich), Nebenbeziehungen, uneheliche Kinder, Schwangerschaftsunterbrechungen, finanzielle Schwierigkeiten und anderes mehr. Entweder traute man sich als Jüngerer nicht zu fragen oder wenn man fragte, erhielt man eine ausweichende bis ablehnende Antwort.

Im familiären »Hauptbuch« der Beziehungen wird lebenslang von allen Beteiligten genau das »Geben« und »Nehmen« innerhalb der Familie vermerkt. In den die Kindheit und Jugendzeit betreffenden Kapiteln dieses »Hauptbuches« überwiegen selbstverständlich und allgemein akzeptiert die gefühlsmäßigen und materiellen Zuwendungen von Eltern an ihre Kinder. Möglicherweise gilt dies auch noch für das Kapitel »jüngeres Erwachsenenalter/Ausbildungszeit«. Danach bedarf es im familiären »Hauptbuch« allerdings des ständigen Ausgleiches durch gefühlsmäßige Zuwendungen, Anerkennung, finanzielle Unterstützung, Geschenke, Sachleistungen, um eine beiderseits befriedigende Situation zu schaffen. Später können Ältere dafür umgekehrt verstärkt Zuwendung und Leistungen von den Jüngeren einfordern. Inwieweit wissen alle Beteiligten wirklich, wie notwendig es ist, das gegenseitige Geben und Nehmen immer wieder abzugleichen und zu klären?

Aus der Position von 60-Jährigen können sich, das sei als Fazit festgehalten, vielfältige und andauernde familiäre Konflikte teils zwischen den Generationen, also mit noch lebenden Eltern und Schwiegereltern, mit eigenen Kindern und schon mit Enkelkindern, teils innerhalb der eigenen Generation, also mit Geschwistern, Schwägerinnen und Schwagern ergeben. Bei Patchwork-Familien zeigen sich weitere und andere Konfliktmöglichkeiten!

### Beziehungen zu unseren Älteren klären

Gegenwärtig erreichen immer mehr Menschen das hohe Erwachsenenalter (ab dem 80. Lebensjahr). Ihre Selbstständigkeit wird jedoch zunehmend durch Krankheiten mit nachfolgenden Behinderungen eingeschränkt; daher werden zunehmend Unterstützung, Versorgung und Pflegeerfordernisse nötig. Für ihre 50- bis 70-jährigen – unverändert – »Kinder« besteht nun die Aufgabe, als selbst längst Erwachsene vermutete Probleme ihrer Älteren offen anzusprechen und möglichst zu klären. Dazu gehört auch, den körperlichen und seelisch-geistigen Zustand der älteren Eltern und deren Lebenssituation nüchtern zu beurteilen. Auf keinen Fall dürfen Verschlechterungen im Befinden und/oder ein geistiger Abbau (unter Umständen mit ihnen gemeinsam) verleugnet werden.

**Entwicklungsaufgabe Beispiel 12**

Die 64-jährige Psychologin erlebte sich lebenslang als einziges tief geliebtes Kind ihrer beiden jetzt fast 90-jährigen Eltern. Sie umsorgte und versorgte diese – in der Nähe wohnend – liebevoll. Einige Male ging sie eine lockere Beziehung ein, die sie allerdings nach der elterlichen Missbilligung – insbesondere durch den Vater – wieder beendete. Als der Vater aufgrund eines ausgeprägten Verwirrtheitszustandes stationär aufgenommen werden musste, zeigte sich klinisch und testpsychologisch ein mittelschwerer Abbau (Demenz vom Alzheimertyp). Die Tochter, die als Psychologin die Beschwerden eines Altersabbaus kannte, hatte die in Wirklichkeit unübersehbaren Verhaltensweisen, insbesondere seine fortschreitende hochgradige Vergesslichkeit und seine Orientierungsstörungen, vor sich selbst und auch gegenüber ihrer Mutter verharmlost bis verleugnet. Für sie war unvorstellbar, dass der heiß geliebte Vater an einem Altersabbau erkranken und dazu noch in absehbarer Zeit sterben könnte. Sie hatte sich lebenslang auf diese Beziehung gestützt.

*Als Entwicklungsaufgaben standen an: die Wirklichkeit der Situation beider Eltern, insbesondere aber des Altersabbaus des Vaters, anzunehmen, sich erwachsenengerecht um Behandlung und Versorgung zu kümmern und sich auf den Abschied vom Vater vorzubereiten.*

Gestützt auf eine Beratung in längeren Zeitabständen war sie zunehmend in der Lage, sich diesen Aufgaben zu stellen. Das weiterführende Angebot, ihre lebenslange enge Bindung an den Vater zu verstehen, lehnte sie zunächst ab. Erst nach dem Tod des Vaters war sie dazu bereit, auch diese Aufgabe anzugehen.

Somit ergeben sich häufig beunruhigende, schmerzliche, schwierige, oft sogar konfliktträchtige Themenbereiche, die im Gespräch – und dies eher vonseiten der älteren Eltern – gerne ausgeklammert werden.

Frage: Wo, wie und in welcher Form wünschen sich die noch lebenden Eltern(teile) bzw. Schwiegereltern(teile) angesichts schon bestehender oder aufgrund ihres Alters wahrscheinlich werdender Einschränkungen/Behinderungen ihr weiteres Dasein zu führen (z.B. weiter in der Wohnung/im Haus, zukünftig bei ihren Kindern, in einer Einrichtung des »betreuten Wohnens« oder in einem Altenheim)?

Frage: Ist ihre jetzige Lebens- und Wohnsituation dafür geeignet (barrierefrei/altersgerecht? versorgungsgerecht? Nachbarschaftshilfe? Einkaufs-, allgemeine und ärztliche Versorgungsmöglichkeiten etc.)?

Frage: Wie stellt sich ihre finanzielle Situation anlässlich von erhöhtem Versorgungsbedarf, zunehmender Pflegebedürftigkeit oder notwendiger Aufnahme in eine Pflegeeinrichtung dar?

Frage: Welche Vorstellungen, Erwartungen und Wünsche bestehen von den Älteren an die Jüngeren (und dazu noch an welches Kind) bezüglich Unterstützung, Versorgung und Pflege?

Frage: Welche Möglichkeiten zukünftiger Unterstützung, Versorgung und gegebenenfalls Pflege sehen die Jüngeren? Sind sie bereit, diese vorübergehend oder sogar auf Dauer zu leisten? Welche können und wollen sie aufgrund ihrer eigenen Lebenssituation auf keinen Fall wahrnehmen?

Frage: Wurde den Jüngeren eine Patientenverfügung und eine Generalvollmacht erteilt?

Noch schwerer anzusprechende Themen verdeutlichen folgende Fragen:

Frage: Wie sollen sich die Kinder in einem (schweren) Krankheitsfall verhalten (z.B. Einsatz lebenserhaltender bzw. lebensverlängernder medizinischer Maßnahmen, Sondenernährung, palliativmedizinische, also Krankheitsbeschwerden lindernde Maßnahmen)?

Frage: Welche Unterstützung/Hilfestellung und in welcher Form wird von den Jüngeren für den überlebenden (Schwieger-)Elternteil (in der Regel die Mutter oder Schwiegermutter) erwartet?

Frage: Wo befinden sich welche Unterlagen angesichts eines akuten Krankheitsfalles/Todesfalles? Was wurde bereits geregelt oder was ist wahrscheinlich noch regelungsbedürftig? Gibt es eine Patientenverfügung, eine Betreuungsvollmacht und ein Testament? Wer in der Familie weiß darüber Bescheid? (Zunächst ist nicht entscheidend, wer in der Familie was bekommt, sondern es geht darum, dass es überhaupt festgelegte Regelungen gibt!)

Frage: Welche Regelungen bzw. welche Wünsche bestehen für den Todesfall (Gestaltung, Benachrichtigung, Texte, Begräbnisform etc.)?

Diese Fragen anzugehen ist für die Älteren selbst und ebenso für ihre Kinder schwer. Die Älteren erleben sich durch sie beunruhigt, bedroht und geängstigt. Sie müssen sich damit auseinandersetzen, dass sie selbst und/oder ihr Partner krank bzw. kränker, geistig und körperlich behindert(er), versorgungs-, hilfs- und pflegebedürftig(er) werden und infolgedessen in absehbarer Zeit sterben können.

Immer mehr Gleichaltrige und auch schon deutlich Jüngere sterben: Die zugeschickten Traueranzeigen und die Todesanzeigen in den Zeitungen weisen unbarmherzig darauf hin! Wer hat wirklich den Mut, sich damit immer wieder auseinanderzusetzen und sich den daraus ergebenden Folgen zu stellen? Oft erscheint es einfacher, die allmählichen

Veränderungen bei sich selbst oder beim Partner oder der Partnerin zu verleugnen oder zumindest zu verharmlosen. Folgen werden zwar gesehen, aber als »jetzt noch nicht klärungsbedürftig« oder für »erst in ein paar Jahren zu erörternd« eingestuft. Darüber reden ältere Paare dann weder miteinander noch mit den eigenen Kindern. Warum?

Die Beziehung zwischen Eltern und Kindern gestaltet sich von Anfang an als eine von »oben« nach »unten« und oft bleibt sie so lebenslang. Deshalb glauben Ältere, unverändert »Eltern«, dass sie auch im Alter ihre eigenen Probleme, Schwierigkeiten, Kümmernisse und Sorgen selbst lösen müssen und diese die »Kinder« nichts angehen. Deshalb redet man mit ihnen nicht darüber oder man schämt sich vor ihnen.

Ein mögliches Gespräch wird oft durch eine besondere Beziehungsform erschwert: Ältere berufen sich oft auf ihre viel längeren und umfangreicheren Lebenserfahrungen. Sie glauben, alles besser zu wissen und belehren die Jüngeren darüber. Sie reden länger mit Rückgriff auf die Vergangenheit und halten wenig von Ansichten, Meinungen oder sogar Ratschlägen Jüngerer. Aufgrund ihres Selbstbildes sind sie oft unkorrigierbar von der Richtigkeit ihrer Ansichten überzeugt: »Werde du erst mal so alt, dann denkst du über viele Dinge anders!« Aber: Wollen die Jüngeren noch immer so belehrt werden?

Weiterhin nehmen die jetzt erwachsenen Kinder an, dass sich ihre alten Eltern nicht mehr verändern können und wollen. Denn sie haben diese und auch andere Angehörige dieser Altersgruppe lebenslang gegenüber Argumenten als kaum zugänglich erlebt. Alle psychotherapeutischen Erfahrungen mit über 60-jährigen Erwachsenen belegen jedoch – wie bereits erwähnt (siehe Kapitel 6.3) –, dass diese unter bestimmten Voraussetzungen durchaus nachdenklich und einsichtig reagieren können. Sie machen dann weitere Entwicklungsschritte und werden fähig, bei sich und in ihren Beziehungen Veränderungen vorzunehmen.

Entscheidend wird, ob diese notwendigen Gespräche zwischen Erwachsenen oder immer noch zwischen »Kindern« und »Eltern« begonnen und geführt werden. Die »Kinder« sind sich oft unsicher, wie sie anfangen sollen. Manchmal fühlen sie sich auch verführt, jetzt (eher unbewusst) die Position von »Eltern« zu übernehmen – teilweise bei umgekehrter Machtstellung als Heimzahlung für früheres Geschehen! Man hört dann lobende, bestrafende, vorwurfsvolle oder anordnende Kommentare, wie zum Beispiel: »Ich finde es sehr vernünftig, dass ihr euch endlich mit diesem Thema befasst!«, »Wenn ihr euch jetzt damit nicht befassen wollt, dann ist es eure Sache!«, »Eigentlich hättet ihr euch schon längst mit diesen Themen befassen müssen!«, »In eurer Situation müsstet ihr längst im Altenheim leben; ich habe mich schon nach passenden Heimen hier in der Nähe umgeschaut«.

Ein derartiger Umgang kann nur – wohl zu Recht – Abwehr hervorrufen. Selbst wenn man verführt ist, den eigenen Eltern »endlich die Meinung zu sagen«, verschlechtert sich nur die Beziehung. Eine andere Möglichkeit wäre: »Ich/Wir mache(n) mir/uns zunehmend Sorgen, wie es euch hier in dieser Situation (Krankheit, Behinderung, nachlassende Kräfte, wenig altengerechte Wohnung usw.) geht und wie es weitergeht. Ich/Wir überlegen schon länger, wie es weitergehen soll. Was denkt ihr selbst? Was plant ihr? Wenn ihr wollt, können wir euch gerne dabei unterstützen.« Ebenso können auf eine praktische Situation bezogene Fragen helfen: »Du klagst immer, dass du so schwer in dein Bett dort in der Ecke hineinkommst. Dazu fällt es dir am Nachmittag immer schwerer, dich für den Nachmittagsschlaf auszuziehen und dich dann wieder ohne Hilfe anzuziehen. Wäre nicht ein anderes Bett, das du selbst elektrisch verstellen kannst, geeigneter?« Ältere bzw. alt gewordene Eltern(teile) müssen als Erwachsene angesprochen werden, damit sie sich mit den anstehenden Fragen und Schwierigkeiten auseinandersetzen können; sie werden dann auch zum eigenen Nachdenken darüber angeregt. Dazu brauchen sie genügend Zeit. Im günstigen Falle – zugegeben, nicht immer – zeigt sich nach Wochen oder Monaten, dass die angesprochenen Eltern sich selbst informieren, selbst Vorschläge machen und sogar eigene Aktivitäten entwickeln – wenn auch nicht immer im Sinne ihrer Kinder. Manchmal hilft eine behutsame Nachfrage: »Wir hatten vor sechs Wochen über die Probleme mit deinem Bett gesprochen. Hast Du dich damit weiter beschäftigen können?«

Einerseits werden durch solche Gespräche vielfältige Ängste geweckt, andererseits müssen spätestens jetzt wechselseitig Erwartungen, Wünsche sowie Vorstellungen über Hilfe, Unterstützung, Versorgung und

Pflege ausgesprochen und erörtert werden. Teilweise wurden schon Unterstützungsmaßnahmen verabredet, beispielsweise aufgrund langjähriger umfangreicher allgemeiner und finanzieller Unterstützung der Jüngeren durch die Älteren oder aufgrund der Übernahme von Haus, Geschäft oder Betrieb. Oft erwarten – unausgesprochen – ältere Eltern (die zum Teil allerdings ihre eigenen Eltern nur in geringem Umfang oder überhaupt nicht gepflegt haben!) zu selbstverständlich, dass sie von ihren Töchtern oder Schwiegertöchtern gepflegt werden.

### Fragen zur eigenen Entwicklung

Wenn ein fortschreitender Altersabbau (Demenz) das Erinnerungsvermögen der alten Eltern vermindert und spätestens dann, wenn sie gestorben sind, gibt es niemanden mehr, der über unsere Kindheit, Jugendzeit und Familie Bescheid weiß. Deshalb fragen gerade jetzt die eigenen Kinder danach. Aber man muss nun gezielt fragen und sich dafür auch wirklich Zeit nehmen. Zu oft hört man später: »Hätte ich doch nur gefragt!«

Frage: Was möchte ich von meinen noch lebenden Eltern(teilen) weiterhin über meine Entwicklung in Kindheit und Jugendzeit wissen?

Frage: Über welche Seiten meiner Beziehung zu meinem Vater oder meiner Mutter würde ich gern noch sprechen?

Eine nunmehr verlässlichere Beziehung zwischen Eltern und erwachsenen Kindern ermöglicht dann, diese Fragen zu stellen und auch endlich über damalige Schwierigkeiten und Konflikte zu sprechen, sogar wenn diese unter Umständen immer noch bedrohlich sind. Durch den zeitlichen Abstand wächst die Chance, noch einiges zu klären.

Frage: Über welche Probleme würde ich gern mit meinen Eltern oder mit Vater und Mutter allein sprechen? Welche Konflikte wären es wert, noch geklärt zu werden?

## Verluste und eigene Sterblichkeit

Für viele auch schon selbst Ältere stellt die noch bestehende Beziehung zu ihren Eltern (bzw. zu der noch lebenden Mutter) die längste und dazu verlässlichste Beziehung ihres Lebens dar. Sie erscheint (unbewusst) weitgehend zeitlos und besteht seit der Kindheit, also lebenslang. Jeder muss sich spätestens im eigenen Alter damit auseinandersetzen, dass Vater und Mutter sterben können und auch sterben werden. Aufgrund der heute weitreichenden, besseren medizinischen Versorgung und der Abwesenheit von Kriegen erleben viele erstmals bewusst, dass sie einen Menschen verlieren. Diese Erfahrung erfordert von den betroffenen »Kindern«, dass sie selbst einen Trauerprozess durchleben und Traueraufgaben wahrnehmen.

**Entwicklungsaufgabe Beispiel 13**
Die 59-jährige Büroangestellte lebte lebenslang eng mit ihrer Mutter zusammen. Diese hatte für die Zeugung nur kurzfristig Kontakt zu einem Mann gesucht und verließ ihn nach festgestellter Schwangerschaft. Die beiden Frauen lebten in der in der Kindheit der Tochter bezogenen Wohnung gemeinsam zusammen, das heißt, sie führten gemeinsam den Haushalt, kochten gemeinsam, reisten gemeinsam u. a. m. Die Tochter heiratete mit 35 Jahren einen Mann, der mit in die Wohnung aufgenommen und in das Leben der beiden Frauen eingebunden wurde.

Nach dem plötzlichen Tod der Mutter vor zwei Jahren führte diese Frau ihr Leben als Tochter zusammen mit der jetzt toten Mutter praktisch unverändert weiter, das heißt, sie kochte und deckte den Tisch für drei Personen. Sie räumte das unverändert gebliebene Zimmer der Mutter regelmäßig auf; sie machte dieselben Spaziergänge und Reisen wie früher. Zunehmend geäußerte Wünsche und Bedürfnisse des Mannes hinsichtlich eines endlich zu zweit zu führenden Lebens wurden nicht verstanden bzw. abgelehnt.

*Als Entwicklungsaufgabe stand an: sich jetzt endlich aus der engen Beziehung zur verstorbenen Mutter abzulösen, sich auf die*

*Beziehung mit ihrem Mann wirklich einzulassen und die Partnerschaft gemeinsam weiterzuentwickeln.*

Als ihr für diese Aufgabe eine psychotherapeutische Begleitung angeboten wurde, lehnte sie diese energisch ab. Sie konnte und wollte ihre schwierige Situation nicht verstehen und erkannte auch keine Bedrohung ihrer Partnerschaft.

Wenn man bei Beerdigungen immer häufiger zu denen gehört, die als Erste hinter dem Sarg hinterhergehen, so wird die Frage unüberhörbar: Wann, wie und unter welchen Umständen werde ich selbst sterben? Diese Frage stellt sich für ein Paar ebenso wie für die Kinder des Paares!

### Beziehungen zu Gleichaltrigen verbessern und neue Beziehungen aufbauen

#### Die Geschwister: »Geliebte Feinde«

Geschwister kennen sich und damit in ihren gegenseitigen Beziehungen von Kindheit an über viele Jahrzehnte bis heute – also lebenslang. Sie erwiesen sich als Beschützer und Verbündete und gleichzeitig als rivalisierende Konkurrenten um Liebe, Zuneigung und Zuwendung der Eltern, kurzum: als »geliebte Feinde«. Selbst wenn diese die Beziehung prägenden vielfältigen Seiten heute längst entfallen sind, bleibt man doch in der Reihenfolge der Geschwister auf Dauer »jünger« oder »älter«, es sei denn man überlebt als »Jüngerer« im Alter die »Älteren«.

Im mittleren Lebensalter ging man gegenseitig mehr auf Abstand, auch aufgrund der unterschiedlichen Berufe. Diese früheren Beziehungs- und Konkurrenzmuster veränderten sich oft kaum; der Partner oder die Partnerin als Schwager oder Schwägerin wurden in sie mit einbezogen. Über Jahrzehnte hinweg blieb so zum Beispiel das Thema »Konkurrenz« wichtig; es erhielt lediglich »andere Kleider«: Früher wetteiferte man über körperliche Stärke, Schulnoten und Sporterfolge, Aussehen; später dann über berufliche Erfolge, Statussymbole, Aussehen und Fitness sowie die Zahl der Kinder. Im Alter konkurriert man über Einkommen/Rentenhöhe, fortbestehende Gesundheit/abwesende Krankheiten und Fitness, über Reisen, Clubmitgliedschaften sowie berufliche/finanzielle Erfolge der Kinder einschließlich der Zahl möglicher Enkelkinder. Diese gut erprobten Beziehungsmuster lassen sich ständig bei Familientreffen, anlässlich von »runden Geburtstagen«, bei Jubiläen und eben auch bei den leider zunehmenden Beerdigungen beobachten. Wie verhalten sich jetzt Geschwister untereinander, wenn der Vater oder die Mutter aufgrund von Krankheiten behinderter oder hinfälliger wird,, sich mit anderen Worten die Aufgaben von Unterstützung, Versorgung und gegebenenfalls Pflege stellen?

Frage: Wer aus der Familie fährt wie oft und wie lange zu den Eltern?

Frage: Wer unterstützt, versorgt und sieht regelmäßig nach ihnen und nimmt bestimmte Aufgaben (z.B. Finanzen, Beihilfe) wahr?

Frage: Wer übernimmt die notwendigen Pflegeaufgaben?

Frage: Wer nimmt die Eltern bzw. den Vater oder Mutter im Bedarfsfall bei sich auf?

Häufig beleben sich von Neuem frühere Annahmen übereinander und gegenseitige Erfahrungen miteinander. Jeder weiß scheinbar »ganz genau«, wie sich die anderen verhalten werden: wer was vorschlagen wird, wer sich intensiv kümmert und damit unter Umständen hervortun will und wer sich erneut wenig interessiert zeigt und sich um die Erledigung der anstehenden Aufgaben drücken wird. Im persönlichen »familiären Hauptbuch« ist gut vermerkt, wer was wann von den Eltern bekommen hat und wer jetzt was dafür als Ausgleich tun sollte.

Eltern tragen dann zusätzlich zu diesem Verhalten bei. Wenn sie sich innerlich durch die eigene Situation bedroht fühlen, stützen sie sich verstärkt auf ihre lang erprobten eigenen Beziehungsmuster zu ihren Kindern. Mit dem einen Kind besprechen sie möglicherweise die anstehenden Erfordernisse und von den anderen Kindern erwarten sie selbstverständlich Hilfe – wiederum werden Informationen nur gezielt gestreut. Bei Söhnen wird auf die berufliche Tätigkeit Rücksicht genommen und von Töchtern wird umso mehr tatkräftige Hilfe erwartet.

Geschwister begreifen häufiger erst allmählich, dass die anstehenden Aufgaben verlangen, sich gegenseitig abzustimmen und gemeinsam vorzugehen. Möglicherweise wird eine derartige Leistung jetzt erstmals eingefordert. Gemeinsame Besuche bei den Eltern, Mail-Botschaften und insbesondere Telefonkonferenzen fördern diesen Prozess. Im günstigen Fall lernt man jetzt die Fähigkeiten und Fertigkeiten anderer Geschwister besser kennen und sie mehr zu schätzen. Alle können sich zunehmend gegenseitig besser aufeinander verlassen. Entscheidend ist, dass die Kinder gemeinsam überlegen, beschließen und auch handeln müssen – im Bedarfsfall, zum Beispiel bei einem fortschreitenden Altersabbau (Demenz), auch gegen den Willen der Eltern.

Werden die Ansichten oder der Wille eines einzelnen Geschwisterteils nicht ausreichend berücksichtigt, so verbünden sich (mehr oder weniger bewusst) dieser Geschwisterteil und die Eltern; sie vereiteln dann praktisch jede mögliche und notwendige Entscheidung. Den »eingeheirateten« Familienmitgliedern kommt dabei geringere Bedeutung zu – selbst wenn sie mit gefordert sind!

Die Frage vorübergehender oder gar dauerhafter familiärer Pflegeleistungen schafft neue Konfliktpotenziale: Wird überhaupt familiär gepflegt? Wer pflegt wann, wo, wie? Wer soll, muss oder auch darf pflegen? Gewinnt ein »Kind« beispielsweise »jetzt endlich« die Liebe und Zuneigung der Eltern, insbesondere der Mutter, wenn es Pflegeaufgaben freiwillig übernimmt? Von wem werden ganz selbstverständlich Pflegeleistungen erwartet und von wem nicht? Zunächst muss jeder Geschwisterteil (zusammen mit der Partnerin/dem Partner) klären, was ihm möglich oder nicht möglich ist. Erst danach lässt sich im Geschwisterkreis klären, was zu tun ist. Das muss dann möglichst gemeinsam gegenüber den Eltern bzw. dem Elternteil vertreten werden.

Im Trauerfall gehen viele davon aus, dass Ältere ihre Verluste und den dafür notwendigen Trauerprozess ganz selbstverständlich allein bewältigen können. So wie die Eltern als Ältere scheinbar alles im Leben mehr oder weniger gut allein bewältigten, so wird das auch in der Trauersituation vonseiten der Jüngeren als ganz selbstverständlich erhofft. Man glaubt, man müsse auch nicht helfen! Doch gerade die Überlebenden benötigen fortan regelmäßige Besuche, Ansprache und Unterstützung.

Meistens überlebt die Mutter. Sie hat als Frau eine höhere durchschnittliche Lebenserwartung und heiratete in der Regel als deutlich Jüngere. So kann ihre Witwenzeit mehrere bis viele Jahre umfassen. Die heutigen Mütter sind bisher selten – weder innerlich noch äußerlich – auf eine lange Zeit der Witwenschaft als heutzutage normalen Bestandteil ihres Lebens vorbereitet. Sie waren oder sind auf Ehe, Familie und Haushalt ausgerichtet. Sie verfügen und verfügten oft nur über eine geringe Selbstständigkeit (insbesondere im Umgang mit bürokratischen Erfordernissen, Ämtern und Versicherungen; mangelnde Fahrpraxis, selbstständige Lebensführung). Sie wurden auch kaum von ihren älteren Männern darauf vorbereitet. Häufig waren sie froh, dass ihre Männer diese Aufgaben übernommen hatten. Ebenso haben sie sich keine Zeit genommen, eigenen Interessen und Bedürfnissen nachzugehen. Außerdem mussten sie oft unmittelbar nach dem Weggang der Kinder ihre Eltern und/oder Schwiegereltern (viele) Jahre pflegen. Sinnvoll erscheint daher, gemeinsam nach der Trauerzeit folgende Punkte zu besprechen: Kontakt- und Unterstützungswünsche, zukünftige Wohn- und Lebenssituation, finanzielle Versorgung, allgemeine Vollmachten/Betreuungsvollmacht, testamentarische Regelungen etc. Das Angebot, über derartige Themen überhaupt und dazu mit allen Kindern gemeinsam zu sprechen, wird von den Älteren oft nicht sofort angenommen, regt sie aber doch an, weitere Schritte zu unternehmen.

Wie belastungsfähig die (unter Umständen erstmalige) eingeforderte Zusammenarbeit unter Geschwistern ist, zeigt sich, wenn die Mutter (weniger der verwitwete Vater) ihre bisherigen unterschiedlichen Beziehungsmuster zu den einzelnen Kindern aufrechterhält oder sogar noch verstärkt. Wiederum gibt es »Lieblinge«, mit denen etwas besprochen wird, und andere, von denen lediglich Pflichten erwartet werden. Wie werden wiederum Nachrichten in der Familie gestreut? Wer besucht die Mutter zu allen Festtagen und insbesondere zu Weihnachten oder von wem erwartet sie selbstverständlich Besuch? Wessen Besuche, Geschenke werden besonders erwähnt und damit gegenüber der Familie anerkannt?

Eine Vorhersage, wie sich verwitwete Mütter weiterentwickeln, fällt oft schwer. Einige bleiben in ihren traditionellen Rollen und damit in dem vertrauten Rahmen von Hausfrau, Mutter und Großmutter. Andere versuchen jetzt, *endlich* ihren bewusster wahrgenommenen Interessen und Bedürfnissen nachzugehen. Wichtig wird dann, dass die eigenen Kinder diese Pläne, Wünsche und neu entdeckten Interessen fördern und unterstützen anstatt sie abzulehnen oder abzuwerten. Sie vergessen zu oft, dass viele dieser Schritte für ihre Mütter wirklich neu und unerprobt sind; entsprechend werden vielfache Ängste geweckt.

Zu einer weiteren Belastungsprobe für die geschwisterlichen Beziehungen kann der Wunsch verwitweter Mütter werden, eine neue Beziehung einzugehen. Dieser Wunsch wird Vätern viel selbstverständlicher zugestanden. Schon bei dem angedeuteten Wunsch, erst recht bei der laut geäußerten Absicht können sich die Geschwister darüber entzweien: Wie viel Anspruch auf Zuneigung, Liebe – und auch noch auf Sexualität – darf die Mutter im Alter noch haben? Wie viel davon wird ihr von ihren erwachsenen Kindern zugebilligt? Die hierbei häufiger zu beobachtenden Gefühle und Zerwürfnisse lassen sich mit Vernunft nicht erklären. Viele Kinder befürchten *bewusst*, dass sie dadurch weniger erben werden. Diese Sorge lässt sich jedoch juristisch entkräften. *Unbewusst* meldet sich ein zusätzliches Gefühl der Eifersucht: In der Kindheit bestimmten die Eltern, gestützt auf Gebote, Verbote und Belohnungen, über die Sexualität ihrer Kinder. Anlässlich einer beabsichtigten neuen Beziehung können jetzt die Kinder über die Sexualität ihrer Eltern bestimmen. Gerade Söhne haben sich in der Kindheit anlässlich ihrer intensiven Verliebtheit von der Mutter abgelehnt und zurückgestoßen gefühlt. Jetzt soll kein anderer Mann die heutige Beziehung stören.

Bekannt ist, wie stark erwachsene Kinder gegen die neue Beziehung vorgehen können: Hausärzte und Seelsorger werden zur Hilfe gerufen; ein Liebesentzug wird angedroht, beispielsweise durch Vorenthalten der Enkelkinder; manchmal wird sogar versucht, die Mutter zu entmündigen. Geschwister können sich darüber auch so zerstreiten, dass ihre Beziehung (erneut oder erstmals) abbricht. Andere Geschwister fühlen sich durch diese Absicht von Vater oder Mutter eher entlastet. Für die Mutter erweisen sich unter Umständen ihre bisher eher abgelehnten Schwiegerkinder als »bessere« oder »idealere« Kinder, was wiederum die eigenen Kinder stört. (Beispielhaft wird dies in dem Roman *Die Klatschmohnfrau* von Châtelet [2001] beschrieben!)

Der Tod des zweiten Elternteiles bietet wahrscheinlich die letzte Chance, geschwisterliche Beziehungen befriedigender zu gestalten. Diese Chance wird bedroht durch die testamentarischen Verfügungen: Wie viel und was haben die Eltern den einzelnen Kindern vermacht? »Schwarz auf weiß« wird jetzt öffentlich und letztmalig belegt, welche die bevorzugten (und damit eindeutig »geliebten«) und welche die benachteiligten (also die »ungeliebten«) Kinder waren und bleiben. Liegt keine testamentarische Verfügung vor, so belegen fortbestehende oder sich verstärkende Streitigkeiten, Aufrechnungen über frühere Zuwendungen sowie Auseinandersetzungen über »Lieblingsstücke« (Mobiliar, Schmuck, Porzellan etc.) den Zustand der geschwisterlichen Beziehungen. Geschwister können sich im Streit darüber endgültig entzweien.

Die noch lebenden Geschwister stellen die bestimmende Generation der Familie dar. Sie können sich auf ihre lange gemeinsame Geschichte mit ihren gemeinsamen Erinnerungen stützen. Spätestens bei der Unterstützung der Eltern und angesichts der Verlustsituationen hat man oft gegenseitige Fähigkeiten und Fertigkeiten schätzen gelernt. Viele alte Konflikte haben sich abgeschwächt, sie können jetzt endgültig entfallen, denn man muss nicht mehr um die Liebe der Eltern konkurrieren. Der Todesfall regelt auch die familiären Beziehungen neu: Die oder der Älteste wird jetzt symbolisch (manchmal allerdings auch real) das »Oberhaupt der Familie« mit allen Pflichten und vermeintlichen Vorteilen. Entscheidend wird, ob sich alle Geschwister untereinander dieser neuen Chance verbesserter Beziehungen bewusst sind. Wichtig wird dafür sein, sich nicht nur bei weiteren familiären Todesfällen oder Jubiläen zu treffen, sondern sich ebenso bewusst um regelmäßige Besuche und gemeinsame Aktivitäten zu bemühen.

## Beziehungen zu weiteren Gleichaltrigen

Die Beendigung der Berufstätigkeit veränderte insbesondere für viele Männer die bestehenden vielfältigen Beziehungen zu Gleichaltrigen. Beruf und Freizeit schufen viele Kontaktmöglichkeiten. Allmählich entstand so ein vielfältiges Netz freundschaftlicher Beziehungen. Die eigene Situation zwischen 60 und 70 belebt oft »alte« Beziehungen aufgrund der vielfältigen Jubiläen wieder: so durch Klassentreffen, Abiturtreffen, Vereinsjubiläen, 25-, 30- oder 40-jährige Mitgliedschaften oder die goldene Konfirmation. Alle freuen sich, einander bei Gesundheit und Wohlbefinden anzutreffen. In der Regel werden häufigere Kontakte verabredet. Dennoch trifft man sich nicht häufiger als vorher – so freundschaftlich war die Beziehung denn doch nicht! Das Gleiche gilt für Vettern und Cousinen. Auf den ersten Blick verfügen wir über vielfältige Beziehungen zu Gleichaltrigen. Bei genauerem Hinsehen bleiben aber nur wenige »alte« wirklich befriedigende Beziehungen übrig, die regelmäßige Kontakte mit sich bringen.

Damit stellt sich die Aufgabe, bestehende »Freundschaften« überhaupt und dazu gemeinsam mit dem Partner oder der Partnerin zu überprüfen. Haben sie weiterhin Bestand? Sind sie unverändert befriedigend? Lassen sie sich fortsetzen und sogar weiterentwickeln? Möglichkeiten dafür bieten: gezielte Einladungen, gemeinsame Unternehmungen und kleinere Reisen – zunächst und zumindest über einige Tage, um zu einem sicheren Urteil zu kommen. Meistens erweisen sich nur wenige dieser »alten« Freundschaften für das eigene Älterwerden als verlässlich, befriedigend und gegenseitig anregend. Sie müssen allerdings bewusst regelmäßig gepflegt werden, insbesondere durch regelmäßige Kontakte, Besuche und gemeinsame Aktivitäten mit genügend Zeit für einander. Viele Männer verlassen sich dabei auf das persönliche Kontaktnetz ihrer Frau; dieses hat und hatte viele Jahre ohne die jeweiligen Männer funktioniert. Auch jetzt, während des Alterns, werden die Männer dabei weiterhin oft lediglich »Anhängsel« bleiben.

Alle diese Beziehungen zu Gleichaltrigen verringern sich allmählich und werden schließlich durch Krankheiten oder Tod beendet. Mit zunehmendem Älterwerden nehmen Behinderungen und Einschränkungen stark zu und Reisen, Begegnungen sowie gemeinsame Unternehmungen werden weniger. Viele Älterwerdende ziehen noch einmal an andere Orte (in die Nähe ihrer Kinder, in Wohnanlagen für Ältere) um. Entsprechend klagen viele über 80-Jährige über große und ständig zunehmende Lücken im Freundes- und auch Verwandtenkreis.

### Sind neue Freundschaften nach dem 60. Lebensjahr noch möglich?

Beim Nachdenken darüber kommt man oft zu dem bedrückenden Ergebnis, dass nur wenige wirklich freundschaftliche Beziehungen zu Gleichaltrigen bestehen. So ergibt sich eine weitere Aufgabe: *Neue* Beziehungen zu Gleichaltrigen schaffen und *bestehende* Beziehungen zu Jüngeren verbessern. Neue Freundschaften nach 60 – geht das überhaupt noch? Angeblich ist es älteren Erwachsenen kaum mehr möglich, intensivere Freundschaften neu zu beginnen und zu gestalten.

Einerseits werden Ältere in dieser Hinsicht als eher zu vorsichtig, skeptisch bis misstrauisch eingeschätzt. Außerdem seien sie zu wählerisch und möchten sich gefühlsmäßig nicht mehr auf neue Beziehungen einlassen. Schließlich fürchten sie, neu erworbene Freundschaften aufgrund von Krankheit oder Tod bald wieder zu verlieren. Andererseits beobachtet man doch neue Freundschaften unter Älteren. Welche Hemmnisse sind vorstellbar?

- Viele Erwachsene haben in der Kindheit und Jugendzeit intensive Freundschaften erlebt, die nicht wiederholbar erscheinen. Der damalige Verlust war zu bedrückend und enttäuschend. Infolgedessen beschränkten sie sich auf die Partnerschaft, die Familie und notwendige berufliche Kontakte. So fehlen entsprechende Erfahrungen, wie man das macht und wie das gehen soll.
- Freundschaft bedeutet insbesondere sich auszutauschen, über Wahrnehmungen und Gefühle sowie gemeinsame Interessen und Aktivitäten zu reden. Und sind wir jetzt noch bereit, auf einen uns sympathischen, aber zunächst fremden Menschen zuzugehen?

Entscheidend ist, man kann es nicht oft genug sagen, selbst aktiv zu werden und die unverändert bestehenden Möglichkeiten auch für

Kontakte zu nutzen, so bei gemeinsamen Interessen und Aktivitäten wie Wandern, Reisen, beim Nutzen von Bildungsangeboten, beim Kochen, Spielen (von Karten bis zur Modelleisenbahn), Tanzen, Musizieren, beim Ausüben von Hobbys und vielem anderen mehr!

Wichtig wird dabei, dass die Ehepartner neue Freundschaften gegenseitig akzeptieren – noch besser, wenn es gemeinsame neue Freundschaften werden können!

### Beziehungen zu Jüngeren verändern

Aber: Wie lassen sich langfristig »eingefahrene« Beziehungen zwischen Jüngeren und Älteren in der Familie verbessern?

**Entwicklungsaufgabe Beispiel 14**

Ein jetzt 75-jähriger früherer Geschäftsmann suchte verzweifelt angesichts einer kürzlich festgestellten schweren Erkrankung Rat. Er wollte zumindest einen seiner beiden Söhne erreichen, um mit ihm endlich über die eigene schwierige Biografie (Mitgliedschaft in der Waffen-SS) zu sprechen. Zu seinem einen Sohn hatte er aufgrund von dessen hochstaplerischen Verhaltens mit Bankrott, das im Gegensatz zu seiner eigenen langjährigen beruflich untadeligen Tätigkeit stand, den Kontakt völlig abgebrochen. Dem anderen Sohn, den er jetzt erreichen wollte, hatte er sein geisteswissenschaftliches Studium verübelt. Offenbar um Abstand bemüht, hatte dieser Sohn eine Ausländerin geheiratet und lebte jetzt in Nordamerika. Er verweigerte sich bisher jedem Kontakt und verhinderte auch Besuche der heranwachsenden Enkel bei ihrem Großvater in Europa.

*Seine Entwicklungsaufgabe wäre gewesen, die Beziehung zwischen sich und den beiden Söhnen erwachsenengerecht zu gestalten. Er hatte weiterhin versäumt, sie über seine eigene Biografie aufzuklären, um dann weitere Gespräche anzubieten.*

Im Anschluss an eine kurzfristige Beratung verfasste er seine diesbezügliche Biografie und sandte sie seinem Sohn in Nordamerika mit dem Angebot und der Bitte um ein Gespräch. Jetzt war der Sohn – inzwischen selbst längst Vater – bereit, mit ihm zu reden und er lud ihn ein. Bei diesem 14-tägigen Besuch wurde es beiden möglich, sich über ihre Beziehung auszutauschen, gegenseitige Vorwürfe und Enttäuschungen auszusprechen. Beide verabredeten anschließend, wie sie ihre Beziehung weiter pflegen wollten. Gleichzeitig war der Vater auch jetzt als Großvater herzlich willkommen. Mit Einverständnis seines Vaters informierte sich der Sohn bei allen entsprechenden Stellen in Deutschland darüber, dass der Vater an keinen Gewaltverbrechen beteiligt gewesen war.

Versetzt man sich als Älterer wirklich in die Lage der mittleren Generation in der »Sandwich-Position« und erinnert man sich an seine eigene damalige Situation, so bestehen folgende Aufgaben: sich über die heutigen gegenseitigen Erwartungen und Wünsche zu verständigen und Gespräche über frühere Schwierigkeiten und Konflikte anzubieten.

Wenn man jetzt als Ältere(r) unter solch einer »eingefahrenen« (also neutral gehaltenen und damit unbefriedigenden) oder sogar unter einer vonseiten der Jüngeren abgebrochenen Beziehung leidet, muss man sich *selbst bewusst* und *langfristig* um Veränderungen bemühen. Die Voraussetzungen dafür lauten: Gespräche über frühere Schwierigkeiten und Konflikte suchen und sich über heutige gegenseitige Wünsche und Erwartungen verständigen. Günstig ist es, den Wunsch nach einem Kontakt und das Angebot eines Gespräches mithilfe eines Briefes zu machen. »Schwarz auf weiß« ausgedruckt, können weder Angebot noch Wunsch vonseiten der Jüngeren fehlverstanden, missdeutet oder überhört werden.

Kommen diese Gespräche dann zustande, so scheinen sie oft daran zu scheitern, dass Ältere hierbei schon bald und häufig

- den Jüngeren gegenüber die schon oft geäußerten Vorwürfe wiederholen, zum Beispiel dass sie sich vernachlässigt fühlen, dass sie vom Lebenswandel, den Verhaltensweisen und der Entwicklung der

Jüngeren bitter enttäuscht seien, dass sie zugunsten ihrer Kinder auf so vieles verzichtet hätten … (manchmal wird sogar eine Liste aller bisher für »dieses Kind« aufgewandten Geldbeträge mitgebracht).

- Angesichts vermuteter oder geäußerter Vorwürfe vonseiten der Jüngeren verteidigen sich die Älteren mit Hinweisen auf ihre eigenen mangelnden Erziehungserfahrungen und die damals schwierige Lebens- Arbeits- und Ehesituation und versuchen dadurch, Verständnis zu erhalten.
- Manchmal argumentieren sie, dass es ihnen, also ihren eigenen Kindern, im Vergleich zur Nachbarschaft und erst recht zu ihrer eigenen Kindheit »objektiv« gesehen doch viel besser gegangen sei.

Alle diese Vorgehensweisen und Begründungen nützen zunächst überhaupt nichts, sondern sie bewirken im Gegenteil – insbesondere dann, wenn sie schon häufiger benutzt wurden – erneute Verbitterung und Verhärtung aufseiten der Jüngeren.

Worum muss es also zunächst gehen? Die erlebte Kindheit und die damals erfahrenen Schwierigkeiten und Konflikte wurden und werden gefühlsmäßig offenbar völlig unterschiedlich wahrgenommen und in ihrer Bedeutung beurteilt. Oft vermittelt die Partnerin/der Partner eine andere Sicht auf die eigene Vergangenheit. Man lernt andere Familienstrukturen kennen und vergleicht sie mit der eigenen. Hinzu kommt, dass die eigene Erinnerung innerlich immer wieder umgeschrieben wird. Daher kann es bei derartigen Gesprächen zunächst und möglicherweise überhaupt nicht um eine »objektive« Klärung gehen. Das jetzt erwachsene Kind muss (möglicherweise erstmals) die Chance bekommen, *seine* Sicht und *seine* damit verbundenen Erfahrungen und Gefühle darzulegen. Viele Ältere erleben sich dabei sofort angegriffen, tief verletzt, gekränkt oder missverstanden. Sie reagieren erneut mit verbittertem Rückzug. Selbst wenn es wie eine schonungslose Abrechnung wirkt und unter Umständen auch so wirken soll, ist etwas anderes entscheidend. Wichtig ist es, die Ausführungen des Sohnes bzw. der Tochter ruhig zur Kenntnis zu nehmen, um die Sicht des »Kindes« zu verstehen und um selbst in Ruhe darüber nachzudenken.

Selbstverständlich müssen weitere Gespräche folgen, ohne dass dabei eigene Reaktionen völlig ausgeklammert werden: »Ich möchte gerne weiter verstehen, wie Du zu dieser Sicht kommst? Unser Gespräch hat mir schon einige schlaflose Nächte bereitet und ich war auch einige Male sehr gekränkt.«

Ein Gespräch zwischen dem Sohn oder der Tochter und beiden Eltern zusammen wird immer aufgrund der 2 : 1 Situation schwierig. Sonst wiederholt sich eine aus der Kindheit vertraute Situation: zwei miteinander verbündete Elternteile »gegen« ein Kind. Derartige Gespräche kann man als Vater oder Mutter nur allein mit dem Sohn oder der Tochter führen. Ein nachfolgender Kommentar des nicht einbezogenen Elternteiles wie »Du hast Vater mit Deinem Gespräch wirklich Herzschmerzen bereitet« ist wenig hilfreich und beinhaltet den unüberhörbaren Hinweis, dass ein derartiges Gespräch sehr ernste Folgen, zum Beispiel einen Herzinfarkt haben könnte.

Für weitere Gespräche hilft auch manchmal das Angebot eines gemeinsamen Wochenendes oder einer gemeinsamen Kurzreise. Viele erwachsene Kinder reagieren zunächst verständlicherweise auf eine Gesprächsbitte unsicher bis ablehnend. Aufgrund ihrer bisherigen Erfahrung können sie sich nicht vorstellen, dass ein Elternteil wirklich mit ihnen reden will. Das Angebot durch den Brief ermöglicht es, darüber nachzudenken.

Ein derartiges Gespräch kann und darf den Partner oder die Partnerin als Schwiegerkinder nicht einbeziehen. Hier geht es um die Beziehungsgeschichte aus der damaligen Kindheit. Der Partner bzw. die Partnerin hat häufig schon viel darüber gehört und dazu schon längst eindeutig Partei ergriffen.

Eine abschließende (aber nicht nur intellektuell vermittelte) Feststellung kann dann sehr hilfreich sein: »Ich habe jetzt viel besser verstanden, wie es Dir damals ergangen ist. Es tut mir wirklich leid, wie es gelaufen ist.«

Das jetzt erwachsene Kind muss sich gefühlsmäßig sicher darauf verlassen, dass ebenfalls *seine* Sichtweise der damaligen Situation verstanden und angenommen wird, dann lässt sich auch die eigene – möglicherweise ebenfalls schwierige – Entwicklung vermitteln: »Unsere Gespräche haben mir verdeutlicht, wie wenig ich Dir über meine eigene Entwicklung –

insbesondere im Krieg und in der direkten Nachkriegszeit – berichtet habe und wie sehr ich dadurch geprägt wurde. Wenn Du darüber etwas wissen möchtest, bin ich gerne dazu bereit. Vielleicht hilft es Dir, besser zu verstehen, warum ich so mit Dir umgegangen bin.«

Erst nach erreichtem gegenseitigen Verständnis wird es häufig möglich, dass auch Ältere darüber reden können, was sie in ihrer Beziehung zu diesem »Kind« als problematisch, konfliktträchtig oder enttäuschend erlebt haben oder immer noch erleben. Die letzte gemeinsame Aufgabe lautet, sich darüber zu verständigen, wie beide die augenblickliche Beziehung gestalten möchten und welche gegenseitigen Erwartungen bestehen.

Bekannt aus Romanen und aus Filmen ist die »Versöhnung am Sterbebett«. Ob sich diese erwachsenen Kinder auf Dauer innerlich versöhnt fühlen, bleibt unklar. Dazu löscht diese letzte Begegnung keineswegs eine jahrzehntelange Geschichte von Konflikten, Streit und Enttäuschungen aus. Warum konnten sich zwei erwachsene Menschen nicht eher begegnen? Die hier gestellte Aufgabe verlangt nicht, zu vergeben oder sich zu versöhnen. Sie verlangt, zu verzeihen, aufeinander zuzugehen, um sich gegenseitig besser zu verstehen.

**Entwicklungsaufgabe Beispiel 15**

Die 64-jährige frühere Leiterin eines Altenheimes fühlte sich vor einem Jahr von dem jüngeren Geschäftsführer hinausgemobbt. Sie nutzte die vorzeitige Möglichkeit, in Rente zu gehen. Als einziges Kind lebte sie bis zum Tod der Mutter eng mit dieser zusammen. Völlig in ihrer Tätigkeit aufgehend, blieb keine Zeit für weitere Beziehungen.

Vorübergehende Kontakte ergaben sich immer nur wieder zu den Bewohnerinnen ihres Heimes. Für ihr Alter bestand eine Abmachung mit der einzigen Nichte, bei ihr im neu gebauten Haus eine Einliegerwohnung zu beziehen und im Falle zunehmender Hilfsbedürftigkeit versorgt zu werden. Im Gegenzug hatte sie sich an der Finanzierung dieses Hauses beteiligt. Nach ihrem Einzug erlebte sie ständige Konflikte mit dem Ehemann der Nichte, der nach ihrem Gefühl weder ihre Wünsche nach familiären Kontakten anerkannte noch ihren zeitweiligen Wunsch nach Rückzug. Damit wiederholte sich die Situation, die zu ihrem beruflichen Ausstieg geführt hatte. Eigene Interessen und Bedürfnisse waren ihr kaum bewusst.

*Als Entwicklungsaufgabe stand an: die Beziehung zur Nichte und ihrem Mann erwachsenengerecht zu klären und für sich neue Lebensmöglichkeiten zu suchen.*

In der Kurzpsychotherapie wurde ihr klarer, dass sie sich jahrzehntelang durch ihre Verbundenheit mit dem Altenheim eine »eigene Familie« geschaffen hatte und jetzt wiederum eine »neue Familie« bei ihrer Nichte zu finden hoffte. Danach war eine für beide Seiten befriedigende Klärung gegenseitiger Erwartungen, Wünsche herbeizuführen. In einem Traum erlebte sie ein »altes Haus mit angenehm wirkenden, aber völlig unbewohnten Räumen«. Sie begriff, dass sie einerseits dieses Haus im Alter selbst darstellte und dass andererseits die unbewohnten Räume noch viele Chancen für ihr Älterwerden anboten. Diese Chancen nahm sie dann zunehmend gezielter wahr.

Schließlich können beide Seiten auch darüber sprechen, wie sie zukünftig ihre Beziehung gestalten möchten, was sie gegenseitig erwarten und wie weitere, möglicherweise nicht ausbleibende Probleme angegangen werden. Aktuelle Untersuchungen belegen, in welch großem Umfang zwischen den Generationen Transferleistungen (Unterstützung, Geld, Sachhilfen) erfolgen. Auch Ältere freuen sich, wenn diese Leistungen anerkannt werden.

### Großeltern-Status

Enkelkinder werden oft sehnsüchtig und ungeduldig erwartet. Sie stellen einen zentralen Lebensinhalt für die Großeltern dar und bedeuten gleichzeitig, dass die Familie weiterleben wird. Umgekehrt werden Großeltern heute mehr denn je gebraucht, um (berufstätige)

Eltern bei der Kindererziehung zu entlasten, jüngere Familien finanziell zu unterstützen oder bei Notfällen und Erkrankungen praktisch und schnell zu helfen. Sie stellen gleichzeitig einen sicheren Ort mit Schutz, Geborgenheit und auch Verwöhnung zur Verfügung, wenn sich ein Enkelkind durch die eigenen Eltern überfordert oder im Geschwisterkreis vernachlässigt erlebt. Angesichts von Trennungen oder Scheidungen können Töchter und Söhne und ebenso Enkel bei den Großeltern Unterstützung erhalten. Schließlich verkörpern sie die Familiengeschichte.

Die zukünftigen Großeltern sollten aber vorab für sich selbst und miteinander klären:

- Will ich schon jetzt und überhaupt Großmutter oder Großvater werden?
- Will ich selbstverständlich immer und überall und in jeder Situation zur Verfügung stehen und helfen?
- Will ich nur dann zur Verfügung stehen und helfen, wenn es mir von meinen Interessen und von meinem Terminkalender her passt oder möglich ist?
- Bin ich froh, dass ich mich nicht mehr mit meiner Familie und ihren Problemen befassen muss?

Gegenseitige Annahmen, unausgesprochene Erwartungen und gegebenenfalls tiefe Enttäuschungen bringen vielfältige Konfliktmöglichkeiten mit sich: Bereits ältere Eltern erwarten beispielsweise, dass sie möglichst schnell Enkelkinder bekommen – zu Anfang still erhofft, dann laut geäußert und vielleicht auch (zu) energisch angemahnt. Die Motive aufseiten dieser älteren Eltern sind vielfältig: fehlende Aufgaben nach beendeter Berufstätigkeit, die Suche nach neuen Aufgaben außerhalb einer unbefriedigenden Ehe, Konkurrenz mit den Geschwistern oder die Wiedergutmachung an den eigenen Kindern. Auch angesichts des möglicherweise nahen Lebensendes wird dieser Wunsch verstehbar!

Oft besteht bei vielen, aber nicht allen Familienmitgliedern der Wunsch nach einer »heilen« Großfamilie. Großeltern bemühen sich, diese mit vielfältigen Anstrengungen bei eigener Überlastung gerade zu Weihnachten oder an anderen Festtagen zu schaffen. Sie erwarten dann aber auch ganz selbstverständlich, dass wirklich alle kommen. Bekanntlich häufen sich jedes Mal vor Weihnachten in den Zeitungen die psychologischen Ratschläge, wie die spätestens nach zwei bis drei Tagen aufbrechenden Familienkonflikte beigelegt werden können.

Mit den anderen Schwiegereltern der Kinder wird häufig darum konkurriert, wer die Großelternfunktion »besser« wahrnimmt. Entgegen dem Wunsch der Eltern werden die Enkelkinder (insbesondere das einzige Enkelkind) mit Geschenken und finanziellen Zuwendungen verwöhnt oder sogar überschüttet.

Weitere Konfliktmöglichkeiten: Großeltern mischen sich aufgrund ihrer »Erziehungserfahrung« oft ungefragt in die Erziehung ein. Sie nehmen Partei gegen die Eltern ihrer Enkelkinder ein. Sie haben vielleicht ihren *Lieblings*enkel ... Konflikte sind insbesondere dann zu erwarten, wenn Großeltern regelmäßig Betreuungsaufgaben übernehmen. Zu selbstverständlich verwirklichen sie dann eigene Erziehungsvorstellungen oder mischen sich in die der Eltern ein. Weitere Konflikte können sich ergeben, wenn Eltern ihre Vorbehalte und Kritik nicht zu äußern wagen, da sie auf die Hilfe der Großeltern angewiesen sind oder im umgekehrten Fall, wenn diese dadurch ihre Enkel nicht verlieren wollen.

Gegenseitige Annahmen und Erwartungen bedürfen möglichst früh einer Klärung wie auch alle weiteren schwierigen Situationen und Konflikte. Zuerst stehen die Eltern in der Verantwortung und dann erst nach Rücksprache die Großeltern. Entscheidend wird, dass die Beziehung zu den Enkeln bei Konflikten zwischen Großeltern und ihren erwachsenen Kindern nicht missbraucht wird. Auch zu schon erwachsenen Enkeln lassen sich Beziehungen klären und noch verbessern.

**Entwicklungsaufgabe Beispiel 16**

Die kürzlich verwitwete 81-jährige Hausfrau erlebte sich als zunehmend vereinsamt. Früh mit ihrem deutlich älteren Mann in eine Senioreneinrichtung gezogen, hatte sie dort weitgehend nur für ihn gelebt; beide hatten sich dort im Haus um nur wenige Kontakte bemüht. Erst allmählich begriff sie, dass sie und ihr Mann sich kaum für ihre beiden inzwischen erwachsenen Enkelkinder interessiert hatten. Nach einem Rundfunkvortrag zum Thema »Großeltern und Enkel« telefonierte sie mit dem Autor des Vortrags, einem Pfarrer. Auf seinen Rat hin lud sie beide Enkelkinder zu sich ein. Sie stellte sich deren berechtigten Vorwürfen und erfuhr so von ihren Enttäuschungen ob des in der Vergangenheit gezeigten Desinteresses. Sie machte ihnen dann ein befriedigendes Beziehungsangebot. Beide Enkel besuchten sie bis zu ihrem Tod häufiger und sie telefonierten öfter. Ihr Enkelsohn kümmerte sich als Arzt dann immer wieder um ihr Wohlergehen.

Viele Ältere konnten aufgrund eigener Kinderlosigkeit keine Großeltern werden. Oder sie werden es aufgrund der Kinderlosigkeit ihrer Kinder nicht mehr. Bekanntlich suchen Kinder sich angesichts enttäuschender, versagender eigener Eltern neue »Wunsch-Wahl-Eltern« aus dem Kreis der erwachsenen Verwandten und Freunde. Wie wir wissen, stellt dies eine wichtige und hilfreiche Überlebensstrategie für die betroffenen Kinder dar. Auch Ältere können sich als mögliche »Wunsch-Wahl-Großeltern« »Wunsch-Wahl-Enkel« suchen und umgekehrt!

### Auch andere Jüngere können von Älteren profitieren

Befriedigendere wechselseitige Beziehungen vermitteln Älteren gefühlsmäßige Sicherheit. Je bedrohlicher, gefährdeter und verlustreicher die eigene Lebenssituation wird, desto mehr möchte man sich auf die Beziehungen zu Jüngeren stützen. Zu dieser Gruppe gehören nicht nur die eigenen Kinder (möglicherweise auch schon die Enkelkinder), sondern auch jüngere Verwandte (Nichten und Neffen) wie auch jüngere Freundinnen und Freunde. Viele freuen sich über ein Beziehungsangebot von »oben« nach »unten« in Form von Einladungen zu Jubiläen, regelmäßigen Informationen sowie Rat und Unterstützung im Bedarfsfall. Oft zeigt sich – häufig auch erst viel später –, wie wichtig eine derartige Unterstützung war.

Viele aus der Gruppe der 10 bis 15 Jahre Jüngeren suchen umgekehrt

Kontakt: Sie möchten begreifen, wie man zufrieden altert. Sie suchen dafür geeignete Vorbilder und möchten das erfragen, was bei ihren eigenen Älteren nicht möglich war. So besteht eine weitere Chance für befriedigende und dauerhafte Kontakte zwischen jetzt jüngeren und älteren Älteren.

## Beziehungen entwickeln – besonders, wenn man allein lebt

**Entwicklungsaufgabe Beispiel 17**

Der 79-jährige frühere Schiffsoffizier hatte sich lebenslang auf seine Anziehungskraft und sein stattliches Aussehen als Mann verlassen. Mehrere Beziehungen waren offensichtlich gescheitert. Von seiner Umwelt verlangte er, dass sie ihn in seinen Ansichten und Verhaltensweisen so nähme wie er sei: »Ich bin halt ein Psychopath.« Seit seiner Berentung lebte er in seinem Haus in einem kleinen Dorf. Kontakte bestanden lediglich zu anderen Mitgliedern seiner Jagdgenossenschaft. Seine beiden Jagddackel waren ihm in den letzten Jahren wichtiger als die Kontakte zu Menschen. Vor zwei Jahren verstarben die beiden Dackel plötzlich aufgrund eines überdosierten Narkosemittels beim Tierarzt. Dazu stürzte er heftig und musste aufgrund eines Kreislaufkollapses längerfristig im Krankenhaus behandelt werden. Seither lebte er weitgehend vereinsamt, deprimiert und körperlich beeinträchtigt vor sich hin. Beziehung zu seinen beiden Kindern aus unterschiedlichen Ehen wurden nur zögerlich genutzt. Kontakte zu seiner Umwelt hatte er kaum gesucht noch gepflegt. Wie es anderen Menschen ging, interessierte ihn wenig. Zunehmend notwendig werdende professionelle Hilfe lehnte er ab; die Einrichtung seines Hauses war dafür auch weitgehend ungeeignet. Er starb völlig vereinsamt.

*Die anliegenden Entwicklungsaufgaben, wie die konfliktträchtigen Beziehungen zu seiner Umwelt (Geschwister, Ehefrauen/Partnerinnen, frühere Freunde wie auch zu seinen beiden Kindern, speziell dem abgelehnten Sohn), sah er nicht als klärenswert an. Ebenso wenig sah er eine Notwendigkeit darin, nachbarschaftliche Kontakte oder Hilfe zu suchen und anzunehmen.*

Man kann zwar bewusst bis in das Alter hinein als »Hagestolz« leben, man muss aber dann auch die Folgen akzeptieren.

Um nicht während des Alterns zu vereinsamen, bedarf es für Alleinlebende besonderer Anstrengungen. Insbesondere bei kürzlich Verwitweten oder Geschiedenen und dazu noch in Zusammenhang mit einem Umzug in eine fremde Umwelt oder anlässlich einer schwerwiegenden Erkrankung mit Behinderungen wächst das Risiko, seelisch zu erkranken.

Diejenigen, die schon lange bis jahrzehntelang allein leben, wissen längst um diese Aufgabe: Sie mussten sich selbst immer wieder bewusst und gezielt bemühen. Und sie entwickelten dafür ihre eigenen Methoden, auf andere Menschen zuzugehen und ihre Beziehungen zu pflegen. Auch diejenigen – meist Frauen –, die sich zwischen 50 und 60 aus für sie unerträglichen Partnerschaften gelöst haben, lernten dies nach einer meist schwierigen Probierphase. Beide Gruppen sind daher auch in der Lage, sich in stationären Einrichtungen (Seniorenresidenzen, Wohnheimen, Einrichtungen für betreutes Wohnen etc.) erneut Kontakte zu suchen, aufzunehmen und sich mit ihren Wünschen zu behaupten.

In der Altersgruppe der 55- bis 69-Jährigen umfasst die Gruppe aller Alleinlebenden circa 17%. Sie steigt dann mit dem Alter von 70 bis 85 Jahren auf 42% an. Verwitwete Frauen bilden als Alleinstehende die größte Risikogruppe. Mit 65 Jahren sind Frauen schon zu 45% verwitwet, mit 80 Jahren ist es mit 73% bereits die überwiegende Mehrzahl (5. Altenbericht, 2006).

Verständlich wird, dass diejenigen, die erst spät gezwungen waren, allein zu leben, sich zunächst und verstärkt auf das vorhandene Beziehungsnetz stützen. Dazu gehören (soweit vorhanden) die Kinder, die weitere Familie, der Freundes- und Bekanntenkreis. Allein das Trauerjahr verdeutlicht die weiter oben beschriebenen Probleme: Die

Jüngeren erwarten und hoffen, dass die Älteren allein mit ihrer Trauer zurechtkommen – schließlich haben sie früher alles selbst geregelt. Die Älteren wünschen sich teils Kontakte, teils möchten sie sich zurückziehen. Sie haben kaum gelernt, ihre diesbezüglichen Wünsche eindeutig zu äußern. Gerade kürzlich verwitwete Mütter erwarten, dass sie noch stärker als bisher am Familienleben beteiligt werden, so durch Einladungen zu Geburtstagen, Festtagen, Jubiläen – unter Umständen auch abgeholt und wieder zurückgebracht zu werden. Dies alles ist möglich, sinnvoll und oft auch für alle Beteiligten hoch befriedigend. Problematisch wird es, wenn Ältere unbewusst erwarten, dass sie das, was sie viele Jahre für Jüngere getan haben, jetzt sozusagen mit »Zinsen« zurückbekommen müssten. Besonders schwer wird es für sie, wenn ihre Kinder zum Beispiel weit weg ins Ausland gehen oder sich scheiden lassen.

Jetzt könnte eine oft schon lebenslang bestehende Fantasie umgesetzt werden: Wir ziehen als Schwestern zusammen, wenn die Partner verstorben sind. Die dabei möglichen Schwierigkeiten werden oft unterschätzt. Anlässlich einer neuen Beziehung einer der beiden Schwestern oder eines Konfliktes zeigen sich dann die alten, wohl vertrauten Beziehungsschwierigkeiten (siehe Kapitel 8.6).

Der Freundes- und Bekanntenkreis fühlt sich häufig durch die meist nicht ausgesprochenen Erwartungen nach Kontakten überfordert. Bei älteren Paaren befürchten die Frauen oft eine nochmalige Konkurrenzsituation und reagieren eifersüchtig. Auch die oft von Jüngeren vorgeschlagene »äußere Lösung« der Beziehungswünsche mithilfe eines Umzugs in eine Senioreneinrichtung hilft oft nicht weiter. Häufig besteht eine »innere Schwierigkeit«, aktiv Kontakte aufzunehmen. Alle diese Fantasien, Vorschläge und insbesondere vonseiten der Familie erhofften Möglichkeiten reichen leider in der Regel nicht aus, um sich jetzt alleinstehend neue Kontakte und insbesondere neue Beziehungen zu schaffen.

Um Beziehungen zu Gleichaltrigen zu fördern und intensiver zu gestalten, kann das Modell »beste Freundin« oder »bester Freund« entscheidend helfen. Häufig verfügen wir aus der Kindheit und speziell der Jugendzeit über derartige Erfahrungen. Damals wurde es zum ersten Mal möglich, sich einem oder mehreren gleichaltrigen Menschen anzuvertrauen, vieles oder fast alles miteinander zu teilen, sich zu helfen – auch bei Kummer und Krisen. Diese Beziehung vermittelte oft Nähe, bei Mädchen auch Wärme und Zärtlichkeit. Die Gefühle von Nähe, Wärme und Zärtlichkeit wurden damals häufig gewünscht, aber auch zwiespältig erlebt. Vielen Älteren fällt es aber offenbar schwer, diese früheren Erfahrungen zu nutzen, es überwiegt anscheinend die Angst, aufgrund dieser Gefühle und Bedürfnisse für lesbisch oder schwul gehalten zu werden. Darum geht es aber nicht. (Natürlich kann es auch entlastend und auf Dauer befriedigend sein, wenn man im Alter seine Bisexualität entdeckt.) Es geht in der Regel um eine nahe und intensive Freundschaft. Warum sollte sich eine solche nicht erneut auch zwischen Älteren entwickeln können? Beziehungsangebote werden leider zu selten gemacht – und sind in Altenklubs, Seniorenresidenzen oder Heimen eher weniger zu erwarten. Auch Männer können sich immer seltener auf ihr Alleinstellungsmerkmal eines »selten vorhandenen Exemplars« verlassen, denn immer mehr Männer werden älter.

Gute Chancen für neue Beziehungen bestehen, wenn sich eine neue Initiative oder Gruppe bildet, oder wenn eine Institution neu eröffnet wird. Das Erleben und sogar die Schwierigkeiten des Anfangs schaffen nach allen Erfahrungen neue und langanhaltende Kontakte. Ebenso kann man (per Annonce) Gruppenmitglieder für eigene Interessen bzw. Aktivitäten suchen.

So besteht die dringende Aufgabe, sich um neue Beziehungen zu bemühen, sie gezielt zu suchen und sich auch durch Fehlschläge nicht entmutigen zu lassen.

## 8.7 Aufgabe: Partnerschaft entwickeln

Auch in einer langjährigen Partnerschaft ist es notwendig, sich mit der möglichst früh zu stellenden entscheidenden Frage auseinanderzusetzen: Will ich mit diesem Menschen zusammen weiterleben und zusammen älter werden? Das heißt für über 60-Jährige, spätestens jedoch nach beendeter Berufstätigkeit: Möchte ich mit meinem Partner oder meiner Partnerin die nächsten 15 bis 20 Jahre 24 Stunden lang über 365 Tage zusammen verbringen. Diese Frage stellt sich zunächst für langfristig bestehende Partnerschaften, die also 20, 30 Jahre und länger andauern. Viele heute über 60-Jährige leben noch in einer vergleichsweise traditionell gestalteten Beziehung. Sie lässt sich – zugegebenermaßen holzschnittartig – folgendermaßen beschreiben: Der Mann schuf durch seine Arbeit die wirtschaftliche Grundlage. Häufig wurde er langjährig durch seine Berufstätigkeit außerhalb der Familie in Anspruch genommen. In Westdeutschland übernahm oft die Frau dabei langfristig die Haushaltsführung und Erziehung der Kinder und blieb zu Hause. Ihren erlernten (und meist schlecht bezahlten) Beruf musste sie aufgeben, da es damals kaum Teilzeitstellen gab. Nur bei Kinderlosigkeit konnte sie langfristig berufstätig sein. In Ostdeutschland bestand in der Regel eine gemeinsame Berufstätigkeit aufgrund der staatlich geregelten Kinderbetreuung. So ergab sich einerseits die Doppelbelastung durch Haushalt, Kindererziehung und Berufstätigkeit und andererseits die Möglichkeit eines eigenen Einkommens und später einer eigenen (oft finanziell ausreichenden) Rente.

Spätestens nach beendeter Berufstätigkeit muss sich das Paar mit der Frage auseinandersetzen, wie es überhaupt und insbesondere mit ihm weitergeht. Früher stellte sich diese Frage aufgrund der beendeten Berufstätigkeit des Mannes. Heute ergibt sie sich deutlich häufiger aufgrund der beendeten Berufstätigkeit beider Partner. Selbstverständlich bleibt die Frage auch dann bestehen, wenn die (in der Regel jüngere) Frau erst später ihre Berufstätigkeit beendet – sie wird dadurch nur aufgeschoben.

**Entwicklungsaufgabe Beispiel 18**

Ein 68-jähriger Wissenschaftler hatte sich praktisch jahrzehntelang nur seiner Karriere gewidmet und war häufig im Ausland gewesen. Nach seiner lange hinausgeschobenen Pensionierung erkrankte er an einem Prostatakrebs. Erstmals wurde ihm seine lange Zeit vernachlässigte Ehebeziehung wichtig. Er erlebte sich durch seine Krebserkrankung tief bedroht und suchte bei seiner Frau Unterstützung, und er schlug eine Paar-Psychotherapie vor. Seine 64-jährige

Frau – ebenfalls Akademikerin, aber in ihren intellektuellen Fähigkeiten von ihm nie ausreichend anerkannt – verweigerte sich diesem nach 25 Jahren unbefriedigender Ehe gestellten Ansinnen. *Die schon lange anstehende Entwicklungsaufgabe lautet, die Paarbeziehung zu klären, das heißt, sie entweder für beide Seiten befriedigend weiterzuentwickeln oder sich zu trennen.*

Folgende Gesichtspunkte, die meist weder bewusst noch bedacht werden, sind jetzt entscheidend: Die anfängliche Zweierbeziehung in der Partnerschaft wurde oft sehr schnell durch die Familiensituation abgelöst. Teils bestand schon eine Schwangerschaft, die häufig zur Heirat führte; teils wurde die Frau schnell (aufgrund wenig benutzter beziehungsweise kaum zur Verfügung stehender Verhütungsmöglichkeiten) schwanger. Damals wurden häufig mehrere Kinder geboren. Und diese bestimmten dann viele Jahre im Alltag, an den Wochenenden und auch im Urlaub und in den Ferien das Leben dieser Zweierbeziehung und schränkten es entsprechend ein. Nachdem die Kinder ausgezogen sind, verfügt das Paar entweder über gar keine oder über nur kurzzeitige Erfahrungen in einer Zweierbeziehung – geschweige denn, dass diese von beiden Seiten aufeinander abgestimmt befriedigend gestaltet werden konnte. Die beiderseitige Berufstätigkeit führte ebenso wenig zu einer vertieften oder veränderten Zweierbeziehung. Eher lebten beide nebeneinander her und suchten ihre Bestätigung und Befriedigung im Beruf.

Eine der entscheidenden Veränderungen des Lebensverlaufs in den letzten Jahrzehnten stellt die sogenannte *postfamiliale Phase* bzw. die *Phase der nachelterlichen Gefährtenschaft* dar. Sie beginnt, nachdem das letzte Kind das Elternhaus verlassen hat und das Paar wieder zu zweit ist. Später und anschließend folgt dann die weitere, ebenfalls neue Phase des Lebensverlaufes, die Verwitwung (in über 50%) der meist jüngeren Frau.

Für diese bisher unbekannte Phase des Lebensverlaufs verfügen die heutigen Älteren häufig über kein (elterliches) Vorbild. Häufig erlebten sie als vom Zweiten Weltkrieg und der direkten Nachkriegszeit geprägte Kinder oder Jugendliche aufgrund der hohen Verluste an Männern

(1,7 Millionen Kriegswitwen) sowie der häufigen Trennungen oder Scheidungen nach dem Kriege überhaupt keine und erst recht keine älter werdende Partnerschaft der Eltern. Die Männer kehrten – wenn überhaupt – häufig spät nach Hause zurück; sie waren körperlich und/oder seelisch beeinträchtigt und beschädigt; viele erlagen bald ihren im Krieg erworbenen Verletzungen oder Krankheiten. Aus der Sicht ihrer Frauen erwiesen sie sich oft als eheunfähig und fühlten sich auch so. Ihr Altern erfolgte unter anderen sozialen, wirtschaftlichen und gesundheitlichen Voraussetzungen – aus heutiger Sicht eingeengt und eingeschränkt. Wahrscheinlich erlebten viele der heute Älteren entweder überhaupt keine Beziehung ihrer Eltern, Schwiegereltern oder anderer Älterer im Alter mit oder zumindest keine vorbildstiftende, anregende oder befriedigende Beziehung. Die damaligen 60-Jährigen hatten außerdem im Vergleich zu heute eine deutlich geringere gemeinsame Lebenserwartung. So stehen die heutigen Älteren vor einer bezüglich ihrer Partnerschaft unbekannten Lebenssituation. Fraglich wird, ob die eigenen Erwartungen, Vorstellungen, Fantasien und auch Möglichkeiten ausreichen, diese Zweierbeziehung weiterhin befriedigend zu gestalten.

Die Forschung vermittelt ein eher deprimierendes Bild von langfristig bestehenden Beziehungen von 30- bis 40-jähriger Dauer. Die bisherige ermutigende Annahme eines u-förmigen Verlaufes langfristiger Beziehungen wurde inzwischen widerlegt. Demnach entwickeln sich Beziehungen dieser Art nach einem anfänglich als überschwänglich und befriedigend erlebten Beginn als zunehmend schwierig, deprimierend und enttäuschend. Erst mit zunehmender Dauer und ansteigendem Lebensalter würden sie erneut befriedigend verlaufen. Diese Beschreibung erfolgte jedoch offensichtlich im beschönigenden Rückblick der befragten Paare.

Für spät scheiternde Beziehungen werden insbesondere folgende Gründe angeführt: »Wir haben uns auseinander gelebt«, »Alltagsroutine und Langeweile« sowie »Streit ums Geld«. So verwundert es nicht, dass die Zahl der Scheidungen ab dem 50. und zunehmend auch ab dem 60. Lebensjahr ansteigt. Sie werden mehrheitlich von den Frauen eingeleitet. Durch die eigene Berufstätigkeit und damit der Chance eigenen Einkommens und entsprechender Rentenausstattung wurden sie wirtschaftlich unabhängiger und treffen selbstständiger Entscheidungen. Dazu verringern sich ihre bisher ausgeübten sozialen Aufgaben wie Haushaltsführung, Kindererziehung und Elternversorgung. Das geänderte Ehescheidungsrecht gibt ihnen zusätzliche Handlungsfreiheit.

Die Qualität einer langjährigen Zweierbeziehung wird für die Kinder wie auch für die Umwelt häufiger erst nach dem Tod des Mannes sichtbar. Wenn beispielsweise die verwitwete Ehefrau zum großen Erstaunen ihrer Umwelt Interessen, Aktivitäten und Fähigkeiten wie auch Selbstständigkeit entwickelt, die man so nie von ihr erwartet hätte. Einigen dieser Frauen ist wohl bewusst, dass sie diese Anteile zugunsten ihrer Männer zurückgestellt hatten. Andere erkennen erst jetzt, welche persönlichen Interessen sie in ihrer Beziehung aufgeschoben, heruntergespielt, verleugnet oder verdrängt hatten. Nach diesen wurde weder gefragt noch wurden etwaige Talente und Interessen gefördert. Aber auch die Frauen selbst haben sich nie die Frage gestellt: Was will ich?

Woran kann man erkennen, ob ein Paar in einer *befriedigenden* Beziehung lebt? Diese Paare kennzeichnet eine spürbare Nähe mit vielen Gemeinsamkeiten. Gleichzeitig besitzen beide Partner deutlich voneinander getrennte eigenständige Lebensbereiche und Interessen. Sie haben gelernt, sich temperamentvoll auseinanderzusetzen, ohne zerstörerisch zu sein. Sie konnten ihre Bedürfnisse und Interessen im Lebensverlauf immer wieder selbstständig weiterentwickeln und aufeinander abstimmen.

Für die Partnerschaft nach dem 60. Lebensjahr kommt – oft erst im Rückblick verständlich – der *davor* liegenden Phase vom 45. bis 60. Jahr entscheidende Bedeutung zu. Für die Frau lauten die Stichworte: Erleben und Verarbeiten der Wechseljahre mit ihren Auswirkungen auf das Selbstbewusstsein und die Sexualität, Verselbstständigung durch Rückkehr in den Beruf beziehungsweise soziale oder ehrenamtliche Tätigkeiten oder Fortführung »traditioneller« familialer Aufgaben wie Haushaltsführung, Versorgung der Enkel, Pflege von Eltern und Schwiegereltern. Für den Mann lauten die Stichworte indessen: gezielte Fortführung von Berufstätigkeit und Karriere oder frühzeitige (angestrebte oder auferlegte) Beendigung der Berufstätigkeit. Aber: Wie reagierten beide jeweils für sich und gegenseitig auf erlebte Veränderungen, Krankheiten und körperlich bedingte Einschränkungen, zum Beispiel mit verständnisvoller Unterstützung, mit Vorwürfen oder Rückzug? Inwieweit bekam die Zweierbeziehung in dieser Phase erneute Bedeutung?

## Gemeinsamkeit und gegenseitige Förderung

Viele Paare lebten im Jahrzehnt zwischen ihrem 50. und 60. Lebensjahr in der Ausgestaltung ihrer Beziehung mehr oder weniger nebeneinanderher. Sie fühlten sich durch ihre beruflichen, ehrenamtlichen und sozialen Aktivitäten und Pflichten (z.B. Betreuung von Eltern- bzw. Schwiegereltern), durch ihre getrennt ausgeübten Interessen und Hobbys weitgehend in Anspruch genommen. Nur an freien Wochenenden bestand die Möglichkeit gemeinsamer Aktivitäten. Die Zeit nach dem Weggang der Kinder wurde häufig nur ansatzweise dazu benutzt, sich über gemeinsame Bedürfnisse auszutauschen und nach Befriedigungsmöglichkeiten zu suchen.

Ein in dieser Hinsicht wichtiges Ziel stellten und stellen gemeinsam umgesetzte Aktivitäten, Interessen oder Hobbys dar. Sie bedeuten Gemeinsamkeit, zusätzliche und möglicherweise neue Erfahrungen miteinander und im Rückblick befriedigende Erinnerungen. Miteinander können Fähigkeiten entwickelt und trainiert werden, die dann immer wieder der Alternssituation und den gegebenen Umständen anzupassen sind. Parallel dazu müssen bestehende persönliche Interessen, Aktivitäten und Hobbys auch Raum und Zeit beanspruchen dürfen. *Raum* ist nicht nur symbolisch gemeint, sondern heißt ganz praktisch bei Bedarf: räumlicher Platz in Wohnung, Haus und Garten, heißt Einverständnis und Absprache über die dafür notwendigen finanziellen Mittel und heißt gegenseitige Förderung und Unterstützung. *Zeit* heißt langfristig all dies in und mit Ruhe und Muße zu erproben. Unterstützung wird besonders notwendig, wenn einer der Partner versucht, bisher liegen gebliebene, noch unerforschte oder sehnsüchtig herbeigesehnte Interessen und Aktivitäten nach beendigter Berufstätigkeit umzusetzen. Häufiger erlebt man, wie diese aus Kindheit und Jugendzeit stammenden

Wünsche wenig ernst genommen, von anderen verspottet und keinesfalls unterstützt werden. Man befürchtet, dass der Partner oder die Partnerin »verkindlicht« und sich vor der Umwelt und der Familie lächerlich macht. So werden unverändert Verhaltensweisen und Bedürfnisse von »Erwachsenen« eingefordert. Warum darf es nicht sein, dass jetzt wieder auch persönliche Interessen aus Kindheit und Jugendzeit, also aus einer Zeit lange vor Beginn der Partnerschaft wichtig werden?

### Gemeinsame Befriedigungen suchen

Ein später befriedigender Lebensrückblick, der gleichzeitig ein Gegengewicht zu schwierigen, bedrohlichen Alternssituationen darstellt, verlangt spätestens jetzt *befriedigende gemeinsame* Erfahrungen. Notwendig wird, sie zu benennen, geeignete Voraussetzungen dafür zu schaffen und sie dann langfristig zu verwirklichen. Nähe und Geborgenheit, Essen und Trinken sowie Sexualität schaffen bekanntlich derartige zwischenmenschliche Befriedigungsmöglichkeiten. Wie werden diese während des Alterns gemeinsam genutzt? Auch in einer Zweierbeziehung kann wahrscheinlich jeder für sich allein Befriedigungen suchen. Befriedigt das aber wirklich auf Dauer?

Viele Paare verlassen sich darauf, dass ihre jahrzehntelange Beziehung selbstverständlich so und damit fest erhalten bleibt. Sie glauben, dass sie unverändert bis zum Lebensende trägt. Aber sie vergessen, dass man den anderen immer wieder »neu erobern«, das heißt: sich um ihn bemühen, ihn begehren und es auch immer wieder deutlich zeigen muss. Oft geht man lediglich nur noch *mütterlich* oder *väterlich* miteinander um, wie Verhaltensweisen und Anrede zeigen. Neu verlieben kann man sich jedoch auch noch mit 80!

## 8.8 Aufgabe: Selbstständigkeit bewahren

Die allermeisten Älteren wollen selbstverständlich weiterhin selbstständig leben. Selbstständig bleiben heißt, *möglichst unabhängig in der gewählten Umgebung leben und eigenverantwortlich Entscheidungen treffen zu können.* Der meist überhörte Zusatz *können* verlangt spätestens jetzt, diese Fähigkeiten wirklich zu erwerben und im Alltag regelmäßig anzuwenden.

Für ein Paar lautet die zusätzliche Aufgabe, die *beiderseitige* Selbstständigkeit sicherzustellen. So werden beide in die Lage versetzt, bei kürzer- und längerfristigen Krankheitszuständen, Krankenhausaufenthalten und Unfällen oder bei Hilfs- und Pflegebedürftigkeit sich nach Möglichkeit gegenseitig zu helfen und zu unterstützen. Schließlich muss im Fall einer Verwitwung die oder der Überlebende möglichst lange selbstständig weiterleben.

In jahrzehntelang bestehenden Beziehungen herrscht aufgrund des Altersunterschiedes oft noch ein traditionelles Muster der Rollen- und Aufgabenverteilung. Gegenseitig wird erwartet, dass man dies korrekt und zuverlässig wahrnimmt. Entsprechend weiß die Frau im Falle einer akuten Erkrankung, eines Unfalles oder eines Krankenhausaufenthaltes oft kaum oder eben gar nicht über die von ihrem Mann wahrgenommenen Aufgaben Bescheid. Möglicherweise war sie lange Zeit auch froh, diese Verantwortung an ihren älteren Mann abtreten zu können. Ausgestellte Vollmachten für Konten, gegebene Informationen über Unterlagen und aufgelistete Versicherungen helfen nicht ausreichend, da ihre alltägliche Handhabung nicht eingeübt wurde. Umgekehrt weiß der Mann über Haushaltsangelegenheiten kaum Bescheid und ist darin ebenso ungeübt.

Frage: Inwieweit sind beide Partner über das Einkommen (Rente/Pension, weitere Einnahmen, regelmäßige Ausgaben), bestehende Konten, Versicherungen und Verpflichtungen informiert?

Frage: Inwieweit können beide diese Angelegenheiten handhaben und sind darin trainiert (Überweisungen, Versicherungsangelegenheiten, Teilnahme an Besprechungen mit dem Steuerberater, Finanzamt etc.)?

Frage: Inwieweit verfügt jeder über ein eigenes Konto und über regelmäßig verfügbares selbst verwaltetes Geld?

Frage: Inwieweit verfügen beide über gegenseitige Vollmachten über alle Konten?
Frage: Inwieweit sind die Unterlagen geordnet und griffbereit zugänglich?

Für die Selbstständigkeit benötigt jeder der Partner eigenes Geld. Außerdem: Besitzen beide einen Führerschein? Fahren beide regelmäßig das vorhandene Auto – allein und auch zusammen? Kennen beide ihre Autowerkstatt?

Können beide die üblichen technischen Aufgaben zu Hause handhaben: beispielsweise mit dem vorhandenen Werkzeug einfachere Reparaturen durchführen, Glühbirnen wechseln, quietschende Türen ölen, einen Knopf annähen …?

Beherrschen Männer die einfachen Dinge des Haushaltes, sind sie zum Beispiel dazu in der Lage, die Spül- und Waschmaschine zu bedienen oder bescheidene Gerichte zuzubereiten? Kennen sie sich in der Speisekammer aus? Wissen sie, wo man einkauft und wo die chemische Reinigung ist? Entscheidend ist, dass sie im Notfall tatkräftig zugreifen oder allein zurechtkommen können.

Wissen beide gegenseitig über ihre Krankheitsbefunde (nach entsprechendem Einverständnis gegenüber dem Hausarzt), über eine notwendige Medikamenteneinnahme und andere Maßnahmen Bescheid? Wissen beide, wo die Krankenunterlagen zu finden sind?

Als wichtig erweisen sich zusätzlich eigenständig ausgeübte Interessen, Hobbies oder Aktivitäten. Einerseits befriedigen sie, andererseits werden durch sie zusätzlich viele intellektuelle, praktische und soziale Fähigkeiten trainiert.

Maßnahmen dieser Art fördern die notwendige persönliche Selbstständigkeit und helfen in Krisen- und Notsituationen. Sie ermöglichen es auch bei langfristigen Krankheitszuständen, Behinderungen, Hilfs- und Pflegebedürftigkeit, weiterhin als Paar selbstständig zu leben. Die Frauen müssen spätestens jetzt *mit tatkräftiger, gezielter Unterstützung durch ihre Männer* die genannten Fertigkeiten trainieren. Es gibt keine Sicherheit, dass das gemeinsame Leben weiterhin so selbstverständlich sicher, geordnet und ungestört verläuft. Wichtig ist dabei: Geduld zu zeigen, wenn der Partner oder die Partnerin nicht so schnell begreift, was man selbst viele Jahre ohne nachzudenken getan hat!

Viele ältere Paare vermeiden es, früh und damit wirklich rechtzeitig ausführlich über absehbare schwierige Aspekte ihres Älterwerdens zu sprechen. Vermiedene Themen sind: absehbare Krankheiten mit Behinderungen, die Nutzung von Hilfsmitteln, Erfordernisse kürzer- oder längerfristiger Hilfs- und Pflegebedürftigkeit, notwendige Veränderungen der Lebens- und insbesondere Wohnsituation.

Frage: Wurde eine eigene Patientenverfügung verfasst?
Frage: Besteht eine notariell beglaubigte Generalvollmacht?
Frage: Wurde ein Testament erstellt?

Weitere wichtige Themen und Entscheidungen werden sogar fast völlig verleugnet. Anscheinend besteht die magische Vorstellung, dass Unheil angelockt wird, wenn man laut über notwendige Maßnahmen nachdenkt. So befürchtet man offenbar akute bzw. schwere Krankheiten, wenn man Patientenverfügungen und Generalvollmachten verfasst. Man argwöhnt erst recht Sterben und Tod, wenn man in einem Testament seinen »Letzten Willen« festlegt. Anlässlich einer akut notwendigen Operation, eines Unfalles oder einer akuten Erkrankung zeigt sich häufig, wie handlungsunfähig ein älteres und erst recht ein altes Paar ist. Es gibt keine klaren Aussagen, weder mündlicher noch schriftlicher Art, bezüglich des gewünschten Behandlungsumfanges. Die Einsetzung eines Vormundes aufgrund einer fehlenden Generalvollmacht für den Partner oder einen Familienangehörigen ist verstörend. Oft muss lange gesucht werden, ob überhaupt und wo ein Testament zu finden ist. Es gibt keine Garantie dafür, dass diese Festlegungen erst im Alter von 75 oder 80 Jahren benötigt werden!

Im Alter selbstständig zu sein, heißt nicht, dass man dauerhaft unabhängig und ohne Hilfsangebote leben muss. Zur Selbstständigkeit trägt entscheidend bei, dass man *selbst* darüber bestimmen kann, welche (Hilfs-)Maßnahmen durch welche Personen erfolgen sollen und welche Hilfe man selbst in Anspruch nehmen will

Beide verdrängen oft, dass der eine Partner sterben könnte und der andere dann allein zurückbleibt. Das ist schmerzlich und beunruhigend. Im Nachhinein erweist es sich jedoch häufig für den überlebenden Teil als hilfreich, wenn über viele Aspekte gesprochen wurde, und dass die oder der Überlebende über eine wirklich eingeübte Selbstständigkeit verfügt. Zur Erinnerung: Die Hälfte aller Frauen wird bis zum 80. Lebensjahr ihren Partner verlieren – am häufigsten geschieht dies im Jahrzehnt zwischen dem 70. und 80. Geburtstag.

Bei schon langfristig alleinlebenden Männern und Frauen lässt sich vermuten, dass sie aufgrund ihres schon lange selbstständigen Lebens alle finanziellen Angelegenheiten brauchbar handhaben und ihre Interessen selbstständig wahrnehmen. Sie lernen früh – Frauen viel besser als Männer –, sich um sich selbst zu kümmern. Und sie können es auch! Erstaunlicherweise erscheint ihre Selbstständigkeit trotzdem während des Alterns fast genauso bedroht. Warum?

Die Lebens- und insbesondere die Wohnsituation wurden nicht den Erfordernissen des Älterwerdens angepasst. Küche, Bad, Schlafzimmer können im Krankheits- und Behinderungsfall nicht barrierefrei genutzt werden; deshalb ist eine häusliche Pflege oft kaum möglich.

Im Notfall (Unfall, akuter Krankheitszustand, akute Krankenhausaufnahme, kürzer- oder längerfristige weitreichende Beeinträchtigung aufgrund einer Krankheit) hat niemand Zugang zur Wohnung; niemand weiß über Angelegenheiten, Unterlagen etc. Bescheid; Namen, Adressen und Telefonnummern von möglichen Angehörigen lassen sich ebenso wenig auffinden wie ein »Notkoffer« für eine akute Krankenhausaufnahme. Die Nachbarin oder sogar jene Freundin, die die »Blumen gießt« und die »Katze versorgt«, weiß oft auch nicht darüber Bescheid.

Auch bei den Alleinlebenden lassen sich weder eine Patientenverfügung (gut sichtbar platziert und aktualisiert) noch eine notariell beglaubigte Generalvollmacht entdecken. So sind die Betreffenden hilflos allen notwendigen Maßnahmen, die dann Fremde einleiten müssen und verfügen, ausgeliefert. In seltenen Fällen lässt sich ein Testament auffinden – manchmal findet man allerdings zahlreiche undatierte Entwürfe eines Testaments.

Weitaus schwieriger gestaltet sich die Situation für Ältere, die sich gerade getrennt haben und für Ältere, die erst kürzlich den Partner oder die Partnerin verloren haben. Ältere (eher Frauen als Männer), die gerade ihre Scheidung vollzogen haben, wissen sehr gut, warum sie sich getrennt haben. Sie können sich aber noch nicht vorstellen, wie sie überhaupt selbstständig leben werden und wollen. Oft benötigen sie ein längeres Training oder sogar einen »Crash-Kurs« in Sachen Selbstständigkeit. Anhand der aufgezählten Aspekte lässt sich eine Liste notwendiger Maßnahmen, Festlegungen und Entscheidungen verfassen, die jetzt oder in naher Zukunft anstehen. Eigene Kinder, jüngere Verwandte oder gute Freunde und Freundinnen können dabei helfen, indem sie beispielsweise beraten, praktische Kenntnisse vermitteln und Unterlagen sichten. Man darf sich nur nicht schämen, dass man so vieles noch nicht kann!

Gerade die Situation kürzlich verwitweter älterer Frauen erweist sich oft als besonders störungsanfällig. Die Trauerarbeit verlangt, die geschilderten Traueraufgaben anzugehen. Gleichzeitig müssen sie ihr Leben selbstständig – möglicherweise erstmals – in die Hand nehmen. Sie brauchen daher oft in großem Umfang Beratung, Unterstützung und praktische Hilfe. Viele reagieren in dieser Situation mit einer ausgeprägten (depressiven) Verstimmung, in der sie beide Aufgaben nicht wahrnehmen können beziehungsweise aufschieben wollen. Daher ist es wichtig, dass lange vorher gezielt trainiert wird: *Selbstständigkeit – bewahren und schaffen.*

## 8.9 Aufgabe: Sich immer wieder auf das Älterwerden einstellen

Das Altern bringt zahlreiche Veränderungen mit sich: Man erfährt sie an sich selbst, bemerkt sie bei der Partnerin oder dem Partner, in der Familie und bei Freunden. Auch die soziale und materielle Situation verändert sich. Das sich allmählich altersbedingt verändernde Leistungsvermögen wirkt sich auf Dauer nachhaltig ungünstig auf die körperliche Kraft, die Beweglichkeit, das Hören und das Sehen aus. Die Sturzgefahr steigt und damit die Gefahr von Knochenbrüchen (aufgrund des oft gerade bei Frauen nicht erkannten Schwundes des

Knochengewebes!). Krankheitsfolgen bewirken oft weitere Einschränkungen.

Die Aufgabe lautet daher, sich dieser – oft schleichend ablaufenden – Veränderungen bewusst zu werden, sie zu berücksichtigen, sich immer wieder auf sie einzustellen und sich somit dem eigenen Älterwerden anzupassen. Für viele Menschen heißt *anpassen* weniger zu leisten, weniger zu können und insgesamt über geringere Lebensmöglichkeiten zu verfügen. Fühlt man sich in seiner Fantasie immer noch wie ein 30-, 40- oder 50-Jähriger, dann wird das eigene Älterwerden bestimmt so erlebt. Entsprechend werden diese Veränderungen verdrängt und ihre Auswirkungen geleugnet. So wird der Status einer/s höchstens 40- oder 50-Jährigen hartnäckig und uneinsichtig verteidigt. In der Fantasie ist man offenbar überzeugt: »*Wenn ich mich nicht verändere, werde ich auch nicht älter.*«

Ein oft gehörter Spruch lautet: »Alter ist nichts für Feiglinge!« Ist man wirklich schwach oder feige, wenn man auf sein Älterwerden Rücksicht nimmt? Diese Aufgabe besonnen und bewusst anzugehen, erfordert nach unserer Ansicht mehr Mut als Tapferkeit.

Wir möchten wiederum in Frageform auf wichtige Lebensbereiche hinweisen, die für das eigene Älterwerden rechtzeitig, das heißt so früh wie möglich und immer wieder erneut zu verändern sind. Sie wurden bereits bei der notwendigen Bestandsaufnahme (siehe Kapitel 7.1) benannt. Spätestens im Falle von Einschränkungen oder krankheitsbedingten Behinderungen ergeben sich Erfordernisse zur notwendigen Anpassung.

Gleichzeitig geht es darum, lang gehegte Fantasien über das eigene (und auch gemeinsame) Altern zu überprüfen, sie der augenblicklichen und insbesondere absehbaren Lebenssituation anzupassen und gegebenenfalls von ihnen Abschied zu nehmen, selbst wenn das mit einem Trauerprozess verbunden sein sollte.

### Wo will ich (bzw. wollen wir) während des Alterns leben?

Viele Fantasien beziehen sich zum Beispiel auf ein Haus 50+, das heißt ein großes komfortables Haus mit vielen Räumen oder eine große

Wohnung – teils auf dem Lande, teils im südlichen Ausland gelegen –, wo man sich endlich in der Ruhe und der Wärme ausspannen und erholen und seinen (sportlichen) Hobbys nachgehen kann. Folgende Fragen bleiben dabei in der Regel unbeantwortet:

- Benötigen zwei Menschen wirklich so viele Räume (dazu mehr als 1 bis 2 Stockwerke)? Kommen die erhofften Besucher (Kinder und Enkelkinder, Freunde) wirklich so oft? Wollen und können die Kinder das Haus oder die Wohnung draußen auf dem Lande oder im Ausland übernehmen?
- Wie steht es um Einkaufsmöglichkeiten, um die Unterstützung bei der Haushaltsführung, für den Garten sowie um Reparaturdienste? Wie gut und schnell stehen ärztliche und pflegerische Versorgung zur Verfügung? Sind das Haus, die Wohnung und der Ort durch öffentliche Verkehrsmittel überhaupt und bequem erreichbar? Sind die Fahrt- und Reisekosten auf Dauer erschwinglich?
- Wie lange kann ich (können wir beide) sicher und geübt Autofahren?
- Wie viele Kontakte und Beziehungen, Besuche und Nachbarschaftsverhältnisse sind dort noch möglich, wenn auch der eigene Freundes- und Bekanntenkreis älter wird?

Zurzeit zeichnet sich eine deutliche Rückwanderung Älterer ab, und zwar sowohl vom Lande in die Stadt als auch aus dem Ausland: Gesucht werden ebenerdige Bungalows in der Stadt oder besonders gut ausgestattete Wohnungen mit Fahrstuhlanschluss mit entsprechender Verkehrsanbindung sowie mit kulturellen Angeboten und Versorgungseinrichtungen.

- Ist die Wohnung gut beheizbar, hell, ruhig gelegen und so groß, dass zwei Menschen zusammenleben und gleichzeitig ihren Interessen nachgehen können? Gibt es auch (endlich?) einen Raum für die Hobbys der Partnerin oder des Partners? Neben einem möglichst großen Wohnraum (um Freunde und Gäste auch zu Hause zu empfangen) bedarf es auf jeden Fall eines weiteren Raumes für den eigenen Rückzug und für ein Gästebett. Notwendig ist ferner, an spätere Pflegeerfordernisse zu denken.

- Ist die Wohnung gut und bequem erreichbar? Gibt es gegebenenfalls einen Fahrstuhl? Sind öffentliche Verkehrsmittel in der Nähe erreichbar? Gibt es einen Parkplatz vor der Tür?
- Wie steht es mit Einkaufs- und Versorgungsmöglichkeiten (Arzt, Apotheke, Reparatur- und Bringdienste)? Wie bequem sind kulturelle Angebote und Freizeitmöglichkeiten erreichbar? Wie werden sich Wohngegend und Stadtviertel im nächsten Jahrzehnt verändern?
- Wie altersgeeignet ist die Wohnausstattung: im Wohnzimmer (leicht bewegbare, zum Sitzen geeignete Möbel, leicht erreichbare Bücher, DVDs und anderes mehr, ausreichende Beleuchtung, niedrige oder keine Türschwellen ohne weitere Rutsch- und Stolpergefahren), Schlafzimmer (höhere Betten, mit Motor verstellbare Lattenroste, leichtere Bettdecken etc.), in der Küche (leichtes Geschirr, gute Erreichbarkeit der Haushaltsgeräte in Armhöhe, große Arbeitsflächen mit mehr Abstellmöglichkeiten, um das schmerzhafte Bücken möglichst zu vermeiden, gute Beleuchtung, Geruchsabzug), im Bad (Griffe, Badewanneneinstieg oder Dusche, gute Beleuchtung, Vermeidung von Rutschmöglichkeiten, Ablagemöglichkeiten).
- Eine häufig nicht bedachte Frage lautet: Lassen sich Küche und Bad auch im Sitzen nutzen (also im Rollstuhl)?

Immer wieder wird vergessen, dass man aufgrund des Alterns zunehmend mehr Lebenszeit in der Wohnung verbringt – unter Umständen im Krankheits- und Pflegefall dauerhaft! Obwohl man vor diesen Fragen und den dabei anfallenden Kosten eher zurückschreckt – Broschüren und gegebenenfalls auch eine Wohnberatung erweisen sich als hilfreich!

### Wie weit reichen die eigenen finanziellen Möglichkeiten?

Die Entwicklung der letzten Jahre zeigt für die Renten bzw. Pensionen über 60-Jähriger eine verzögerte Anpassung mit Leistungsabstrichen sowie derzeit eine aufgrund höherer Verbraucherpreise ansteigende Inflationsrate. Allen Prognosen zufolge wird sich die Situation für die heute über 60-Jährigen nicht verbessern. Für die nachfolgenden Jahrgänge muss wahrscheinlich eine neue Altersarmut der Frauen befürchtet werden.

Folgende Fragen stellen sich (erst recht für diejenigen, die sich schon im Altern befinden):

- Welche finanziellen Ausgaben und Verpflichtungen bestehen? Wie groß ist der verbleibende finanzielle Freiraum? Gibt es eine finanzielle Rücklage?
- Reichen der finanzielle Freiraum und die Rücklage/das Sparguthaben aus, um zusätzliche Anforderungen (z. B. für Hilfen und andere Erfordernisse) vorübergehend oder sogar auf Dauer zu finanzieren?
- Bestehen finanzielle Verpflichtungen gegenüber den noch Älteren in der Familie (Unterstützung von Pflege oder Heimaufenthalt) und/oder gegenüber den jüngeren Familienmitgliedern (Kinder und Enkelkinder beispielsweise für die Ausbildung)?
- Wie ist insbesondere die finanzielle Situation für die in der Regel länger lebende Partnerin (jüngeres Alter und höhere Restlebenserwartung) anlässlich einer Verwitwung? Lassen sich dann alle laufenden Ausgaben (insbesondere Wohnung und Versorgung) abdecken? Drohen dann von vornherein Einschränkungen – auf die spätestens anlässlich einer Verwitwung und damit in der Regel viel zu spät reagiert werden müsste?

## Wie altersgeeignet ist das Auto?

Beobachtet man ältere Paare im Auto, so besteht folgende Standard-Wahrnehmung: Er fährt, sie sitzt daneben. Kann die Partnerin überhaupt Auto fahren und lässt der Partner sie auch regelmäßig fahren? Angesichts der ablaufenden altersbedingten Veränderungen und Einschränkungen stellt sich zusätzlich die notwendige Frage nach einer (insbesondere auch für die Partnerin) geeigneten Ausstattung:

- Verfügt das Auto über eine Automatik? Ist es leicht im Stadtverkehr zu benutzen und einzuparken? (Neuerdings erweisen sich Einparkhilfen als hilfreich!)
- Kann man bequem ein- und aussteigen (z.B. mithilfe von Schiebetüren)?
- Verfügt es (angesichts von Rückenproblemen) über eine hohe Sitzposition und evtl. beheizbare Sitze? Gibt es eine bequeme Beladungsmöglichkeit aufgrund eines zugänglichen und nicht zu tiefen Kofferraumes? Gibt es genügend Ablagemöglichkeiten?
- Brauche ich (brauchen wir) ein Navigationsgerät?

Die Frage des für das Älterwerden brauchbaren Autos wird immer noch unter dem (abschreckenden) Begriff des »seniorengerechten« Autos diskutiert. In Wirklichkeit geht es um die praktischen und bequemen Aspekte eines für Älterwerdende geeigneten Autos!

### Fragen zur Haushaltsführung und zum Garten

Die Bereiche »Haushaltsführung« und »Garten« veranschaulichen beispielhaft, warum es so notwendig ist, sich auf das eigene Altern einzustellen. Sie sollen deswegen ausführlicher dargestellt werden.

Das Selbstbild der »Hausfrau, die ihren Haushalt ganz allein, perfekt, schnell und auch sparsam« führt, erscheint während des Alterns kaum hinterfragbar. Lebenslang fühlte *frau* sich dadurch bestätigt und anerkannt – diese Leistungen werden auch gerne unvermindert vom Partner und der Familie in Anspruch genommen. Schmerzhafte Bewegungseinschränkungen (Wirbelsäule und Gelenke), Schwindelerscheinungen (Herz- und Kreislauferkrankungen sowie Gleichgewichtsstörungen), sich einschränkendes Hören und Sehen sowie geringere körperliche Leistungsfähigkeit (Heben/Tragen, Arbeitsdauer) werden häufig von *frau* nicht zur Kenntnis genommen. Sie werden im Gegenteil innerlich mit »Ich kann es unverändert!« oder »Jetzt erst recht!« beantwortet. Somit sind »typische« Hausfrauenunfälle und Brüche vorprogrammiert. »Schnell mal« hinaufgestiegen, geputzt, erledigt, »wie immer gemacht«, oft noch »zwei Sachen gleichzeitig« – Aktionen dieser Art ziehen entsprechende Unfälle und Stürze nach sich. Wer schlecht sieht oder sich aufgrund von Schmerzen oder Schwäche unsicher bewegt, stürzt eben leichter. Oft ist der gleichzeitig bestehende Knochenschwund (Osteoporose) unbekannt, der die Knochenbrüchigkeit erheblich verstärkt. Rund vier Millionen ältere Menschen verletzen sich in Deutschland jährlich bei einem Sturz; 90% aller tödlichen Stürze im Haushalt passieren Menschen, die älter sind als 65 Jahre. Eine altersgeeignete Küche, gutes Handwerkzeug für Küche und Haushalt, praktische, leicht tragbare, leicht handhabbare Haushaltsgeräte und ein überlegteres und ruhigeres Handeln im Alltag erweisen sich als nützlich! Manchmal hilft es auch, wenn man sich mit der Tochter, dem Sohn oder einer Haushaltsberaterin den eigenen Haushalt kritisch anguckt! So viele nicht mehr benötigte Gegenstände und Geräte könnten entsorgt und weggeworfen werden. *Frau* und *Mann* könnten sich allerdings auch die Hausarbeit teilen, wenn *frau* es denn wirklich wollte.

*Gartenarbeit* zeigt, wie unterschiedlich hier *Mann* und *Frau* die Aufgabe angehen können, sich der Alternssituation anzupassen. Ältere Gärtnerinnen nehmen häufiger Rücksicht auf ihre körperliche Leistungsfähigkeit, gönnen sich längere Pausen, richten sich ihren Garten bequemer ein (Hoch- und Hügelbeete, automatische Bewässerungssysteme), nutzen besser und leichter zu bedienende Gartengeräte (leichteres Gewicht und leichtere Handhabbarkeit bei geringerer benötigter Kraftanstrengung, Schlauchrollen, Tragetaschen, leichte und brauchbare Kleidung wie auch leichtere Gartentische und -stühle). Sie wandeln ihre Gärten eher vom Nutzgarten (weniger Pflücken, weniger Vorratshaltung, weniger Einmachen – wer isst es überhaupt auf?) in einen pflegeleichteren Blumengarten mit vielen Stauden um – von den typischen »Kriegskindern« mit der anerzogenen Vorratshaltung abgesehen.

Ältere Gärtner hingegen nehmen häufig nur in geringem Maße Rücksicht auf ihr Älterwerden. Sie erleben sich offenbar befriedigt und bestätigt (auch in Konkurrenz zu anderen Gärtnern), wenn sie »unverändert ihre Arbeit wie früher machen können«, aller Schmerzen, Beschwerden und Folgen der anstrengenden Gartenarbeit zum Trotz

Bekannt sind die zahlreichen Gartenunfälle älterer Männer – insbesondere beim Obstpflücken. Infolgedessen stellen im Herbst inzwischen Wirbelbrüche die häufigste Unfallart in der Unfallchirurgie bei dieser Altersgruppe dar.

Dabei besteht jeweils für *Frau* und *Mann* die Schwierigkeit, sich zuzugestehen, Hilfe zu brauchen, Hilfe zu suchen und angebotene Hilfe anzunehmen. Bestimmt fällt es oft schwer, »fremden« Menschen Zugang zur eigenen Welt zu gewähren. Ebenso kränkt es, Hilfe zu benötigen, wenn man lebenslang darauf stolz war, selbst allein zurechtzukommen. Es kostet außerdem Überwindung, dafür Geld auszugeben. Hilfe wird höchstens von der eigenen Familie erwartet und in Anspruch genommen! Häufig verweigert man sich von vornherein der Aufgabe, sich über Hilfsmöglichkeiten vor Ort überhaupt zu informieren. Im Not- und Krisenfall mangelt es dann daran! Heutzutage ist gerade in der Stadt das Angebot längst umfassender als in ländlichen Regionen. Nachbarschaftshilfe, Besuchsdienste, allgemeine und spezielle Beratungsdienste, Bringdienste für Einkäufe, Essensdienste, mobile Hilfs- (Saubermachen, Fensterputzen) und Pflegedienste stehen hier zur Verfügung.

### Entrümpeln, Ausmisten, Wegwerfen?!

Sich auf das eigene Altern einzustellen heißt auch, die private Welt in Ordnung zu halten, sie praktisch nutzbar zu gestalten und sich darin bequem einzurichten. Voraussetzung dafür ist, zu entrümpeln und wegzuwerfen. Fähig dazu sind wohl die meisten Älteren. Warum fällt es gerade ihnen besonders schwer oder erscheint ihnen sogar unmöglich?

Was bedeutet es, über Jahrzehnte »liebgewordene« Gegenstände, Geräte, Möbel, (selbst wenn sie längst beschädigt und weitgehend unbrauchbar sind) wegzuwerfen? Viele befürchten offenbar, die damit verbundenen Erinnerungen im Sinne von »weißt du noch, wann und wo wir es gekauft haben?«, also die eigene Vergangenheit wegzuwerfen. Briefe, Haushaltsbücher, Rechnungsbelege und insbesondere Fotografien, sorgsam gestaltete Fotobände, Dias und Schmalfilme von Urlaubsreisen etc.

verkörpern dabei noch weitreichender die eigene Vergangenheit. Selbst wenn sie niemand seit (vielen!) Jahren angeschaut hat, hofft man doch, sie bei »passender Gelegenheit« wieder anzusehen und gegebenenfalls auch Kindern und Enkelkindern zu zeigen bzw. zu vererben.

Man träumt davon, die gesammelten beruflichen Unterlagen noch »systematisch« auszuwerten, »endlich« auch die Berge ungelesener (Fach-)Zeitschriften zu lesen, und ebenso die vielen schon sehr lange im Regal stehenden Bücher – irgendwie fühlt man sich noch in der Pflicht. Die eigenen damaligen Erfahrungen aus der Kriegs- und Nachkriegszeit mit Mangel und Armut bedingen bekanntlich ebenso, dass man immer noch unter dem Zwang steht, alles aufheben und horten zu müssen. Die Frauen heben alle für den Haushalt »nützlichen« Gegenstände auf, so Einmachgläser, Geschenkpapiere und Tüten, (angeschlagenes) Geschirr, defekte oder kaum benutzte »praktische« Haushaltsmaschinen u. a. m.

Die Männer sammeln unbrauchbar gewordene Maschinen, Motoren, Öfen, unnütz gewordenes Werkzeug, Baumaterialien wie gebrauchte Fenster, Türen, Holz- und Farbreste u. a. m.

Beide horten unter Umständen zusätzlich nicht mehr benötigte Möbel, nicht mehr (oder noch nie) benutzte Wäsche bzw. Kleidung und Schuhe. Die ganze Wohnung, insbesondere jedoch die Schränke sind mit diesen Dingen angefüllt, ebenso die Bodenräume, der Keller wie auch der Schuppen. »Man kann nie wissen, wozu man es noch brauchen kann!« Ein Umzug (in eine kleinere Wohnung, in eine Senioreneinrichtung) erzwingt schließlich das (häufig nicht mehr selbst durchführbare) notwendige Wegwerfen. Zu oft verlässt man sich dabei auf die nächsten Angehörigen und Kinder, die es »nach dem Tode schon richten werden«.

»Lieb gewordene« Dinge, wenn man sie fünf bis zehn Jahre nicht benutzt hat, können in der Regel sinnvollerweise weggegeben oder weggeworfen werden. Befragt man Menschen nach Aufräumaktionen einige Jahre später, so haben sie praktisch nie etwas von den weggeworfenen Dingen vermisst bzw. noch einmal benötigt. Damit entfallen auch der innere Druck und das schlechte Gewissen, sich doch noch in irgendeiner Weise damit befassen zu müssen. Im Bedarfsfall helfen jüngere Familienangehörige und professionelle (Entrümpelungs-)Dienste. Vor einer Falle sei gewarnt: sich hinzusetzen, alles nach scheinbar »wichtig«

und »unwichtig« zu sortieren wie auch mit Lesen zu beginnen und damit die Erinnerungen wiederzubeleben. Auf diese Weise bringt man es fertig, höchstens 10% der Dinge wegzuwerfen! Lebt man zu sehr in der Vergangenheit und in seinen Erinnerungen, bleibt zu wenig Zeit für das Heute!

Daher wird auch wichtig, sich wirklich vom »Erinnerungsmüll« bewusst zu trennen und damit von einer Vergangenheit, die wirklich hinter einem liegen kann und darf.

Eine solche Entrümpelung ist vor allem bei sich abzeichnenden Krankheiten wichtig. Beispielsweise bei einer im Alter immer häufiger auftretenden Makula-Degeneration (das heißt einer nachlassenden Sehfähigkeit bis zur Erblindung) kann man nicht früh genug damit beginnen, um sich später besser orientieren zu können.

### Hilfsmittel: Überflüssig, verwöhnend oder sinnvoll?

Unser Alltag wäre ohne (technische) Hilfsmittel wie Haushaltsgeräte sehr mühselig. Die Nutzung von Medien und moderner Kommunikation erleichtern vor allem mit zunehmendem Alter die Kontaktmöglichkeiten zur weiter entfernt lebenden Familie und zu Freunden. Wir wünschen uns dabei, dass die Geräte »problemlos« funktionieren. Damit aber unser älter werdender Körper so problemlos funktioniert, benötigen wir zusätzliche Hilfsmöglichkeiten für unseren Alltag:

1. Zum leichteren Aufstehen ein neues, höheres Bett mit der Möglichkeit, Kopf- und Fußende mithilfe eines Motors zu verstellen. Auch mögliche Pflegeerfordernisse sollten berücksichtigt werden. Ein entsprechend ausgestatteter Sessel hilft ebenfalls.
2. Ein Hörgerät zur besseren Kommunikation, eine Brille zum besseren Sehen sowie Zahnersatz zum besseren Kauen und damit zur besseren Aufnahme der Nahrung.
3. Im Bedarfsfall: Gehstock, Gehwagen sowie gepolsterte Unterwäsche zur Vermeidung von Brüchen beim Sturz.
4. Eventuell werden auch Windelhosen bei Harninkontinenz benötigt.

Es ist sicher kränkend, beschämend und schwer zu akzeptieren, dass unser Körper uns allmählich im Stich lassen kann. Unverändert besteht dennoch die Aufgabe für allein- oder in einer Beziehung lebende Ältere, sich jeweils auf diese Veränderungen einzustellen.

Ein Beispiel: Wenn sich eine Schwerhörigkeit abzeichnet, wird sie oft lange Zeit geleugnet. Auch die schließlich bei einem HNO-Arzt vorgenommene Untersuchung führt noch lange nicht dazu, dass das verordnete Hörgerät gekauft und eingesetzt wird. Gerade im Alltag eines Paares zeigen sich dann anschließend weitere Schwierigkeiten und Missverständnisse: Der Träger/die Trägerin des Hörgerätes geht abgewandt und spricht. Der/die Angesprochene ist zum Beispiel mit Hausarbeit beschäftigt und versteht kaum, was gesagt wurde. Ähnliches lässt sich beim Autofahren beobachten. Entscheidend wird jetzt, dass beide Partner trainieren, sich einander zugewandt und ohne störende Geräusche mitzuteilen. Das gelingt am Anfang fast nie. Immer müssen sich beide diese Aufgabe erneut klarmachen und üben! Dies betrifft auch alle anderen Bereiche aufgrund der körperlichen Veränderungen. All dies erfordert viel Geduld!

Diese Gründe dürften mit dafür verantwortlich sein, dass notwendige Operationen (eines Grauen Stars, des Einsetzens einer künstlichen Hüfte oder eines künstlichen Kniegelenks) weit und oft zu lange hinausgeschoben werden. Befürchtet wird zusätzlich, dass durch diese schon verstandesmäßig gesehenen Möglichkeiten der Nutzung von Hilfsmitteln noch vorhandene Fähigkeiten bzw. Aktivitäten nicht mehr trainiert werden; man könnte sich zu sehr und zu frühzeitig damit verwöhnen und anpassen. Diese gefühlsmäßigen Einwände müssen ernst genommen werden. Aber: Hilfsmöglichkeiten, möglichst frühzeitig gekauft und genutzt, erleichtern den Alltag sehr und vermeiden vielfältige Gefahren. Man gewöhnt sich an ihre praktische Handhabung. Bessere Beweglichkeit, Leistungsfähigkeit, besseres Sehen und Hören schaffen neue Lebensmöglichkeiten und erhalten bestehende. Man könnte sich auch als »fortschrittliche(r) Ältere(r)« ausweisen, das heißt als ein älterer Mensch, der diese Möglichkeiten fortschrittlich nutzt.

# 9. Perspektiven für eine befriedigende Zukunft

Die Vorhersage erscheint vielversprechend: Für heute über 60-Jährige nimmt die (Rest-)Lebenszeit unverändert zu. Als günstige Voraussetzungen für mögliche Langlebigkeit werden ein höherer Bildungsstand, ein guter Gesundheitszustand (abwesende Risikofaktoren, Nichtrauchen und bestimmte Ernährungsgewohnheiten), ein höheres Einkommen, Religiosität, bestehende Freundschaftsbeziehungen und ein ausgefülltes Sexualleben angesehen. Das höhere Alter wird in der Öffentlichkeit mit dem Bild der aktiven und junggebliebenen, lebenslustigen, konsumbereiten und reisefreudigen Senioren verbunden. Erst für das hohe Alter (ab dem 80. Lebensjahr) überwiegt in der Gesellschaft mehr und mehr die Vorstellung von hilfs- und pflegebedürftigen Menschen, die zunehmend hirnorganisch (Demenz) erkranken.

Eine weiterhin steigende Lebenserwartung und günstige Rahmenbedingungen versprechen Langlebigkeit. Schließt dieses Versprechen aber auch ein langes *zufriedenes* Leben ein? Keiner weiß als 60-Jähriger – auch bei vorhandenen günstigen Voraussetzungen –, wie gut es ihm mit 75 oder 80 Jahren körperlich, geistig und sozial gehen wird.

Die seit 2008 bestehende Wirtschafts- und Bankenkrise (in puncto Wirtschaft sei in diesem Zusammenhang an entsprechende Krisen im 20. Jahrhundert erinnert) belegt für viele Industrienationen, wie schnell und in welchem Umfang die private Altersvorsorge wie auch die finanzielle Versorgung gerade Älterer wegbrechen können. Ob unsere hiesigen sozialen Sicherungssysteme für Ältere wirklich in diesem Umfang erhalten bleiben, ist – trotz aller politischen Versprechen – ungewiss.

Die Fortschritte der (Alters-)Medizin erscheinen anhaltend. Unsicher ist allerdings, ob sie aufgrund der Kosten wirklich jedem zur Verfügung stehen werden und inwieweit die (gerade für Ältere diskutierten) Rationierungsmaßnahmen greifen. Die Folgen einer neuen (schon lange weltweit erwarteten) Epidemie aufgrund von Grippeviren oder anderer Erreger sind nicht abschätzbar. Ferner machen sich klimatische Veränderungen immer deutlicher und schneller (als bisher vorhergesagt) bemerkbar.

Ein insgesamt befriedigender, positiver individueller (Lebens-)Rückblick gilt als gewisser Garant für psychische Stabilität, sogar dann, wenn im Alter die Belastungen zunehmen und sich die Lebensumstände nachhaltig verschlechtern. Eine persönliche positive Beurteilung entscheidet mit darüber, ob in der Alternssituation unverändert subjektives Wohlbefinden und Lebenszufriedenheit fortbestehen. Sie ermöglicht offenbar, alle (also auch die schwierigen, konfliktträchtigen und negativen) Aspekte des eigenen bisherigen Lebens anzunehmen, um sie möglichst weitgehend zu integrieren. Als günstige Bewältigungsmechanismen gelten: die Fähigkeit, aktuelle Belastungen als Herausforderungen anzunehmen und die Fähigkeit, das Unvermeidliche zu akzeptieren. Weiterhin wichtig wird, ob man die eigene aktuelle Situation zutreffend sowohl mit früheren Situationen als auch mit den Lebenssituationen anderer Älterer vergleichen kann.

Untersuchungen über 70-Jähriger zeigen allerdings ein auffallendes Ausmaß an psychischen Beeinträchtigungen. Es handelt sich insbesondere um leichtere (aber eindeutig behandlungsbedürftige) Formen mit vorwiegend depressiver und ängstlicher Symptomatik (bis zu 25%!). Des Weiteren bestehen in großem Umfang funktionelle Störungen (d.h. Störungen ohne auffindbare organische Ursache). Von Jüngeren wird oft eine resignative, verbitterte und unzufriedene Einstellung seitens Älterer registriert. Diese Befunde sprechen insgesamt dafür, dass offenbar ein großer Anteil der über 60-Jährigen die Phase des höheren Erwachsenenalters für sich nicht befriedigend gestalten kann und unversöhnt auf das eigene Leben zurückblickt, was mit einem hohen Risiko psychisch zu erkranken und den entsprechend negativen Auswirkungen auf die körperliche und soziale Situation verbunden ist.

Bei diesen Perspektiven lautet die Aufgabe beim Eintritt in das höhere Erwachsenenalter *spätestens jetzt, das gegebene Zeitfenster zwischen dem 60. und 75. Lebensjahr zu nutzen, um eine ausreichende persönliche Lebenszufriedenheit zu erreichen. Älter werden geschieht von allein! Zufrieden älter werden bedarf ständiger eigener Bemühungen und muss gelernt sein!*

# 10. Wir über uns

Anlässlich unserer Vorarbeiten für dieses Buch wurde uns immer bewusster, welche entscheidende Bedeutung der jeweiligen Position der sich zum Thema Altern äußernden Autoren (Geschlecht, Alter, Betroffenheitsgrad, Fachwissen) zukommt. Entsprechend wollen wir über uns selbst informieren:

**Hartmut Radebold,** geboren 1935 in Berlin, Arzt für Nervenheilkunde, Psychoanalyse und Psychotherapeutische Medizin; Lehr- und Kontrollanalytiker der Deutschen Psychoanalytischen Vereinigung. Studium und Aus- und psychiatrische Weiterbildung an der Freien Universität Berlin. Promotion. Psychoanalytische Weiterbildung in Berlin und Ulm. Lehrstuhl für »Klinische Psychologie« von 1976 bis 1998 am FB 04 der Universität Kassel; über 45-jährige Forschungen zur Entwicklung, Psychotherapie/Psychoanalyse und Psychosomatik Älterer. In den letzten 20 Jahren Forschung speziell zur lebenslangen Entwicklung sogenannter »Kriegskinder«, das heißt vom Zweiten Weltkrieg und der direkten Nachkriegszeit betroffener damaliger Kinder und Jugendlicher (Jahrgänge 1945/47 bis 1927/28).

**Hildegard Radebold,** geboren 1941 in Jena, Diplom-Bibliothekarin, Studium und anfängliche Berufstätigkeit in Berlin; nach einer langen Kinderpause von 1977 bis 1994 erneute Berufstätigkeit (Aufbau eines ländlichen Büchereisystems und anschließend Leitung einer Stadtbücherei). Jahrzehntelange Rezensionstätigkeit für Kinder- und Jugendbücher.

Als »Kriegskinder« wurden wir beide – wenn auch in unterschiedlichem Ausmaß – durch die Kriegs- und Nachkriegszeit geprägt. Wir sind seit 1964 verheiratet; unsere beiden Kinder Sabine und Tobias sind längst erwachsen.

Wir lernten das Altern unserer Eltern (Mutter von Hartmut als Kriegswitwe, Eltern von Hildegard) kennen und begleiteten diesen Prozess. Über 21 Jahre waren wir (Hildegard erheblich stärker) in die Pflege aller drei Elternteile eingebunden. Immer wieder ergab sich dabei die Anforderung, Wohnungen aufräumen und ausräumen zu müssen. Zu Hartmuts weiteren wichtigen Erfahrungen gehört die dreijährige Mitarbeit als beratender Psychiater in einer der ersten geriatrischen Kliniken Deutschlands (1967 bis 1969). Wir verfügen beide über ausgeprägte Krankheitserfahrungen (siehe die Krankengeschichte Hartmuts [!] in Kapitel 8.2). Hildegard erlitt 32-jährig aufgrund eines Sportunfalls eine schwere Knieverletzung, deren Folgen bis heute anhalten. Als Folge davon mussten wir auf Freizeitaktivitäten wie Tanzen, Laufen, Bergwandern und Skifahren weitgehend verzichten.

Unsere über 50-jährige Ehe lässt sich mithilfe von drei Zitaten gut beschreiben: Hildegard R.: »Ich habe Glück (diesen Mann kennengelernt zu haben)! Und unsere Beziehung benötigt ständige Arbeit.«

Hartmut R. in einer Buchwidmung: »Für Hildegard, die – ebenfalls ein Kriegskind – seit über 42 Jahren in mein und unser Leben Wärme, Licht und Fröhlichkeit bringt.« Eine langjährige Freundin beurteilte unsere Beziehung »als eng mit jeweils selbstständigen eigenen Bereichen«.

Wir lesen gern. Wir reisen gern. Aufgrund der beruflichen Veränderungen (Berlin, Ulm, Kassel) mussten wir fünfmal umziehen. Die häufigen Wohnungswechsel verlangten jedes Mal aufzuräumen und wegzuwerfen – wie jetzt vor einigen Jahren bei unserem Umzug aus einem größeren Haus auf dem Lande in ein kleines Stadthaus in Kassel. Hildegard liebt ihre Musik (Querflöte, Mitglied in einem Chor). Hartmut (lebenslang als unmusikalisch eingestuft und ohne Notenkenntnis) versuchte 1965 kurzzeitig Klavierspielen zu lernen. Auch sein zweiter Versuch, Trommeln zu lernen, brachte keine dauerhafte Befriedigung. Mit 67 überprüfte er die seit seiner Kindheit bestehende Fantasie

Lokführer zu werden und erwarb einen Ehren-Lokführerschein bei der Rügenschen Kleinbahn.

Gemeinsam renovierten wir viele Jahre unser Ferienhaus in Schweden, in dem wir jetzt jeden Sommer eine lange Zeit verbringen. Diese Sommer genießen wir sehr: ein weitgehend anderer Lebensrhythmus mit viel Zeit zum Lesen, Nachdenken und für Freunde! – Jeder hat auch eigene Bereiche: In Hildegards Zuständigkeit fallen unter anderem alle immer wieder notwendigen Malerarbeiten, das Schneiden von Sträuchern, Einkochen von Marmelade; es bleibt genügend Zeit zum Lesen und um Vögel zu beobachten. In Hartmuts Verantwortung fallen Gartenarbeiten, die Pflege des Schwimmteiches und andere Bauarbeiten sowie das Pflücken von Johannisbeeren. Auch hat er genügend Zeit für seine Garteneisenbahn. Als uns der Aufenthalt und die Arbeit dort zu anstrengend wurden, hat unser Sohn 2012 unser Haus in Schweden übernommen. Wir haben deshalb in der Nähe bei Freunden ein Wochenendhaus gepachtet.

Hartmut hat im Winterhalbjahr 2008/2009 von vielen Aufgaben Abschied genommen: Er beendete die letzte wissenschaftliche Arbeit, übergab das Lehrinstitut und die Mitherausgeberschaft der Zeitschrift *Psychotherapie im Alter*. Von 2007 bis 2013 engagierte er sich intensiv bei der Gründung und Durchführung der »Sommeruniversität Psychoanalyse« (jeweils eine Woche im Sommer in Frankfurt am Main). Unverändert wird er zu vielen Vorträgen bzw. Seminaren zum Thema »Kindheiten im Zweiten Weltkrieg« eingeladen.

Inzwischen haben wir beide ein Studium der Geschichte (drei Semester) mit abschließendem Zertifikat an der Bürgeruniversität Kassel absolviert.

Zurzeit engagiert sich Hildegard bürgerschaftlich bei der Weiterführung der Stadtteilbücherei Kassel-Kirchditmold.

Wir fallen unserem Älterwerden keinesfalls um den Hals und finden unsere Erfahrungen damit schon manchmal schwierig und bedrückend – von allen körperlichen Schmerzen einmal abgesehen. Den in diesem Buch benannten Aufgaben müssen auch wir uns immer wieder stellen und sie angehen. Wie bisher sehen wir dabei ebenfalls Möglichkeiten und Chancen. Wir versuchen, sie unverändert neugierig zu suchen und zu erproben.

# Literatur

## 1. Weitere Informationen


Kipp, J. & Jüngling, G. (2007). *Einführung in die praktische Gerontopsychiatrie.* Reinhardt (4. Aufl.).

Kruse, A. (2007). *Alter. Was stimmt? Die wichtigsten Antworten.* Herder.

*Senioren-Ratgeber* (12 x jährlich, verteilt über die Apotheken).


## 2. Thema: Entwicklung, Psychotherapie und Beratung


Erikson, E.H. (1950). *Childhood and Society.* Norton & Comp. (Dt.: *Kindheit und Gesellschaft.* Klett-Cotta [14. Aufl. 2005]).

Erikson, E.H. (1968). *Identity-Youth and crisis.* Norton. (Dt.: *Jugend und Krise.* Klett-Cotta [5. Aufl. 2003]).

Erikson, E.H. (1988). *Der vollständige Lebenszyklus.* Suhrkamp.

Heuft, G., Kruse, A. & Radebold, H. (2000). *Lehrbuch der Gerontopsychosomatik und Alterspsychotherapie.* Reinhardt, UTB (2. Aufl. 2006).

Hilgers, M. (2006). *Scham. Gesichter eines Affektes.* Vandenhoeck & Ruprecht.

Kipp, J. (Hrsg.). (2008). *Psychotherapie im Alter.* Psychosozial-Verlag.

Luft, H. & Vogt, M. (2011). *Gutes Altern. Verborgene Chancen und Hindernisse.* Brandes & Apsel.

Peters, M. (2004). *Klinische Entwicklungspsychologie des Alters.* Vandenhoeck & Ruprecht.

Peters, M. (2006). *Psychosoziale Beratung und Psychotherapie im Alter.* Vandenhoeck & Ruprecht.

Peters, M. (2011). *Leben in begrenzter Zeit. Beratung Älterer.* Vandenhoeck & Ruprecht.

Peters, M. & Kipp, J. (Hrsg.). (2002). *Zwischen Abschied und Neubeginn. Entwicklungskrisen im Alter.* Psychosozial-Verlag.

Peters, M. & Wormstall, H. (Hrsg.). (2012). *Männer. Psychotherapie im Alter.* 1/9 Jg. 2012.

Pines, D. (1997). *Der weibliche Körper. Eine psychoanalytische Perspektive.* Klett-Cotta.

Radebold, H. (1992). *Psychodynamik und Psychotherapie Älterer.* Springer.

Radebold, H. & Schweizer, R. (2001). *Der mühselige Aufbruch. Eine Psychoanalyse im Alter.* Reinhardt.

Riehl-Emde, A. & Trilling, A. (Hrsg.). (2013). *Frauen. Psychotherapie im Alter.* 1/10 Jg. 2013.


## 3. Literatur zu zeitgeschichtlichen Erfahrungen


Behnken, I. & Mikota, J. (Hrsg.). (2008). *Gemeinsam an der Familiengeschichte arbeiten. Texte und Erfahrungen aus Erinnerungswerkstätten.* Juventa.

Bode, S. (2004). *Die vergessene Generation. Die Kriegskinder brechen ihr Schweigen*. Klett-Cotta.

Bode, S. (2009). *Kriegsenkel. Die Erben der vergessenen Generation*. Klett-Cotta.

Dörr, M. (2007). *»Der Krieg hat uns geprägt«. Wie Kinder den Zweiten Weltkrieg erlebten*. 2 Bände. Campus.

Fooken, I. & Zinnecker, J. (Hrsg.). (2007). *Trauma und Resilienz*. Juventa.

Lorenz, H. (2003). *Kriegskinder. Das Schicksal einer Generation*. Ullstein.

Lorenz, H. (2012). *Weil der Krieg unsere Seelen frisst. Wie die blinden Flecken der Vergangenheit bis heute nachwirken*. Ullstein.

Müller-Münch, I. (2012). *Die geprügelte Generation. Kochlöffel, Rohrstock und die Folgen*. Klett-Cotta.

Radebold, H. (2000). *Abwesende Väter. Folgen der Kriegskindheit in Psychoanalysen*. Klett-Cotta. (4., erw. Aufl. 2010: *Abwesende Väter und Kriegskindheit. Alte Verletzungen bewältigen*. Klett-Cotta.).

Radebold, H. (Hrsg.). (2004). *Kindheiten im II. Weltkrieg und ihre Folgen*. Psychosozial-Verlag (3. Aufl. 2012).

Radebold, H. (2005). *Die dunklen Schatten unserer Vergangenheit*. Klett-Cotta (5. Aufl. 2014).

Radebold, H., Heuft, G. & Fooken, F. (Hrsg.). (2006). *Kindheiten im Zweiten Weltkrieg. Kriegserfahrungen und deren Folgen aus psychohistorischer Perspektive*. Juventa.

Radebold, H., Bohleber, W. & Zinnecker, J. (Hrsg.). (2008). *Transgenerationale Weitergabe kriegsbelasteter Kindheiten*. Juventa.

Schulz, H., Radebold, H. & Reulecke, J. (2004). *Söhne ohne Väter. Erfahrungen der Kriegsgeneration*. C.H. Links (3. Aufl. 2009).

Schlesinger-Kipp, G. (2012). *Kindheit im Krieg und Nationalsozialismus. PsychoanalytikerInnen erinnern sich*. Psychosozial-Verlag.

Stambolis, B. (2012). *Töchter ohne Väter. Frauen der Kriegsgeneration und ihre lebenslange Sehnsucht*. Klett-Cotta.

Ustorf, A.E. (2008). *Wir Kinder der Kriegskinder. Die Generation im Schatten des Zweiten Weltkrieges*. Herder.

Wensierski, P. (2006). *Schläge im Namen des Herrn. Die verdrängte Geschichte der Heimkinder in der Bundesrepublik*. DVA.

## 4. Romane

Brett, L. (2006). *Chuzpe*. Suhrkamp.

Bronnen, B. (2006). *Am Ende ein Anfang*. Arche.

Châtelet, N. (2001). *Die Klatschmohnfrau*. Kiepenheuer & Witsch (7. Aufl.).

Dorner, F. (2007). *Die letzte Liebe des Monsieur Armand*. Diogenes.

Groult, B. (1998). *Leben heißt frei sein*. Droemer.

Groult, B. (2007). *Salz des Lebens*. Bloomsbury.

Juska, J. (2004). *Bevor ich 67 werde …* Scherz.

Katz, A.R. (1995). *Die Freiheit der späten Jahre*. Knaur.

Kawakami, H. (2008). *Der Himmel ist blau, die Erde ist weiß*. Hanser.

Lewycka, M. (2006). *Kurze Geschichte des Traktors auf Ukrainisch*. dtv.

Mankell, H. (2007). *Die italienischen Schuhe*. Zsolnay.

Márquez, G.G. (1987). *Die Liebe in den Zeiten der Cholera*. Kiepenheuer & Witsch.

Roth, P. (2002). *Der menschliche Makel*. Hanser.

Roth, P. (2006). *Jedermann*. Hanser.
Sanford, A. (2004). *Miss Eleanors neue Liebe*. Droemer.
Svevo, I. (1998). *Der alte Herr und das schöne Mädchen*. Wagenbach.
Welsh, R. (2003). *Liebe Schwester*. dtv.

## 5. Weitere verwendete Literatur

Amrhein, L. & Backes, G. (2007). *Alter(n)sbilder und Diskurse des Alter(n)s. Anmerkungen zum Stand der Forschung. Z Gerontol Geriat, 40,* 104–111.

Amrhein, L. & Backes, G. (2008). Alter(n) und Identitätsentwicklung: Formen des Umganges mit dem eigenen Älterwerden. *Z Gerontol Geriat, 41,* 382–393.

Backes, G.M. (1997). Das Alter ist »weiblich«? – Oder: Zum hierarchisch komplementären Geschlechtsverhältnis im Alter. *Zschr. Frauenforschung, 15,* 92–105.

Bacqué, M.F. (1996). *Mut zur Trauer*. dtv.

Benary-Isbert, M. (1965). *Das Abenteuer des Alterns*. Josef Knecht.

Bovenschen, S. (2006). *Älter werden*. S. Fischer.

Brosig, B. (2005). Sexualität, Begehren und die Sehnsucht nach Berührung im Alter. *Psychotherapie im Alter, 3,* 37–48.

Buddeberg, C. (1996). *Sexualberatung*. Enke (3. Aufl.).

Bucher, Th. (2005). Sexualität nach der Lebensmitte: Wünsche, Wirklichkeit und Wege. *Psychotherapie im Alter, 3,* 79–94.

Bundesministerium für Familie, Senioren, Frauen und Jugend (2001). *Alter und Gesellschaft. Dritter Altenbericht*. Berlin.

Bundesministerium für Familie, Senioren, Frauen und Jugend (2002). *Vierter Bericht zur Lage der älteren Generation in der Bundesrepublik Deutschland: Risiken, Lebensqualität und Versorgung Hochaltriger unter besonderer Berücksichtigung demenzieller Erkrankungen*. Berlin.

Bundesministerium für Familie, Senioren, Frauen und Jugend (2006). *Fünfter Bericht zur Lage der älteren Generation in der Bundesrepublik Deutschland: Potenziale des Alters in Wirtschaft und Gesellschaft. Der Beitrag älterer Menschen zum Zusammenhalt der Generationen*. Berlin.

Bundesministerium für Familie, Senioren, Frauen und Jugend (2010). *Sechster Bericht zur Lage der älteren Generation in der Bundesrepublik Deutschland. Altersbilder in der Gesellschaft.* Berlin.

Chamberlain, S. (1997). *Adolf Hitler, die deutsche Mutter und ihr erstes Kind. Über zwei NS-Erziehungsbücher*. Psychosozial-Verlag.

Dapp, U., Anders, J., Meier-Baumgartner, H.P. & Renteln-Kruse, W. (2007). Geriatrische Gesundheitsförderung und Prävention für selbstständig lebende Senioren. Angebote und Zielgruppen. *Gerontol Geriat, 40,* 226–240.

De Beauvoir, S. (1972). *Das Alter*. Rowohlt (2. Aufl. 2004).

Denninger, T., Van Dyk, S., Lessenich, St. & Richter, A. (2014). *Leben im Ruhestand. Zur Neuverhandlung des Alters in der Aktivgesellschaft*. Transcript.

Focke, W. (Hrsg.). (1995). *Unterwegs zu neuen Räumen. Die Veränderung des Selbstbildes im Alter.* Parerga.

Fooken, I. (2007). »Ent-Bindungsarbeit«. Trennungen und Konflikte in langjährigen Partnerschaften aus der Perspektive einer Entwicklungspsychologie der Lebensspanne. *Psychotherapie im Alter, 2,* 47–62.

Frick-Bruder, V. (2000). Altern Männer anders als Frauen? Überlegungen zum Verständnis von Krisen in der Lebensmitte. In R.D. Hirsch, J. Bruder & H. Radebold (Hrsg.), *Aggression im Alter* (S. 203–220).

Friedan, B. (1995). *Mythos Alter*. Rowohlt.

Giovannelli-Blocher, J. (2004). *Das Glück der späten Jahre. Mein Plädoyer für das Alter*. Pendo.

Grassl, E. (2008). *Im Alter zu Hause. Ein Ratgeber für Senioren, ihre Angehörigen und Pflegekräfte*. Herbig.

Grimm, G. & Boothe, B. (2007). Glücks- und Unglückserfahrungen im Lebensrückblick alter Menschen. *Psychotherapie im Alter, 2*, 63–74.

Grün, A. (2007). *Die hohe Kunst des Älterwerdens*. Vier-Türme-Verlag.

Haarmann, C. (2008). *Mütter sind auch Menschen. Mütter und Töchter begegnen sich neu*. Orlanda.

Hammer, E. (2007). *Männer altern anders. Eine Gebrauchsanweisung*. Herder.

Hammer, E. (2010). *Das Beste kommt noch. Männer im Unruhestand. Erfahrungen – Orientierungen – Tipps*. Herder.

Harth, W., Brähler, E. & Schuppe, H.-C. (Hrsg.). (2012). *Praxishandbuch Männergesundheit. Interdisziplinärer Beratungs- und Behandlungsleitfaden*. Medizinisch Wissenschaftliche Verlagsgesellschaft.

Hartmann, A. (2007). *Potenzial Mann. Balance auf vier Säulen*. Ecomed Medizin.

Hurka, W. & Milde, H. (2003). *Gartenfreude bis ins hohe Alter – wie man sich das Gärtnern leicht machen kann*. WOTO.

Jaeggi, E. (2005). *Tritt einen Schritt zurück und du siehst mehr. Gelassen älter werden*. Herder.

Jansen, B., Karl, F., Radebold, H. & Schmitz-Scherzer, R. (Hrsg.). (1999): *Soziale Gerontologie*. Beltz.

Jourdain, R. (1998). *Das wohltemperierte Gehirn. Wie Musik im Kopf entsteht und wirkt*. Spektrum.

Kast, V. (1995). *Die beste Freundin. Was Frauen aneinander haben*. dtv.

Kazis, C. & Ugolini, B. (2008). *»Ich kann doch nicht immer für Dich da sein«. Wege zu einem besseren Verständnis von erwachsenen Kindern und betagten Eltern*. Pendo.

Klosinski, G. (Hrsg.). (2008). *Großeltern heute – Hilfe oder Hemmnis*. Attempto Verlag.

Koch, I. & Koch, R. (2004). *Sag nie, ich bin zu alt dafür. Erotik und Sex ab Fünfzig*. Schwarzkopf & Schwarzkopf.

Kruse, A. (2014). *Das letzte Lebensjahr*. Kohlhammer.

Langwieser, C. & Wippermann, P. (2008). *Generation Silver Sex. Länger leben, länger lieben*. Piper.

Lehr, U. (2007). *Psychologie des Alterns*. Quelle & Meyer (11. Aufl.).

Lohner, M. (1987). *Plötzlich allein. Frauen nach dem Tod des Partners*. Fischer.

Martin, M. & Kliegel, M. (2005). *Psychologische Grundlagen der Gerontologie*. Kohlhammer.

Mertens, W. & Waldvogel, B. (Hrsg.). (2000). *Handbuch Psychoanalytischer Grundbegriffe*. Kohlhammer.

Nuland, S. (2007). *Die Kunst zu altern. Weisheit und Würde der späten Jahre*. DVA.

Opaschowski, H.W. (1998). *Leben zwischen Muss und Muße. Die ältere Generation: Gestern. Heute. Morgen*. Germa Press.

Opaschowski, H.W. (2004). *Der Generationenpakt. Das soziale Netz der Zukunft*. Wissenschaftliche Buchgemeinschaft.

Perrig-Chiello, P. (2007). Bedeutung und Funktion des Lebensrückblicks in der zweiten Lebenshälfte. *Psychotherapie im Alter, 2*, 35–46.

Peters, M. (2008). *Die gewonnenen Jahre. Von der Aneignung des Alters*. Vandenhoeck & Ruprecht.

Prahl, H.W. & Schroeter, K.R. (1996). *Soziologie des Alterns*. UTB Schönigh.

Rabaioli Fischer, B. (2007). *Frühe Gefühle. Die Bearbeitung der Lebensgeschichte in der Therapie*. Pabst.

Radebold, H. (2005). Zur Bedeutung des Körpers Älterer in der Psychotherapie. *Psychotherapie im Alter, 4,* 21–34.

Radebold, H. et al. (Hrsg.). (1997). *Depressionen im Alter.* Steinkopff.

Riehl-Emde, A. (2005). Eheliches Burnout – Wo sind Lust und Liebe geblieben? *Psychotherapie im Alter, 3,* 49–64.

Riehl-Emde, A. (2006). Paartherapie für ältere Paare. State of the Art. *Psychotherapie im Alter, 4,* 9–36.

Rösing, I. (2006). *Weisheit. Meterware, Maßschneiderung, Missbrauch.* Asanger.

Rosenmayr, L. (1983). *Die späte Freiheit. Das Alter – ein Stück bewusst gelebten Lebens.* Severin und Siedler.

Rosenmayr, L. (1990). *Die Kräfte des Alters.* Wiener Journal.

Rosenmayr, L. & Böhmer, F. (Hrsg.). (2006). Hoffnung Alter. *Forschung, Theorie, Praxis.* WUV.

Schenk, H. (2005). *Der Altersangst-Komplex. Auf dem Weg zu einem neuen Selbstbewusstsein.* C.H. Beck.

Scherf, H. (2006). *Grau ist bunt. Was im Alter möglich ist.* Herder.

Schlaffer, H. (2003). *Das Alter. Ein Traum von Jugend.* Suhrkamp.

Schrader, Ch. (2005). Liebe, Lust und andere Leidenschaften – psychoanalytische Aspekte der Triebentwicklung im Alter. *Psychotherapie im Alter, 3,* 9–24.

Sohni, H. (2004). *Geschwisterbeziehungen in Familien, Gruppen und in der Familientherapie.* Vandenhoeck & Ruprecht.

Soliman, T. (2011). *Funkstille. Wenn Menschen den Kontakt abbrechen.* Klett-Cotta.

Steinfeld, Th. (Hrsg.). (2001). *»Einmal und nicht mehr«. Schriftsteller über das Alter.* DVA.

Stoppe, G. (2003). Die Bedeutung des (Patienten-)Geschlechtes für die Psychotherapie im Alter. In H. Schneider & W. Deutsch (Hrsg.), *»Lebensbilanzen«. Chancen und Risiken des Älterwerdens* (S. 17–26). Mattes.

Teising, M. (2004). Das Bild des alternden Mannes – die Entwicklung seiner Geschlechtsidentität, sein Körper und seine narzisstischen Konflikte. *Psychotherapie im Alter, 4,* 71–82.

Thienen, C. (2000). *Alter – Sprache – Geschlecht.* Campus.

Wächtler, C. (Hrsg.). (2003). *Demenzen.* Thieme (2. Aufl.).

Wernhart, G., Kaindl, M., Schipfer, R.K. & Tazi-Preve, M.I. (2008). *Drei Generationen – eine Familie.* Studien-Verlag.

# Danksagung

Unser Buch stützt sich auf Wissen und Erfahrungen vieler. Wir konnten die vielfältigen Forschungsergebnisse von Kolleginnen und Kollegen zahlreicher Wissensdisziplinen nutzen; auf Wunsch stellten sie uns umgehend weitere wichtige Informationen zur Verfügung (leider können wir aus Platzmangel im Literaturverzeichnis nur auf sehr wenige Publikationen hinweisen!). Weiterhin konnten wir in unserem Freundes- und Verwandtenkreis in den letzten Jahren an ihren Erfahrungen mit dem Älterwerden teilhaben. Sei es, wie sie es selbst erfuhren und noch immer erfahren; sei es, wie sie es in ihren Familien erlebten. Hierfür möchten wir uns dafür herzlich bedanken.

Hartmut Radebold (Hg.)

# Kindheiten im Zweiten Weltkrieg und ihre Folgen

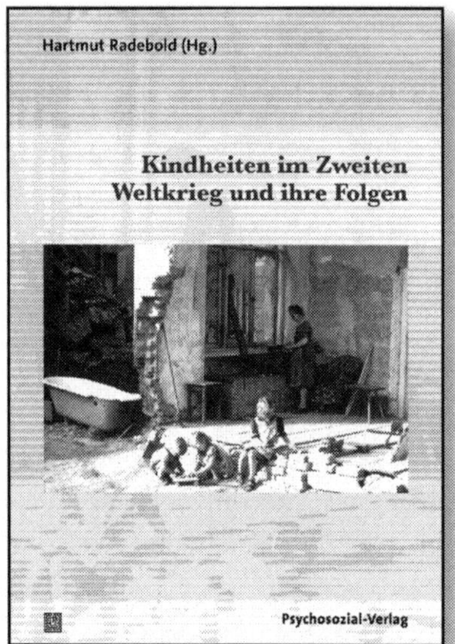


*3. Auflage 2012 · 237 Seiten · Broschur*
*ISBN 978-3-8379-2244-8*

**»Die Seelennot der Kriegskinder, wie sie sich von der Warte der Analytiker in der therapeutischen Praxis darstellt. Und wie sie sich in die zweite, in die dritte Generation fortwirkt. Eine erhellende Lektüre inmitten der Erinnerungskultur.«**

***Die ZEIT***

»Die Aufsätze des Buches geben Einblick in den Kenntnis- und Forschungsstand und diskutieren Perspektiven, außerdem werden unterschiedliche historisch-sozialgeschichtliche, psychologische und medizinische Aspekte angesprochen und u.a. anhand von Studienergebnissen und Fallberichten vorgestellt. Die Lektüre empfiehlt sich insbesondere Therapeuten, die mit dieser Generation arbeiten, aber natürlich auch allen psychosozialgeschichtlich Interessierten oder selbst Betroffenen.«

*Psychotherapie im Dialog 1/2006*

Nachdem sie lange geschwiegen und verdrängt hat, erinnert sich die Generation der »Kriegskinder« an ihre Kindheit und Jugendzeit im Krieg und die Folgen. Das, was ihr Leben so elementar bestimmte, wird erst in den letzten Jahren wahrgenommen und diskutiert.

Walltorstr. 10 · 35390 Gießen · Tel. 0641-969978-18 · Fax 0641-969978-19
bestellung@psychosozial-verlag.de · www.psychosozial-verlag.de

Gertraud Schlesinger-Kipp

# Kindheit im Krieg und Nationalsozialismus

## PsychoanalytikerInnen erinnern sich

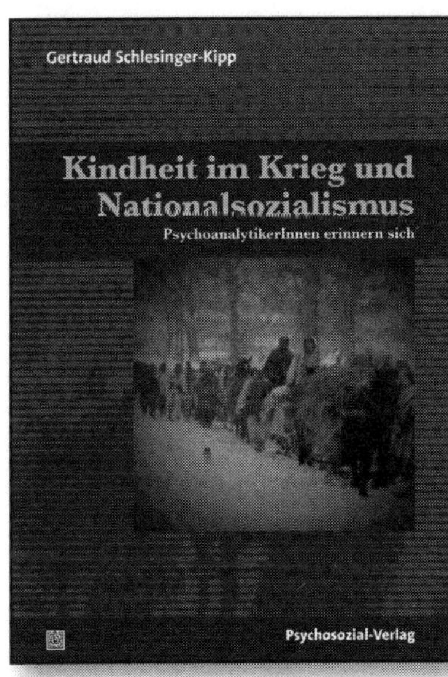


*2012 · 376 Seiten · Broschur*
*ISBN 978-3-8379-2200-4*

**Als Teil der interdisziplinären Erforschung des kulturellen Gedächtnisses untersucht die Autorin Erinnerungsprozesse von Psychoanalytikerinnen und Psychoanalytikern, die zwischen 1930 und 1945 geboren wurden.**

Mithilfe von Fragebögen sammelt sie die Erinnerungen von 200 »Kriegskindern« an ihr Aufwachsen im Nationalsozialismus. Ein unerwartetes Ergebnis ihrer Studie ist, dass 60 Prozent der Befragten traumatische Erlebnisse angeben. Es gibt signifikante Alters- und Geschlechtsunterschiede und die eigene Psychoanalyse war bei der Verarbeitung dieser Kindheit unterschiedlich nützlich.

Mit zehn Personen dieser Gruppe führt Schlesinger-Kipp anschließend vertiefende Interviews, um der »narrativen Wahrheit« näher zu kommen. Ausgehend von dem Konzept der »Nachträglichkeit« untersucht sie den Einfluss des späteren Bewusstwerdens der kollektiven deutschen Schuld sowie die Auswirkungen der nationalsozialistischen Erziehungsideale auf die individuellen Erinnerungen an die Kindheit.

Marie-Luise Kindler, Luise Krebs, Iris Wachsmuth, Silke Birgitta Gahleitner (Hg.)

# »Das ist einfach unsere Geschichte«

## Lebenswege der zweiten Generation nach dem Nationalsozialismus

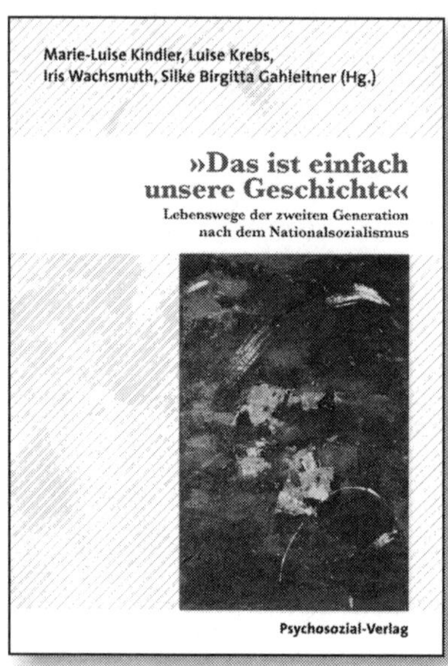


*2013 · 202 Seiten · Broschur*
*ISBN 978-3-8379-2225-7*

**Die Generation der nach 1945 Geborenen kommt langsam ins Rentenalter.**

In diesem Lebensabschnitt wird die Auseinandersetzung mit der Vergangenheit verstärkt zum Thema. Damit stellen sich aber auch Fragen wie: Inwiefern verspüren die Angehörigen dieser Generation das Bedürfnis, ihre Geschichte und die ihrer Eltern aufzuarbeiten, zu verstehen? Werden überhaupt Verknüpfungen zur kollektiven Geschichte hergestellt?

Die vorliegende Studie der Alice Salomon Hochschule Berlin gibt einen fundierten Einblick in die komplexe Verkettung der Folgen des Naziregimes und der daraus resultierenden familialen Tradierungen. Gezielt wurden nicht nur die Söhne und Töchter von Opfern und TäterInnen befragt, sondern auch Nachkommen von Eltern, die die Zeit der Naziherrschaft als Angehörige der nationalsozialistischen Mehrheits- und MitläuferInnengesellschaft oder auf andere Weise überlebt und gestaltet haben. Dabei zeigt sich, dass die stets neu variierenden Aspekte des Umgangs unsere Aufmerksamkeit verlangen, um Möglichkeiten der Aufklärung und Auseinandersetzung zu bieten. Zugleich fördern die Ergebnisse der Untersuchung die Einsicht, dass Verstehen niemals lückenlos möglich sein wird.